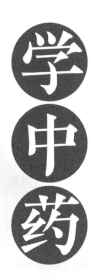

零起点学中药

U0237209

主　编　刘　敏　张晓东

副主编　杨成国　杜　赟

编　委　（按姓氏笔画排序）

刘　佳　刘　敏　杜　赟　杨成国

张晓东　赵　凡　顾俊菲　韩　笑

人民卫生出版社

·北　京·

版权所有，侵权必究！

图书在版编目（CIP）数据

零起点学中药 / 刘敏，张晓东主编. — 北京：人
民卫生出版社，2022.6

ISBN 978-7-117-33078-7

Ⅰ.①零… Ⅱ.①刘… ②张… Ⅲ.①中药学 – 基本
知识 Ⅳ.①R28

中国版本图书馆 CIP 数据核字（2022）第 080324 号

人卫智网	www.ipmph.com	医学教育、学术、考试、健康，购书智慧智能综合服务平台
人卫官网	www.pmph.com	人卫官方资讯发布平台

零起点学中药
Lingqidian Xuezhongyao

主　　编：刘　敏　张晓东
出版发行：人民卫生出版社（中继线 010-59780011）
地　　址：北京市朝阳区潘家园南里 19 号
邮　　编：100021
E - mail：pmph @ pmph.com
购书热线：010-59787592　010-59787584　010-65264830
印　　刷：北京汇林印务有限公司
经　　销：新华书店
开　　本：710×1000　1/16　印张：22
字　　数：316 千字
版　　次：2022 年 6 月第 1 版
印　　次：2022 年 7 月第 1 次印刷
标准书号：ISBN 978-7-117-33078-7
定　　价：69.00 元

打击盗版举报电话：010-59787491　E-mail：WQ @ pmph.com
质量问题联系电话：010-59787234　E-mail：zhiliang @ pmph.com
数字融合服务电话：4001118166　E-mail：zengzhi @ pmph.com

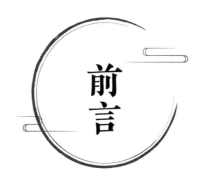

前言

　　中医药学在我国有着悠久的历史和广泛的民众基础，古人有"事亲者当知医也"的思想，言下之意，虽不必尽通其奥，然对医学略知一二，亦可裨益于人伦。当今之世，人们在身体、心理、精神等层面都面临着一些挑战，尤其是新发传染病的出现和流行，使得健康成为人们愈加关注和重视的话题。很多人为自身和家人健康考虑，开始从中医药学中寻求养生保健之术，了解简易的药物疗法便是其中之一。

　　但苦于信息之泛滥，内容之混杂，在缺乏专业指导的前提下，人们不免望"药"兴叹，无从起步。《零起点学中药》的推出就是基于上述考虑，本书集专业性与通俗性于一体，是一本面向普通读者，特别是具备一定中医理论基础的爱好者的中药自助式学习书籍。

　　本书参考了现行中医药高等院校《中药学》教材的编写体例，主要分基础篇、药物篇两大部分。基础篇着重介绍中药的起源与发展、中药的产地与采集、中药的炮制、中药药性理论及中药的应用等相关事实性、概念性、原理性知识，尽量采用深入浅出的语言阐述，并结合古今研究进行一些知识外拓，以增加内容的丰富性和可读性。药物篇按药物功效进行分类，遴选百余味常见中药，每味药按来源、药性、功效、应用、用法用量、使用注意、药用举隅、现代研究、药性歌括等逐项予以介绍，既有古籍文献摘录，又有现代药学研究报道，更不乏临床药用实例的佐证，以便从不同角度向读者呈现中药的真实面貌。对于一些易混易误的药物，则通过"类药鉴别"进行说明。"药性歌括"选自明代医家龚廷贤所著《药性歌括四百味》，简明扼要，通俗易懂，实用性强。"知识链接"则是从基源、炮制、鉴定、药用及历史、人文等方面对药物知识的引申，亦为展现中药文化之多彩和中药智慧之博大精深。此外，每章还另附其他药物功用简表，供读者作为一般了解。

本书的编委或出自中医药高等院校，或源于中医药临床一线，皆是学验俱丰，编委们的通力协作保证了本书的专业质量。全书解表药、清热药、泻下药由刘敏负责编写，基础篇、安神药、收涩药由张晓东负责编写，平肝息风药、开窍药、补虚药由杨成国负责编写，止血药、活血化瘀药、化痰止咳平喘药由杜赟负责编写，祛风湿药、化湿药、利水渗湿药、温里药、理气药、消食药由赵凡负责编写，顾俊菲主要编写药物篇各药现代研究，刘佳、韩笑负责药物篇其他药物功用简表及药用举隅、知识链接的文献检索与整理。

尚须说明的是本书所举药方用例仅作参考，不可盲从，为用药之安全有效考虑，如需使用，请咨询专业医师或药师。

由于编者学识、水平所限，虽力求尽善，然终有瑕疵，本书若有不当之处，敬请读者批评指正。

编者

2021 年 10 月

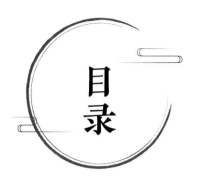

目录

基 础 篇

药 物 篇

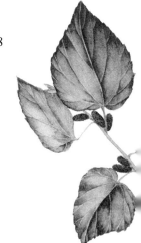

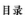

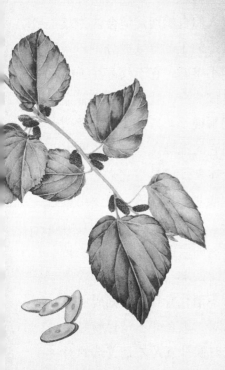

基础篇

第一章　何谓中药

——中药的相关概念

　　"中药"这一概念是相对于"西药"而言的，晚近随着西学东渐，西方医学的输入与中国传统医学冲撞，进而分化形成所谓的中药与西药名称之别。"中药"一词约出现于清代中后期，距今只有百余年时间，然而中国传统药物的应用却历史悠久。那么与西药相比，中药有什么特点？什么样的药物可以称为中药呢？

　　黄连素是一个广为熟知的止泻药，因其药名，人们往往由此及彼地联想到中药黄连。黄连是中医传统用治泻痢的要药之一，黄连素则被证实对肠道感染及细菌性痢疾有显著疗效，因此人们自然而然地会认为黄连素属于中药无疑。但事实上，黄连素虽是黄连的主要有效成分，却并非等同于黄连。黄连素是一种生物碱，正名叫小檗碱，它不仅存在于中药黄连中，其他如黄柏、三颗针等中药均含有该成分，就是从夏天餐桌上的常客——苦瓜中也能提取出小檗碱。确切来说，黄连素属于化学药品，如果你仔细查看黄连素的说明书，会发现它的批准文号是国药准字H开头，H即代表化学药品。日常大家使用黄连素仅仅是用它来止泻，并不考虑治疗何种腹泻、急性或慢性、感染性或非感染性等。但使用黄连来止泻，那就是另外一回事了。在中医看来，黄连味苦性寒，具有清热燥湿、泻火解毒功效，主要用治胃肠湿热引起的腹泻，表现为大便黏滞不爽、色黄气臭、肛门灼热、心烦口渴等。而如果一位腹泻患者表现出面黄肌瘦、食欲缺乏、困倦乏力、大便夹有不消化食物、甚则脱肛，则不适合用黄连治疗。因为从中医证候判断来看，患者并不是胃肠湿热证，反倒是一派脾胃虚弱、中气不足之象，这时候补气药才是首选的对证用药。大家或许已经发现，黄连遵循着有别于黄连素的使用门道，这门道就是中医常讲的理、法、方、药的完整体系。把中药的概念置于这样一个环环相扣的体系中去理解，就变得相对清晰且明朗了。

所谓**中药**，是指在中医药理论指导下认识和应用的药物。黄连素的使用脱离了中医药的理论体系，也就无法纳入中药的范畴。药物到底姓"中"还是姓"西"，与背后指导其应用的医学体系和思维密切相关。中药之"中"不能简单理解为"中国"（地域）或者"中医"（职业）。中药固然大多数原产于中国，但由于我国幅员辽阔、民族众多，故对本土药物的认识和应用并不局限于中医框架体系，比如藏药、蒙药等都有自己独特的理论基础、应用形式及规律。而中药本身又包含大量"舶来品"，比如大家熟知的西洋参，原生于加拿大南部、美国北部，17世纪才传入我国，进入中国以后，用中医药理论对其"归化"后，就成为今天常用的补气药之一。中药也不是单指中医使用的药物，宋代有"儒而知医"的时尚，一改过去"巫医乐师百工之人，君子不齿"的社会风气，许多文人士大夫像沈括、苏轼等虽不以医为业，却也通晓医理，谙熟药性。今天很多西医医生在临床也频频使用中药，尤其是中成药，说明中药并不仅仅由中医使用。我们也常常听到这样的宣传语，中药是"纯天然"的。的确，中药绝大多数以天然原生药为主（包括植物药、动物药、矿物药），但其中不乏少量人工合成的药物，比如具有拔毒祛腐作用的中药红粉，即是以水银、火硝、白矾为原料加工而成的红色升华物。当然，中药的来源还是以植物药为最多，使用也最普遍，故有"诸药以草为本"之说，自古相沿习惯将中药称作本草。而本草的另一个含义则指代本草著作，历代本草著作记载着中国人民发明和发展医药学的智慧与贡献，并使药学知识得到了较为完整的保留、传播和弘扬。

以上就是关于中药概念的一个基本介绍。与之相关的还有如下几个名词术语供大家了解。

草药 草药之名是相对于"官药"而言，始于宋代。宋代设有官药局，由国家专营的中药即为"官药"。后世一般将主流本草尚未记载，多为民间医生所习用，且加工炮制欠规范的药物称为草药。

中药材 指在中医药理论指导下，所采集的植物、动物、矿物经产地加工后形成的原料药材，可供制成中药饮片、提取物及中成药。

中药饮片 中药材经过炮制后可直接用于中医临床或制剂生产使用的处方药品。

中成药 指在中医药理论指导下，以中药饮片为原料，经过药学、药效、毒理与临床研究，获得国家药品主管部门的批准，按规定的处方、生产工艺和质量标准加工制成一定的剂型，标明其成分、性状、功能主治、规格、用法用量、使用注意、不良反应、贮藏等内容，符合《中华人民共和国药品管理法》规定的中药成方制剂或单味制剂。

民族药 指中国少数民族地区所习用的药物（如藏药、蒙药、回药、苗药等），其药源与中药基本相同，它是在吸收中医药学及国外医药学相关理论和经验的基础上，又在实践中逐步发展形成的具有本民族医药学特色和较强地域性的药物。

知识链接

"西为中用"的阿司匹林

清末民初的医家张锡纯是中西汇通的医学名家，他独具匠心地将中西药物熔于一炉，发前人之未发，开创了药物应用的新例。他有一张名方叫"石膏阿司匹林汤"，该方将中药的石膏与西药的阿司匹林巧妙结合在一起，张氏称"石膏之性，又最宜与西药阿司匹林并用。盖石膏清热之力虽大，而发表之力稍轻。阿司匹林之原质，存于杨柳树皮津液中，味酸性凉，最善达表，使内郁之热由表解散，与石膏相助为理，实有相得益彰之妙"。张氏用中药药性理论阐发西药阿司匹林的功用，认为"其味甚酸，其性最善发汗、散风、除热及风热着于关节作疼痛，其发表之力又善表痧疹"，可用于治疗伤寒、温病、虚劳发热、关节肿痛、痧疹、肺结核等诸多病症。经张氏的这番演绎，在大家看来阿司匹林究竟是西药还是中药呢？

第二章 神农尝百草，本草一脉传

——中药的起源与发展

第一节 中药的起源

中药是我国古代劳动人民在长期的医疗实践中积累和发展起来的，是我国古代优秀文化遗产的重要组成部分。关于中药的起源，最耳熟能详者莫过于"神农尝百草"的传说，故神农被后世尊为中药起源的鼻祖。"神农时代"大约相当于新石器时代，那时已经有了原始农业，人们在植物的采集和栽培过程中，逐渐认识、鉴别出哪些植物对人体有益，哪些对人体有害，进而形成对植物药用性能的知识，植物药成为最早发现的中药。先民在从事渔猎的过程中又进一步发现某些动物（包括其肉、皮、骨、内脏、角等）也可以作为药用，由此摸索出动物药的使用经验。而矿物药的使用则是在原始社会末期，随着人类采矿和冶炼时代的到来而逐渐总结和发展出来的。原始社会火的发明和利用——"炮生为熟"以及酿酒技术的出现，对药用知识的丰富和扩展都有着积极推动作用，其中，酒被古人誉为"百药之王"。

第二节 中药的发展

古人在长期生产生活实践中逐渐积累了丰富的药物知识。早期的药物学知识基本依赖"口耳相传"的方式保留和传承。直到文字的兴起，人们开始将药物的产地、采集、加工、性状、功用等方面的认识以文字形式记录下来，尤其是本草专著的出现和演变，见证着整个中药学的发展历程。

一、先秦时期

这一时期尚未有本草专著问世，关于药物的记载散见于其他相关的先秦文献中。《诗经》是我国最早的一部诗歌总集，也是现存文献中最早记载具体药物的书籍，其中有很多为后世本草著作所收录的药物，如苍耳、芍药、枸杞子、蟾蜍等。《山海经》是记载先秦时期中国各地名山大川及物产的一部史地书，共载药126种，其中动物药67种，植物药52种，矿物药3种，水类1种，不详3种。并且明确记载了药物产地、效用和性能，反映出人们对药物的认识又深入一步。1973年长沙马王堆汉墓出土的《五十二病方》则是我国已发现的最古老的方书，收载医方283首，其用药已达247种之多，所治疾病涉及内、外、妇、五官等科，所载药物学知识应该代表了当时药物学发展的最高水平。

二、秦汉至南北朝

秦汉时期，本草学已初具规模。这一时期诞生了我国现存最早的本草专著《神农本草经》。该书作者不详，成书年代虽尚有争议，但不会晚于东汉末年（2世纪）。全书共收载药物365种，按药物之有毒与无毒、养身延年与祛邪治病的不同，分为上、中、下三品，即后世所说的"三品分类法"。各药项下，有正名、性味、主治功用等主要内容。书中也蕴含丰富而深刻的中药基本理论，主要见于序录部分，如四气五味、有毒无毒、配伍法度、辨证用药原则、服药方法及丸、散、膏、酒等多种剂型，并对中药的产地、采集、加工、贮存、真伪鉴别等做了简要介绍，奠定了中药学的理论框架。《神农本草经》系统总结了汉以前药物学成就，与《黄帝内经》《难经》《伤寒杂病论》并称为中医学"四大经典"，它对后世本草学的发展具有深远影响，许多中药学的基本理论和编写体例都是在此基础上发展起来的。

自《神农本草经》成书以后，历经后汉、三国、两晋至南齐时期，由于临床用药的不断发展及中外通商和文化交流，本草学的内容逐渐丰富，学术水平更加提高。这一时期的代表性本草著作首推南北朝梁代陶弘景（456—536）所辑的《本草经集注》。该书主要由《神农本草经》《名医别录》的内容加上陶氏注释而成，全书 7 卷，共载药 730 种。"序录"部分对《神农本草经》逐一加以注释，并补充了大量采收、鉴别、炮制、制剂及合理取量方面的理论和操作原则，还增列了合药分剂料理治则、诸病通用药、解百药毒、服药食忌例、凡药不宜入汤酒例、诸药畏恶七情例等内容。"药物部分"则采用"朱书本经，墨书别录"，小字加注的编写体例。该书的主要学术成就体现在：①首创按药物自然属性分类法，即把药物分为玉石、草木、虫兽、果、菜、米食、有名未用七类，为后世本草竞相沿用；②以病为纲，分列了 80 多种疾病的通用药物，如治风通用药有防风、防己、秦艽、川芎等，开创以病类药之先河；③既对药材本身，如品种基源、产地、采收、鉴别、炮制、制剂等加以论述，又对药物应用及药性理论做系统研究，对魏晋以来三百余年间的药学成就进行全面总结，初步构建了综合性本草的编写模式。

三、唐宋时期

隋唐时期，中国南北统一，经济文化繁荣，交通发达，外贸交流活跃，西域药品输入日益增多，从而推动了医药学术的迅速发展。唐显庆四年（659），政府颁布了由长孙无忌、李勣领衔编修，苏敬实际负责，23 人参加撰写的《新修本草》（又称《唐本草》），全书 54 卷，由本草、药图、图经三部分组成。本草部分是在《本草经集注》的基础上进行修订、补充而成，载药 850 种（一说为 844 种），分玉石、草、木、禽兽、虫鱼、果、菜、米食及有名未用九类。药图部分为根据实物标本绘制而成的图谱，图经则是对药图的文字说明。这种图文并茂的编写形式，开创了世界药学著作编撰的先例。《新修本草》是我国药学史上第一部官修本草，不仅是我国而且是世界上最早的国家药典，先于国外《纽伦堡药典》800 余年。该书颁布后不久很快流传海内外，成为当时我国和日本等国医生的必修课本。

宋代火药、指南针、活字印刷术的发明，促进了科学文化的发展。由于临床医学的进步，促进了药物学的发展。本草书籍的修订和编纂承袭唐例，以国家规模进行，公元 973 年刊行的《开宝新详定本草》（次年重新校勘定名为《开宝重定本草》，简称《开宝本草》）、1060年刊行的《嘉祐补注神农本草》（简称《嘉祐本草》）、1061年编成的《本草图经》（一名《图经本草》），均系官修本草，集中反映了当时药学发展的情况。而成书于公元1098年（原稿完成）的《经史证类备急本草》（简称《证类本草》）是这一时期最著名的综合性本草，由唐慎微编撰。全书31卷，载药1 746种（各种刊本的数字略有出入），附方3 000余首。方剂是药物功能的直接例证，每味药物附有图谱，这种方药兼收、图文并茂的编写方式，首开方药相互印证之先例。书中保存了民间用药的丰富经验，每种药还附以制法，为后世提供了药物炮制资料。该书不仅切合实际，而且在集前人著作大成方面做出了极大贡献，为后世保存了大量宋以前本草和方书的宝贵文献。

四、金元明清

金元时期并无大型综合性本草问世，这一时期的本草著作一般出自医家之手，内容简要，具有明显的临床药物学特征。如刘完素的《素问药注》《本草论》，张元素的《珍珠囊》，李东垣的《药类法象》，王好古的《汤液本草》等。这些著作发展了医学经典中有关升降浮沉、归经等药物性能的理论，并使之系统化，同时大兴药物奏效原理探求之风，以药物形、色、味为主干，利用气化、运气、阴阳、五行学说，建立了一整套法象药理模式。

明代中外交流日益频繁，商品经济迅速发展，医药知识不断丰富，沿用已久的《证类本草》已经不能完全符合时代的要求，需进一步总结和提高，李时珍的《本草纲目》就是在此背景下写就的。该书于1578年完成，共52卷，载药1 892种，附药图1 109幅，附方11 096首，新增药物374种。序例部分对本草史和中药基本理论进行了全面、系统的总结和发挥，各论部分按自然属性分为水、火、土、金石、草、谷、菜、果、木、器服、虫、鳞、介、禽、兽、人共16部60类，每药标正名为纲，纲之下列目，纲目清晰。每一味药都按释名、集解、修治、气味、主治、发明、附方等项分别叙述。书中不仅汇集了大量前人资料，而且也反映了作者丰富的研究成果和新发现、新经验，并对历代本草错误之处做了科学纠正。本书不仅是集我国 16 世纪以前药学之大成，而且在训诂、语言文字、历史、地理、植物、动物、矿物、冶金等方面也有突出成就，其影响远远超出了本草学范围。

清代赵学敏的《本草纲目拾遗》（1765）是补充修正《本草纲目》的一部具有重要价值的药学专著，代表了清代本草学的最高成就。全书共 10 卷，载药 921 种，在《本草纲目》之外新增药物 716 种，主要是民间药及外来药，同时也收录了大量已散失的方药书籍的部分内容，极大地丰富了本草学内容，具有重要的文献学价值。它不仅拾《本草纲目》之遗，而且对《本草纲目》已载药物治疗未备、根实未详者加以补充，疏漏之处加以厘正。

五、民国以来

民国时期中医药学发展的特点是中西医药并存。虽然国民政府对中医药采取了不支持和歧视政策，但在志士仁人努力下，中医学依然向前发展，并取得了不少成果。中药辞书的出版是民国时期中药学发展的一项重要成就，其中成就和影响最大的当推陈存仁主编的《中国药学大辞典》（1935）。全书收录词目 4 300 条，汇集古今有关论述与研究成果，资料繁博，查阅方便，虽有一些错讹，仍不失为近代第一部具有重要影响的大型药学辞书。民国时期，随着西方药学知识和化学、生物学、物理学等近代科学技术在中国的迅速传播与发展，初步形成了以中药为主要研究对象的药用植物学、生药学、中药鉴定学、中药药理学等新学科。

中华人民共和国成立以后，政府高度关注中医药事业的传承和发扬，并制定了一系列相应的政策和措施，推动本草学取得了前所未有的新发展。从 20 世纪 50 年代起，各地根据卫生部的安排和建议，积极进行历代中医药书籍的整理刊行。在本草方面，陆续影印、重刊或校点评注了《神农本草经》、《新修本草》（残卷）、《证类本草》、《滇南本草》、《本草品汇精要》、《本草纲目》等数十种重要的古代本草著作。同时，国内出版的中药新著数量繁多且种类齐全，将本草学的发展提高到了崭新水平。其中最能反映当代本草学术成就的有历版《中华人民共和国药典》（简称《中国药典》）、《中药大辞典》、《全国中草药汇编》、《中华本草》等。在中药资源方面，迄今政府先后4次组织各方面人员对全国中药资源进行了大规模普查（调查），充分体现出国家对中药资源保护和可持续利用的高度重视。

随着现代自然科学和医药学的迅速发展及中药事业自身发展的需要，中药的现代研究在深度和广度上都取得了瞩目成就。尤其是中国科学家屠呦呦研究员，利用现代科学方法从中药青蒿中分离出青蒿素应用于疟疾的治疗，并荣获2015年度诺贝尔生理学或医学奖。青蒿素的发现是传统中医药带给世界的一份礼物，其必将进一步启迪和激励中药研究的传承发展与守正创新。

第三章 一时一地一中药
——中药的产地与采集

正如"一方水土养一方人"，中药的分布和生产与地理环境有着密切关系，不同产地的气候、土壤、水质等因素都会影响特定药材的产量和质量，进而形成"一方水土产一方药"的格局。中药的生长又有其时间周期，尤其植物药在生长发育的不同阶段，药用部位有效成分的含量各不相同，能否适时采收以确保药材品质优良，就显得至关重要，孙思邈在《千金翼方》中提到："夫药采取不知时节，不以阴干曝干，虽有药名，终无药实。故不依时采取，与朽木不殊，虚废人功，卒无裨益。"因此，中药质量的优劣离不开产地和采集的适宜性。

第一节　中药的产地

早在《神农本草经》中就提出了中药产地的适宜性："采造时月、生熟、土地所出、真伪、新陈，并各有法。"后世在不断的中医药临床和生产实践中逐渐演化出"道地药材"的概念。"道地药材"作为专用术语首见于明代的《本草品汇精要》，书中对每种药物项专列"道地"条目，明确道地优劣药材 268 种，其中包括 32 种川药，27 种广药，8 种怀药。

所谓**道地药材**，是指历史悠久，品种优良，炮制独特，疗效突出，带有明显地域特点的药材。亦即某一地区（道）所产的某种药材，质量高、疗效好，因而素有盛名。目前我国已形成东北与华北、江南与华南、西南、西北等 4 个道地中药材优势产区，涉及历史上的关药（山海关以北、东北三省及内蒙古东北部地区）、北药（河北、山东、山西以及陕西北部）、怀药（河南）、淮药（淮河流域以及长江中下游地区——鄂、皖、苏）、浙药（浙江）、南药（长江以南、南岭以北地区）、广药（广东、广西和海南）、川药（四川、重庆）、云药（云南）、贵药（贵州）、秦药（陕西及周围地区）等。其中比较著名的如：

东北三宝：人参、鹿茸、五味子。

四大怀药（河南怀庆府，今沁阳）：怀牛膝、怀山药、怀菊花、怀地黄。

四大南药：砂仁、益智、巴戟天、槟榔。

浙八味：浙贝母、杭白菊、浙麦冬、白芍、白术、玄参、延胡索、温郁金。

十大广药：巴戟天、广地龙、高良姜、化橘红、金钱白花蛇、春砂仁、广佛手、广陈皮、沉香、广藿香。

道地药材的确定，与药材的产地、品种、质量等多种因素有关，而临床疗效则是其关键因素。道地药材是在长期的生产和用药实践中形成的，并非一成不变。譬如三七，现在考证三七最早栽培于广西，清代覃恩祚著《归顺州志》记载："三七……以田州产者为最良。"20世纪70年代，三七主产地从广西一带转至云南文山。如今，云南文山产的叫三七，广西产的则称作田七。这种道地药材产地的变迁与自然因素、人文因素、科技因素、社会因素等均有关，而药材的品质和临床疗效始终是确定道地药材的主要标准。

第二节　中药的采集

中药的采收一般具有很强的季节性。民谚云"当季是药，过季是草""三月茵陈四月蒿，五月六月当柴烧"。这说明药材必须在适当的时节采集，正如《备急千金要方》所指出的"早则药势未成，晚则盛势已歇"。中药材质量的好坏，与其所含有效成分的多寡密切相关。有效成分的积累会随着生物体的生长发育产生动态变化，即不同品种的药材在其生长发育的不同时期，药用部位所含有效成分的含量各不相同，进而影响到其临床疗效。比如，薄荷在生长初期不含薄荷脑，而在开花末期薄荷脑的含量才急剧增加；又如杜仲要在种植 15～20 年后剥皮，质量才符合《中国药典》规定的要求。所以，中药的适时采集是保证中药材质量的重要环节之一。确定中药的适宜采收时间，一般以药材质量的最优化（有效成分含量高峰期）和产量的最大化（产量高峰期）为原则，对含有毒成分的药材，则应在药效成分含量最高、毒性成分含量最低时采集。

一、植物药的采集

每种植物都有一定的采收时节和方法，按药用部位的不同可归纳为以下几方面：

1. 全草类 多在植株生长充分，茎叶茂盛时采收。如青蒿在花前盛叶期采收，此时青蒿素含量最高。垂盆草中含有的垂盆草苷含量在 4—10 月逐渐升高，从 0.1% 升高至 0.2%，而春季则无，因此，10 月份采收才能对迁延性肝炎有较好的治疗作用。

2. 叶类 在植物生长旺盛期，开花前或果实成熟前采收。如大青叶、艾叶、荷叶等，此时植物光合作用最强，相应的有效物质合成积累得也多。凡可在冬季采收的，往往是经冬不凋的耐寒植物，或有特殊药用价值者，如冬桑叶、侧柏叶。

3. 花、花粉类 多在含苞欲放或开放时采收。因为一般花类开放过久则色泽受到影响，有效成分含量也会相应减少。如金银花、辛夷、丁香、槐米等均在花蕾时采收，玫瑰花、旋覆花、洋金花要求在花初开时采收，红花宜在花冠由黄变橙红时采收。而蒲黄之类以花粉入药的，则须在花朵盛开时采收。

4. 果实、种子类 除较特殊的如覆盆子、青皮、枳实等以未成熟果或幼果采收外，一般以果实充分成熟或完全成熟时采收。以种子入药的，通常在果实成熟后采集，如莲子、白果、沙苑子、菟丝子等。有些种子成熟时易脱落或果壳裂开、种子散失者，如小茴香、牵牛子、豆蔻等，则应在刚成熟时采集。容易变质的浆果，如枸杞子、女贞子等，最好在略熟时于清晨或傍晚时分采收。

5. **根、根茎类** 此类药材应以秋冬或初春季节，植物地上部分枯萎后采收比较适宜，因为此时植物处于休眠状态，营养物质消耗少，有效成分积累较高，所谓"春宁宜早，秋宁宜晚"，如天麻、葛根、玉竹、大黄、桔梗、苍术等。但也有少数例外，如半夏、延胡索等则要在夏天采收。

6. **树皮、根皮类** 一般在春末夏初采收，此时树皮养分及汁液增多，皮部和木部容易剥离，伤口较易愈合，如黄柏、厚朴等；肉桂则考虑到有效成分含量及挥发性，多在9月采收。根皮通常在秋后挖根后剥取，因秋后植物的养分多贮存于根部，有效成分充足，如桑白皮等；或趁鲜抽去木心，如牡丹皮、五加皮等。

二、动物、矿物药的采集

动物类药材，传统上一般根据生长习性和活动规律来捕捉。如鹿茸在清明后45～60天锯取，过时则角质化，不成茸。哈士蟆于秋末的"冬眠期"捕捉。又如蜈蚣传统在秋季采收，蛋白质、游离氨基酸及组胺含量均高于春季，镇痛作用也较春季强，但秋季捕捉难度大，商品不易干燥、贮藏，春季采收在这些方面具有明显的优越性。矿物药则随时可采。

第四章 修合无人见，存心有天知

——中药的炮制

旧时国药业界有一句箴言，"修合无人见，存心有天知"，至今仍为中医药从业者奉为训诫。修合者，"修治合度"之意，最早见于宋代《太平圣惠方》："凡合和汤药，务在精专，甄别州土，修治合度，分两不差，用得其宜，病无不愈。""修合"一词代指中药采收、加工、配制、调剂等一系列过程，其中就包括中药的炮制。

中药的炮制是指药物在应用前或制成各种剂型以前必要的加工处理过程，包括对原药材进行一般修治整理和部分药材的特殊处理。古代称为"炮炙""修治""修事"等。单看"炮"和"炙"两个字，都与火有关，其反映了古代的制药情况，火的使用为药物加工提供了客观条件。一般来讲，按照药性和治疗要求的不同会有多种炮制方法，有些药材的炮制需要添加适宜辅料，并且注意操作技术和适宜的火候。正如前人所言："不及则功效难求，太过则性味反失。"药材炮制方法是否合理，直接影响着药品质量的优劣。

第一节 炮制的目的

炮制的过程实际上就是药物加工改良、去粗取精的过程，从而提高疗效，扩大应用范围，适应医疗的需要。中药炮制的目的归纳起来主要有以下几方面：

1. 降低或消除药物毒性或副作用，保证用药安全 如附子、乌头、半夏、天南星、马钱子等生用易于中毒，炮制后能降低其毒性；常山酒炒可减轻其催吐的副作用。

2. 增强药物作用，提高临床疗效 如延胡索醋炙可发挥止痛功效，百部蜜炙可增强润肺止咳作用。

3. 改变或缓和药物的性能 如地黄生用（生地黄）性寒可清热凉血，制成熟地黄则性微温，长于补血；蒲黄生用功善行血消瘀，炒炭则优于止血。

4. 改变药物某些性状，便于贮存和制剂 如肉苁蓉的肉质茎富含汁液，春季采挖者水分较少，多半埋于沙土中，晒干，称为"甜大芸"或"淡大芸"；秋季采挖者水分较多，不易晒干，须投入盐水湖中再晒干，加工成"咸大芸"，方可避免腐烂变质。

5. 除去杂质和非药用部分，使药材纯净，利于贮藏保管 如桑螵蛸为螳螂的卵鞘，为便于贮存，常采用蒸法以杀死虫卵，防止孵化；天麻需要蒸透心，敞开低温干燥，以便杀酶保苷（防止药物贮藏过程中酶解）。

6. 矫臭、矫味，以便于服用 如乳香、没药为树脂的分泌物，生用有特殊刺激性气味，醋制可起到矫臭矫味作用，亦可降低其对胃的刺激性。

7. 制备新药，扩大临床用药范围 如苦杏仁、赤小豆、鲜青蒿等药加入面粉（或麦麸）混合后，经发酵制成六神曲，产生新的药物治疗作用，扩大了临床用药范围。

第二节　炮制的方法

炮制方法是经过历代逐步发展和充实起来的。参照前人的记载，根据现代实际炮制经验，炮制方法一般可以分为以下 5 类：修制、水制、火制、水火共制及其他制法。

一、修制

修制主要包括纯净处理、粉碎处理和切制处理 3 道工序。

纯净 采用挑、拣、簸、筛、刮、刷等方法，去掉灰屑、杂质及非药用部分，使药物清洁纯净。如拣去合欢花中的枝、叶，刷除枇杷叶、石韦叶背面的绒毛，刮去厚朴、肉桂的粗皮等。

粉碎 采用捣、碾、镑、锉等方法，使药物粉碎，以符合制剂和其他炮制法的要求。如羚羊角镑成薄片或锉成粉末，川贝母捣粉，苦杏仁、桃仁等以手工或机械敲压扁。

切制 采用切、铡等方法，将药物切制成一定规格，使药物有效成分易于溶出，并便于进行其他炮制，也利于干燥、贮藏和调剂时称量。如天麻宜切薄片，白术宜切厚片，黄芪宜切斜片，枇杷叶宜切丝，葛根宜切块，麻黄宜铡成段等。

二、水制

药材用水或液体辅料处理的方法称为水制法。其目的是使药材达到清洁、吸水变软，便于切制和制粉，除去杂质及非药用部分，以及改变性能等要求。常用的水制法有洗、淋、泡、润、漂、浸、水飞等。

洗 将药材放入清水中快速洗涤，除去上浮杂物及下沉脏物，及时捞出晒干备用。除少数易溶，或不易干燥的花、叶、果及肉类药材外，大多数药材均需淘洗。

淋 将不宜浸泡的药材，用少量清水浇洒喷淋，使其清洁和软化。

泡 将质地坚硬的药材，在保证其药效的原则下，放入水中浸泡一段时间，使其变软。

润 又称闷或伏。根据药材质地的软硬，加工时的气温、工具，用淋润、洗润、泡润、晾润、浸润、盖润、伏润、露润、包润、复润、双润等多种方法，使清水或其他液体辅料徐徐入内，在不损失或少损失药效的前提下使药材软化，便于切制饮片。如淋润荆芥、泡润槟榔、伏润天麻、盖润大黄等。

漂 将药物置宽水或长流水中浸渍一段时间，并反复换水，以去掉腥味、盐分及毒性成分的方法。如半夏漂去毒性，海藻漂去盐分，紫河车漂去腥味等。

浸 用清水或液体辅料（如米泔水、石灰水）较长时间浸泡药材，使之柔软又不宜过湿，便于切制。

水飞 系借药物在水中的沉降性质分取药材极细粉末的方法。水飞的目的在于此法所制粉末既细腻，又减少了研磨中粉末的飞扬损失。水飞法常用于矿物类、贝甲类药物的制粉，如飞朱砂、飞炉甘石、飞雄黄等。

三、火制

将药材直接或间接（或加入其他辅料）放置火上加热处理的方法，称为火制法。常用的火制法主要有炒（炙）、煨、煅、烘焙、燎等。

炒 经过修制或加工切制的干燥药材，置于锅内用火加热，不断翻动至一定程度，称为炒。炒法又分清炒和加辅料炒两类。

清炒 根据炒的程度不同，分炒黄、炒焦、炒炭。**炒黄**是将药物炒至表面微黄或能嗅到药物固有的气味为度，如炒牛蒡子、炒紫苏子。**炒焦**是将药物炒至表面焦黄、内部淡黄为度，如焦山楂、焦白术、焦麦芽等。**炒炭**是将药物炒至外部枯黑、内部焦黄为度，即"存性"，如艾叶炭、地榆炭、炮姜炭等。

加辅料炒 根据所加辅料不同，分麸炒、土炒、米炒等，加液体辅料（蜜、酒、醋等）炒则称为**炙**。如土炒白术可增强健脾作用，米炒斑蝥可减少药物毒性及刺激性，蜜炙百部可增强润肺止咳作用，酒炙川芎可增强活血之功等。其中加砂石、蛤粉或滑石粉炒的方法也称**烫**，如蛤粉烫阿胶珠、滑石粉烫刺猬皮等。

煨 将药物用湿面或湿纸包裹，置于热火灰中，或用吸油纸与药物隔层分开进行加热的方法，称为煨法。其目的是除去药物中挥发及刺激性成分，以缓和药性，减轻不良反应，增强疗效，如煨肉豆蔻、煨木香、煨葛根等。

煅 将药物用猛火直接或间接煅烧，使药物质地松脆，易于粉碎，以充分发挥疗效。坚硬的矿物药或贝壳类药物多直接用火煅烧，以煅至红透为度，如紫石英、海蛤壳等。间接煅烧是药物置于耐火容器中密闭煅烧，至容器底部红透为度，如血余炭、棕榈炭等。

烘焙　将药材用微火加热，使之干燥的方法叫烘焙。

燎　用炭火将药物的外刺、毛、须根烧去的方法叫燎，如金毛狗脊、升麻等。

四、水火共制

既用水又用火，或加入辅料共同处理药物的方法，称水火共制法。常用的水火共制法有蒸、煮、淬、焯等。

蒸　是以水蒸气或附加成分将药物蒸熟的加工方法。分清蒸与加辅料蒸两种方法，前者如清蒸玄参、桑螵蛸，后者如酒蒸山茱萸、大黄等。

煮　是将药物与水或辅料置锅中同煮的方法，如醋煮芫花等。

淬　是将药物煅烧红后，迅速投入冷水或液体辅料中，使其酥脆的方法。淬后不仅易于粉碎，且辅料被其吸收，可发挥预期疗效，如醋淬自然铜、鳖甲等。

焯　是将药物快速放入沸水中短暂焯过，立即取出的方法。常用于种子类药物的去皮及肉质多汁类药物的干燥处理，如焯苦杏仁、桃仁、扁豆以去皮等。

五、其他制法

其他制法主要有**制霜、发酵、发芽**等。如将皮硝纳入西瓜中渗出的结晶即西瓜霜，淡豆豉为黑大豆成熟种子的发酵加工品，麦芽、谷芽则是大麦、粟的成熟果实经发芽干燥而成。

第五章 中药性格面面观

——中药的性能

犹如人之性格的存在，中药也有着属于自己的性格特征，它们既有普遍的差异性，又不乏共性的规律。在中医药理论体系中，中药的性格即是药性，也叫**中药的性能**，是对中药作用的基本性质和特征的高度概括。药性理论是中药基本理论的核心，一般包含5方面：四气、五味、升降浮沉、归经以及毒性。

有一个名词与性能十分相似，叫性状。性状与性能切莫混为一谈，**中药的性状**主要指其形状、颜色、质地、气嗅、滋味等理化特征，是以药物本身为观察对象。而中药的性能则是根据用药后机体发生的反应归纳出来的，是以服药的人体为观察对象。当然两者之间或有一定联系，比如滋味、芳香气味既可代表药物固有的特征，又能用于概括其对人体的影响和作用。但对于药物作用机制的阐释最重要的还是建立在"体证"基础之上，而非单纯地对药物形、色、气、味、质"取象比类"的逻辑推演。

第一节 四气

天有春夏秋冬，气有温热凉寒。**中药的四气**，即指药物所具有的寒、热、温、凉四种药性。它反映了药物在影响人体阴阳盛衰、寒热变化方面的作用倾向。四气又称为四性，《神农本草经》中记载"药有寒热温凉四气"，宋代寇宗奭为了避免与药物的香臭之气相混淆，主张将四气改称为四性。他在《本草衍义》中提出："凡称气者，即是香、臭之气，其寒、热、温、凉则是药之性……其序例中'气'字，恐后世误书，当改为'性'字，则于义方允。"故后世亦每以四性代四气。从阴阳属性划分，四性又可分为温热和寒凉两大类不同性质，盖凉次于寒，凉甚则寒；温次于热，温甚则热，凉之于寒，温之于热皆是同一性质程度上的差异。除了四性以外，还有平性一说，所谓**平性**，并非指药物不具寒热温凉之性，而是指寒热温凉的倾向性不是很明显，称其性平只是相对而言。比如药食两用的山药，性平，功能双补气阴，生用（生山药）偏凉以养阴见长，炒用（炒山药）则偏温以健脾止泻为优。

药物的寒热温凉是由药物作用于人体所产生的不同反应和所获得的不同疗效而概括出来的，古人称为"入腹则知其性"。药物的寒热之性与所治疾病的寒热性质往往是相对应的，比如生姜温胃止呕，治疗胃寒呕吐，性属温热；绿豆清热解暑，治疗暑热烦渴，性属寒凉。故能够减轻或消除热证的药物，一般属于寒性或凉性，其具有清热泻火、凉血解毒、滋阴除蒸、泻热通便等作用；能够减轻或消除寒证的药物，一般属于温性或热性，其具有温里散寒、暖肝散结、补火助阳、温经通络等作用。药物四气对人体的作用呈现两面性，既有治疗效应，又有不良作用，如果使用不当，则温热药每易伤阴，寒凉药每多伐阳。

在具体临床实践中，四气理论指导的用药原则可以简单总结为"寒者热之，热者寒之"，或者说"疗寒以热药，疗热以寒药"。即寒凉药用治阳热证，温热药用治阴寒证。平性药因其寒热界限相对不明显，所以阴证或阳证皆适用。只有明确了药物寒热与治则的关系，方能达成辨证基础上的准确用药。但也要注意：①针对真热假寒、真寒假热证，要顺从疾病假象用药，中医称为"热因热用""寒因寒用"，如热厥证虽出现四肢厥冷，颇似寒证，但又见壮热心烦，口渴饮冷，小便短赤等，寒象（肢冷）为假，热盛是本，故须用寒凉药治其真热，消其假象。②针对表寒里热、上热下寒等寒热错杂证，要寒温并投，合理地将寒凉药和温热药配合使用。③"用寒远寒，用凉远凉，用温远温，用热远热"，即用寒凉类药物当避其气候之寒凉，用温热类药物当避其气候之温热。

第二节　五味

五味是指药物具有的辛、甘、酸、苦、咸五种基本药味。五味理论最早见于《黄帝内经》，《素问·六节藏象论》记载"天食人以五气，地食人以五味……五味入口，藏于肠胃，味有所藏，以养五气，气和而生，津液相成，神乃自生"，反映出人体赖五味以充养形、气、神。五味既有食养之能，又兼药疗之效。药物五味的确定首先是通过口尝，"入口则知其味"，这个味是味蕾感受到的药材的真实"滋味"，比如生姜的辛味、大枣的甘味。后来人们逐渐将药物的"滋味"与作用联系起来，赋予五味功能性内涵，此时五味就突破了"滋味"的范畴，更大程度上成为药物功效的概括，故称为"效味"，即以功效反推药味。比如葛根口尝微甜并无辛味，但它具有解表退热的作用，类似于辛味药物的发散功能，故给其标以辛味，葛根的辛味即属于"效味"。《素问·脏气法时论》中明确了五味各自的主要功效，"辛散，酸收，甘缓，苦坚，咸软"。后世在此基础上进一步补充完善，将五味所代表的基本作用总结如下：

辛　"能散、能行"。辛味药具有发散、行气、行血的作用，一般用治表证、气滞证或血瘀证。如紫苏叶、薄荷发散表邪，陈皮理气和胃，红花活血祛瘀等。

甘　"能补、能和、能缓"。甘味药具有补益、和中、调和药性、缓急止痛、缓解毒性的作用，一般用治正气虚弱、脾胃不和、拘挛疼痛及药物食物中毒等。如人参大补元气，麦芽和中消食，饴糖缓急止痛，甘草调和诸药又解药食之毒等。尚有甘润之说，是指某些甘味药具有润燥之功，如蜂蜜润肺止咳兼润肠通便。

酸　"能收、能涩"。酸味药具有收敛、固涩的作用，一般用治自汗盗汗、久泻久痢、久咳虚喘、遗精滑精、尿频遗尿、崩漏带下等多种正虚滑脱证。如五味子敛肺止咳、涩肠止泻，山茱萸涩精敛汗等。部分酸味药还能生津止渴，用治津伤口渴，如乌梅解烦渴。

苦　"能泄、能燥"。苦味药"能泄"一般包含三层意思：一是"通泄"，指苦味药具有通腑泻下作用，用治便秘，如大黄泻下通便；二是

"降泄"，指苦味药能够降泄上逆的肺气或胃气，用治肺气上逆之咳喘或胃气上逆之呕呃，如苦杏仁降气平喘，半夏降逆止呕；三是"清泄"，指苦味药具有清热泻火作用，如栀子清三焦火热。"能燥"则表示苦味药具有燥湿作用，用治湿证。其中又有苦寒燥湿和苦温燥湿的不同，如黄连苦寒燥湿，适用于湿热证；苍术苦温燥湿，适用于寒湿证。《素问·脏气法时论》提到的"苦坚"通常指苦能坚阴，即苦寒药能够除邪热而保阴液，即"泻火存阴"之义，如黄柏、知母等。故从这个角度来看，"苦坚"实际是"苦泄"的结果。

咸 "能软、能下"。咸味药具有软坚散结和泻下的作用，一般用治瘰疬、瘿瘤、痰核、癥瘕及便秘等。如海藻消瘿散结，芒硝泻下通便等。

除了上述五味以外，还有淡味和涩味，由于淡为甘之余味，涩为酸之变味，故常常将淡附于甘、涩附于酸，总体上仍作五味。

淡 "能渗、能利"。淡味药具有渗湿、利水作用，一般用治水肿、小便不利等。如薏苡仁、茯苓利水渗湿。

涩 与酸味药作用相似，具有收敛、固涩的作用，用治正虚滑脱证。如芡实涩精止遗等。但涩味药一般没有酸味的生津止渴之功。

由于每种药物都同时具有气和味，因此两者必须综合起来看，才能准确地辨别药物的作用。通常来讲，气味相同，作用相近，如辛温解表药多具有发散风寒的作用；而气味不同，作用有别，苦寒泻火药与甘温补气药显然非同类，当然这其中尚有气同味异或味同气异的同中有异情况存在。至于一药兼有数味，则标志其治疗范围的扩大，如陈皮味苦、辛，辛能行气，苦能燥湿，故陈皮具有理气健脾、燥湿化痰的功效。又由于四气和五味都只是抽象地反映药物的共通特征和性质，还必须与药物的具体功效结合起来，方能全面、准确地认识药物的个性特点。

知识链接

五味与化学成分

五味的物质基础是中药现代化研究的重点内容之一。药物的五味属性与其化学成分有着一定的关联。辛味多源于挥发油、皂苷及生物碱类，具有促进发汗、改善微循环、抗菌、抗病毒、健胃解痉止痛等作用。甘味多源于糖类、苷类、氨基酸及蛋白质和维生素类等，具有调节神经系统、提高机体免疫功能和抗病能力等作用。酸味多源于有机酸和鞣质等，具有收敛作用。苦味多源于生物碱、苷类和苦味质，具有抑菌作用，能用于治疗肠炎、痢疾，或对消化道有局部刺激作用，能促进肠管运动而引起泻下等。咸味主要来源于碘和中性盐所显示的味，除氯化钠外，还有氯化钾、氯化镁和硫酸镁等，具有促进病理产物和炎症渗出吸收，并使病态组织崩溃和溶解等作用。

第三节　升降浮沉

药物的升降浮沉是表征药物作用趋向的概念，升即上升，降即下降，浮即向外，沉即向内，从阴阳属性而言，通常升浮并提属阳，沉降合称属阴。

升降浮沉的药性理论构建于人体气机运行的模型之上。《素问·六微旨大论》曰："出入废则神机化灭，升降息则气立孤危。故非出入，则无以生长壮老已；非升降，则无以生长化收藏。是以升降出入，无器不有。"人体气机周流以升降出入为主要形式，升降有常，出入有序则能够维持机体正常的生理功能和状态；反之，升降逆乱，出入违常则病所由生。中药作用于人体，能够调节气机升降出入的功能紊乱，某种程度上是对疾病所表现的趋向的"拨乱反正"。故升降浮沉概念的形成和应用主要用于解释中药对于病证、病势发展趋向的影响。

一般来讲，升浮药主上行而趋外，具有疏散解表、宣毒透疹、宣肺止咳、温里散寒、行气开郁、开窍醒神、升阳举陷、涌吐等作用；沉降药主下行而趋内，具有清热泻火、泻下通便、利水渗湿、重镇安神、平肝潜阳、降逆平喘、收敛固涩等作用。在临床治疗上，病位在上在表者宜升浮不宜沉降，在下在里者宜沉降不宜升浮。如升麻、柴胡能解在上在表之邪，举下陷之气，则为升浮；厚朴、枳实能治在下在里之病，导气机以下行，则为沉降。病势上逆者宜降不宜升，病势下陷者宜升不宜降。如赭石、石决明等沉降药能平肝潜阳，治疗肝阳上亢头晕目眩；黄芪、升麻等升浮药能升阳举陷，治疗气虚下陷久泻脱肛及脏器下垂等。凡此种种，皆是遵循"顺病位""逆病势"的用药原则。而为适应临床病机之复杂，升降并用、沉浮兼施者亦每多见，如名方升降散中僵蚕、蝉蜕两药性属升浮，作用向上向外；大黄、姜黄两药性属沉降，作用向下向内。诸药合用，升降同调，表里两解，相反相成，能开泄郁热，调达三焦，使邪热有上宣下导之路，病理产物（痰、湿、瘀等）有外达内消之机，对外感热病、内伤火郁或兼夹气血痰湿阻滞之证颇有良效。

药物升降浮沉的确定以药物作用于机体产生的功能为依据，但还受到以下因素的影响。

气味 一般来讲，凡味属辛、甘，气属温、热的药物，大都是升浮药，如麻黄、升麻、黄芪等；凡味属苦、酸、咸，性属寒、凉的药物，大都是沉降药，如大黄、芒硝等。即所谓"酸咸无升，辛甘无降，寒无浮，热无沉"。

质地 一般来讲，花、叶、皮、枝等质轻的药物大多为升浮药，如菊花、蝉蜕等；而种子、果实、矿物、贝壳及质重者大多是沉降药，如枳实、牡蛎等。除上述一般规律外，某些药也有特殊性。如旋覆花虽然是花，但功能降气消痰、止呕止嗳，药性沉降而不升浮；苍耳子虽然是果实，但功能通窍发汗、散风除湿，药性升浮而不沉降，故有"诸花皆升，旋覆独降；诸子皆降，苍耳独升"一说。此外，部分药物本身就具有双向性，如川芎既能上行头目，又能下达血海。

炮制 药物炮制可以影响或转变其升降浮沉的性能。一般而言，酒炙升浮，醋炙收敛，姜炙发散，盐炙下行，生升熟降。正如李时珍所言："升者引之以咸寒，则沉而直达下焦；沉者引之以酒，则浮而上至巅顶。"

配伍 "升降在物亦在人也"。药物的升降浮沉通过配伍也可发生转化。少量升浮药在大队沉降药中能随之下降；反之，少量沉降药在大队升浮药中能随之上升。如桂枝本身为升浮药，然配伍茯苓、猪苓、泽泻、白术等沉降药，则升浮之性受到一定制约，而服从于通利小便的整体功能。

第四节　归经

中药**归经**是指药物对于机体某部分的选择性作用，即某药对某些脏腑经络有特殊的亲和力，因而对这些部位的病变起着主要或特殊的治疗作用。

归经理论萌芽于《黄帝内经》，其记载的五味"各归所喜"（"酸先入肝，苦先入心，甘先入脾，辛先入肺，咸先入肾"）、"五色命脏"（"青为肝，赤为心，白为肺，黄为脾，黑为肾"）、五脏各有"其臭"（"肝，其臭臊；心，其臭焦；脾，其臭香；肺，其臭腥；肾，其臭腐"）等，为后世以药物形、色、气、味推演其归经奠定了基础。《神农本草经》未有"归经"一说，但对某些药物的功效描述往往涉及脏腑经络，如赤芝"益心气"、大黄"荡涤肠胃"、大枣"助十二经"等，已蕴含药物对脏腑经络具有选择性作用的意思在内。《名医别录》则最早明确记载药物入某脏腑的性能，如韭归心、蒜归脾肾等。唐宋的本草医籍已出现药物以特定经脉为作用部位的功效定性，如《本草图经》曰瞿麦"古今方通心经、利小肠为最要"等。金元时期，张元素以脏腑经络辨证体系，结合病因病机，明确提出归经学说。此后，《汤液本草》《本草发挥》又全面汇集金元时期医家对归经的学术见解，至此归经理论基本形成。但"归经"作为一个药性名词第一次被明确提出，却见于清代沈金鳌的《要药分剂》。

中药归经理论的形成以脏腑经络学说为基础，以药物所治疗的具体病证为依据。由于经络能沟通人体内外表里，所以体表病变可以通过经络影响到内在脏腑；反之，内在脏腑病变也可以反映到体表上来。由于疾病发病所在脏腑、所涉经络互有差别，临床表现的症状也各不相同。如朱砂、远志用于心悸、失眠等心经病证有效，说明其归心经；桔梗、紫苏子能治愈咳喘、胸闷等肺经病变，说明其归肺经。由此可见，归经理论是通过脏腑或经络辨证用药，从临床疗效观察中总结的用药理论。

掌握归经，有助于提高临床用药的准确性。以归经理论为指导，首先，可以根据疾病表现的病变所属脏腑经络进行药物选择。如同为里实热证，若肺热咳喘，当用桑白皮、地骨皮等肺经药泻肺平喘；若胃火牙痛，当用石膏、黄连等胃经药清泻胃火；若肝热目赤，当用夏枯草、龙胆等肝经药以清肝明目。又如羌活、白芷、柴胡、吴茱萸、细辛皆为头痛用药，但归经不同，作用各有所长。羌活善治太阳经头痛，白芷善治阳明经头痛，柴胡善治少阳经头痛，吴茱萸善治厥阴经头痛，细辛善治少阴经头痛。故循经择药区分了功能相似药物的专长，对促进临床精准用药和优效用药具有重要意义。

其次，掌握归经，可以根据脏腑经络病变的传变规律选择药物。即根据脏腑经络之间的生理关系和疾病的传变规律，配伍归属关联脏腑及经络的药物。如治疗咳嗽痰喘，不能见肺治肺只选择归肺经的药物，若肺咳为肝火犯肺所致，所谓"木火刑金"者，当以归肺经的清肺化痰药配伍归肝经的清肝泻火药；若肺咳为中土虚衰所致，所谓"土不生金"者，当以归肺经的化痰止咳药配伍归脾胃经的健脾养胃药。

在运用归经理论指导药物临床应用时，还必须与四气五味、升降浮沉学说结合起来，才能做到全面准确。四气、五味只是说明药物具有不同的寒热属性和治疗作用，升降浮沉只是说明药物的作用趋向，三者都缺乏明确的定位概念，只有归经理论才能把药物的治疗作用与病变所在的脏腑经络部位有机地联系起来，其对于指导临床用药意义很大。但中医对药物归经的认识是从长期的临床实践中总结出来的，即药物的归经最终是通过临床疗效确定的。因此，药物的归经必然会随着中医药学家各自临床经验的不同而有所差异，加之药物品种、用药部位、炮制等的历史变迁，使得历代对某些药物归经的记载不够统一、准确，造成归经混乱的现象。这说明归经学说有待整理和提高，但绝对不能因此就贬低归经学说的科学价值。正如徐灵胎在《医学源流论》中所说："不知经络而用药，其失也泛，必无捷效；执经络而用药，其失也泥，反能致害。"

知识链接

药引知多少

说到药引，鼎鼎有名者莫过于鲁迅《父亲的病》一文中提到的河边现采的芦根、经霜三年的甘蔗、原配的蟋蟀及平地木。虽文中对此暗含讥讽，但事实上药引在中医临床用药中久已存在，比如《伤寒论》桂枝汤中的生姜、大枣，白虎汤中的粳米等，而药引的使用亦非故弄玄虚。《辞源》云："中医开完处方，末尾加一两味药作为药引，又叫引子。"其通常指医师根据药物的性质或病情等需要，要求患者自备的一些药物或辅料。药引在处方中大多能起到引导诸药直达病所、增强治疗效果或消除某些毒性等作用。古人对药引的应用十分重视。清代张睿《药引论》曰："汤之有引，如舟之有楫。"并谓"古今汤方莫尽，药引无穷，临机取用，各有所宜"。药引的特点是资源丰富，容易寻找且质地新鲜，多为日常生活中可以见到的药物或食物，如酒、醋、生姜、葱白、鲜荷叶、蜂蜜等。由于这些药引大多数为家庭必备，或有的为鲜品不易保存，故常非药房正备之品。现列举常用食物药引如下，供读者参考。

1. 酒 味辛性热，温经通络，发散风寒。凡服用治疗风寒湿痹、跌打损伤及妇女寒凝经闭等证的中药或中成药，用黄酒或白酒送服为佳。

2. 盐 味咸性寒，强筋壮骨，清热凉血，解毒防腐。凡服用治疗肾虚的中药或中成药，宜以淡盐水送服。

3. 蜂蜜 味甘性平，补益和中，缓急解毒，润肺止咳，润肠通便。凡服用治疗肺燥咳嗽、阴虚久咳、习惯性便秘等病证的中药或中成药，以蜂蜜水送服为佳。

4. 红糖 味甘性温，补血散寒，活血祛瘀。凡服用治疗血虚寒凝、产后恶露未净、乳汁稀少等疾病的中药或中成药，宜以红糖送服。

5. 姜汤 味辛性温，发汗解表，温中散寒，降逆止呕，温肺化痰。凡治疗风寒表证、咳喘、脾胃虚寒、呕吐呃逆等疾病，最适宜姜汤作引子。

第五节　毒性

作为药性理论的重要内容之一，中药有毒无毒的记载最早出现于《神农本草经》，经曰："药有酸、咸、甘、苦、辛五味，又有寒、热、温、凉四气，及有毒、无毒。"后世随着医疗实践活动的发展，中医界有关药物毒性的认识经历了一个嬗变的过程。

一、中药毒性的含义

毒性概念，古今有别。古代对于中药毒性的认识在不同时期、不同著作中记载亦有所不同，较之今人的理解更为广泛。

1. "毒"即是"药" 古代药、毒不分，混称为毒药，认为凡治病之药皆为毒药。如《周礼·天官》载"医师掌医之政令，聚毒药以供医事"，《素问·脏气法时论》云"毒药攻邪，五谷为养，五果为助"，明代汪机言"药，谓草木鱼禽兽之类，以能攻病皆谓之毒"。

2. "毒"即指药物的偏性 如张子和在《儒门事亲·推原补法利害非轻说》中提到"凡药有毒也，非止大毒小毒谓之毒，甘草苦参不可不谓之毒，久服必有偏胜"，便是视药性之偏为"毒"。张景岳亦认为："药以治病，因毒为能，所谓毒者，以气味之有偏也……气味之偏者，药饵之属是也，所以祛人之邪气。其为故也，正以人之为病，病在阴阳偏胜耳。欲救其偏，则唯气味之偏者能之。"

3. "毒"即药物的不良反应 《神农本草经》明确指出："药物有大毒，不可入口、鼻、耳、目者，即杀人，一曰钩吻，二曰鸥。"这里的"毒"指的是那些药性强烈，服后容易出现不良反应的药物。《诸病源候论》中记载的"凡药物云有毒及大毒者，皆能变乱，于人为害，亦能杀人"等亦在此例。

现代的药物有毒无毒是指药物用于人体后能否造成不良反应，简言之即为中药的不良反应，属于狭义的毒性概念。中药的不良反应主要包括副作用和毒性反应两部分。中药的毒性是指药物对机体的损害，包括急性、亚急性、亚慢性、慢性和特殊毒性（致癌、致突变、致畸胎等）。毒药是指对机体产生化学或物理作用，能损害机体引起功能障碍疾病甚至死亡的物质。中药的副作用则是指药物在常用剂量时出现与治疗需要无关的不适反应，一般比较轻微，对机体危害不大，停药后可自行消失。

二、造成中药中毒的原因

近年来屡见中药毒性的报道，引起了社会广泛关注。引起中药不良反应的常见原因包括：

1. 品种混淆 中药品种混淆、同名异物、同物异名现象比较普遍。

使用多来源中药时如果不注意品种来源及掌握用量，难免会发生毒性反应。如中药木通，长期存在品种混乱现象，马兜铃科的关木通与毛茛科的川木通曾被作为主流商品，现代研究证明关木通所含的马兜铃酸具有肾毒性，我国已于2004年停用关木通，从2005年版《中国药典》起以木通科植物木通、三叶木通和白木通的干燥藤茎作为木通药材正品。

2. 炮制不当 规范合理的炮制，可减轻或消除药物的毒性；反之，如炮制失当可使某些中药产生剧毒，如火煅朱砂易析出剧毒的水银。

3. 剂量过大或疗程过长 各种药物都有一定的剂量范围，剂量不足则血药浓度低，达不到治疗效果。但剂量过大或用药时间过长，药物在体内蓄积过多则会发生毒副反应。如白果日服30g以上即可出现头痛、头晕、呕吐、腹痛等症状，重者呼吸急促，甚则因呼吸麻痹而死亡。

4. 辨证不准 临床辨证不准、寒热错投、攻补倒置可导致中毒的发生。如不究虚实，滥用人参则"误补益疾"，譬之食积者服之易致食欲缺乏，脘胀加剧。

5. 配伍失度 药物通过合理的配伍，可兼制毒性。相反，配伍不当则可产生或增加毒性，如十八反、十九畏等。

6. 煎法有误 煎煮法不合理对中药的有毒无毒也有影响。如乌头类药物宜先煎久煎，其所含毒性较大的成分乌头碱经久煎水解成乌头原碱，毒性为乌头碱的1/2 000 ~ 1/4 000。

7. 给药途径、剂型工艺改变 中药的剂型及给药途径具有多样性。给药途径不同，药物被人体吸收的程度和速度也不同，而随着药物剂型的改变，其理化性质乃至毒性也可能随之改变。由于某些中药的有效物质、药理、毒性尚未完全研究清楚，缺乏有效的质量控制手段，轻易改变剂型易导致毒性反应的发生。如口服的中药制剂是从胃肠道吸收，其减毒、代谢过程要比中药注射剂安全。

8. 中西药联用不合理 中西联合用药不合理易产生毒剧作用。如中药虎杖、地榆、狗脊、侧柏叶等含有鞣酸，不能与西药硫酸亚铁、维生素B、胃蛋白酶、胰酶、淀粉酶等酶类制剂合用，因合用会形成不溶性沉淀物而丧失药效或引起毒性反应。

9. 个体差异　由于人体有高矮、胖瘦、年龄、性别及强弱之区别，承受药物的最大治疗量也有差别，从而对药物毒副作用的敏感度不同。患者过敏体质是导致中药注射剂不良反应发生的重要原因。

三、正确对待中药的毒性反应

常言道"是药三分毒"，中药既能起预防治疗作用，同时也能损害人体，导致生理功能紊乱，甚至组织结构的改变，故应从思想上加强对中药毒性反应的认识，树立"有毒观念、无毒用药"的态度。一方面正确使用有毒中药，化有毒为无毒；另一方面区别对待无毒中药，不使无毒变有毒。对古代医药文献所说的中药毒性，应辩证看待、全面认识。前人受历史条件限制，对药物毒性的把握不免存在缺漏和错误之处，如《本草纲目》认为马钱子无毒等，应秉持实事求是，去伪存真的原则。此外，需加强中草药的品种和药品质量管理与控制，坚持辨证用药，讲究组方配伍，正确炮制，控制用量，改变制备工艺，重视个体对药物的差异性、耐受性、敏感性，完善中药不良反应的监测体系，从多个环节力求确保用药安全又取得最佳疗效。

第六章　人有六欲，药有七情

——中药的配伍

一说到"七情"，了解中医的朋友可能立马会联想到"喜、怒、忧、思、悲、恐、惊"七种情志活动。这是中医常讲的"内伤七情"，表示的是能够导致或诱发疾病的异常心理反应和精神状态，属于中医病理范畴。而在传统中药学中也有"七情"一说，它来源于古人在临床实践中不断探悉药物性能，对药物配合使用所产生的微妙复杂变化的认识。

中药"七情"始见于《神农本草经》："药有阴阳配合……有单行者，有相须者，有相使者，有相畏者，有相恶者，有相反者，有相杀者，凡此七情，合和视之。"李时珍在《本草纲目》中对此有进一步解释："药有七情，独行者，单方不用辅也；相须者，同类不可离也……相使者，我之佐使也；相恶者，夺我之能也；相畏者，受彼之制也；相反者，两不相合也；相杀者，制彼之毒也。"

单行　指单用一味药物治疗某种病情单一的疾病。所谓病情单一是指病机比较单纯，比如单用一味人参治疗大出血或剧烈吐泻所致的元气虚脱，可奏大补元气、补虚固脱之功。但如果元气虚脱同时合并亡阳，为复合病机，则须联合使用他药方能发挥作用。

相须　指两种性能功效相似的药物配伍使用，可以增强原有药物的疗效。比如石膏和知母同属清热泻火药，两者配合能够显著增强这一功效。又如日常饮食中的百合和银耳，两样食材都具有滋阴润肺的作用，搭配在一起能够协同增效，适用于干咳、燥咳。

相使　指以一种药物为主，另一种药物为辅，两药合用，辅药可以提高主药的疗效。在这一关系中，两种药物在性能功效方面可能具有共性，也可能不同，比如黄芪配茯苓，黄芪补气利水，茯苓健脾渗湿，两者均味甘而有健脾之功，配合使用，以黄芪为主药，茯苓为辅药，茯苓能够增强黄芪补气利水的效果，以用治脾虚水肿。又如黄连配木香就是成药香连丸的组成，黄连清热燥湿，木香行气止痛，两者联用，以黄连为主药，木香为辅药，木香行气宽肠能够增强黄连燥湿止痢之功，以用治湿热泻痢、里急后重。

相畏 指一种药物的毒副作用能被另一种药物所抑制。比如生半夏的毒性能被生姜减弱，故说半夏畏生姜。

相杀 指一种药物能够消除另一种药物的毒副作用。比如生姜可以降低生半夏的毒性，故说生姜杀半夏。不难发现，相畏、相杀实际上是同一配伍关系的两种不同表述，本质含义并无区别。

相恶 指一种药物能破坏另一种药物的功效。比如莱菔子，即萝卜子，具有行气消积之功，与人参同用则会削弱人参补气的作用，所以传统认为人参恶莱菔子。民间一般也流行类似的观点：服用人参等补药时不宜吃萝卜。

相反 指两种药物同用能够产生或增强毒副作用。比如"十八反""十九畏"中药物的配伍使用多属于相反范畴（详见中药的用药禁忌）。

以上的中药"七情"，除了单行为单味药物的使用外，其他六种情况均涉及药物与药物之间的联合使用，即配伍。故中药的配伍是指根据疾病的性质和药物的性能，有选择地将两味或两味以上的药物合理地配合应用，以满足治疗的需要。可见，配伍的形成至少需要两味药物，两两成对，因此，两味药物的组合通常称为"对药"或"药对"，它构成了最小的配伍单元。在这六种配伍关系中：①相须、相使配伍能够产生协同增效的作用，在临床用药时应充分加以利用；②相畏、相杀配伍适用于有毒药物的减毒，应有意识地使用；③相恶配伍会削弱或抵消药物功效，一般临床不用；④相反配伍则因产生或增强毒副作用，属于用药禁忌，原则上应避免使用。

中药配伍应用是中药用药的主要形式，然而随着药味的增加，药物与药物之间的关系必然呈现复杂多元性，当群药组合以方剂的形式出现，则可以视为中药基本配伍关系的"升维"，其内在规律和特点需要更进一步的解析。

知识链接

人参恶莱菔子

"人参恶莱菔子"之说被认为始出于清代陈士铎的《本草新编》。书中未见原话，但有"萝卜子专解人参"一语，其意与"人参恶莱菔子"颇近。不过陈氏话锋一转指出此言有误："此不知萝卜子，而并不知人参者也。人参得萝卜子，其功更神，盖人参补气，骤服气必难受……然得萝卜子以行其补中之利气，则气平而易受。"现在民间依然流行服人参忌吃萝卜的习惯，但这种认识显然是值得商榷的。临床上人参与莱菔子配伍的例子不在少数，陈士铎的消胀至神汤、消积化痞至神丹、消胀至神汤等方中就同时使用人参和莱菔子。国医大师朱良春也赞同陈氏的观点，谓人参与莱菔子同用"无非补消兼施之理"，一些医家将两者相制相成的配伍运用于治疗顽固性便秘、胃下垂、脾胃虚弱、积滞不化等病症，取得良效。研究者也试图借助现代科技手段验证"人参恶莱菔子"说法的合理与否。比如，有学者应用液质联用技术测定人参与莱菔子的配伍，发现莱菔子主要抑制人参皂苷的溶出。一项生萝卜对人参药理作用影响的研究表明，生萝卜汁在一定程度上削弱了人参对小鼠的抗疲劳作用，认为是人参补气而萝卜破气所致。但另一项莱菔子对人参补益作用影响的实验则显示，莱菔子无拮抗人参的抗疲劳作用。因此，无论是从临床应用还是实验探索方面而言，"人参恶莱菔子"不是绝对的，应当灵活辩证地看待这一认识。

第七章 本草明言十八反

——中药的用药禁忌

中药之所以能治病疗疾，关键在于以偏纠偏，即以药物偏性纠正疾病所表现的阴阳气血偏盛偏衰，故中药之用有其"宜"，亦有其"忌"。为了确保临床用药的合理、有效及安全，中药的使用就产生了某些需禁止、避忌或谨慎的事宜，这就是所谓的用药禁忌。中药的用药禁忌内容较广，涉及配伍禁忌、妊娠用药禁忌、饮食禁忌、病证禁忌等。病证禁忌是中医治病遵循辨证用药原则的体现，如寒证宜用热药而忌寒药，热证宜用寒药而忌热药，下陷证宜用升浮药而忌沉降药，升逆证宜用沉降药而忌升浮药等，属于最基本的用药准绳。具体到每味药物则各有其病证宜忌，将在各论各药中加以介绍。本章主要介绍配伍禁忌、妊娠用药禁忌及饮食禁忌。

一、配伍禁忌

配伍禁忌是指某些中药合用会产生或增强毒副作用或降低、破坏疗效，因此一般情况下应避免配伍应用。《神农本草经》"勿用相恶、相反者"即此之谓。古人总结并沿用至今的中药配伍禁忌主要指"十八反"和"十九畏"。

十八反 乌头反半夏、瓜蒌、贝母、白蔹、白及；甘草反海藻、大戟、甘遂、芫花；藜芦反人参、丹参、沙参、玄参、苦参、细辛、芍药。

歌诀曰："本草明言十八反，半蒌贝蔹及攻乌，藻戟遂芫俱战草，诸参辛芍叛藜芦。"（金代张子和《儒门事亲》）

十九畏 硫黄畏朴硝，水银畏砒霜，狼毒畏密陀僧，巴豆畏牵牛，丁香畏郁金，牙硝畏三棱，川乌、草乌畏犀角，人参畏五灵脂，官桂畏石脂。

歌诀曰："硫黄原是火中精，朴硝一见便相争；水银莫与砒霜见，狼毒最怕密陀僧；巴豆性烈最为上，偏与牵牛不顺情；丁香莫与郁金见，牙硝难合京三棱；川乌草乌不顺犀，人参最怕五灵脂；官桂善能调冷气，若逢石脂便相欺；大凡修合看顺逆，炮爁炙煿莫相依。"（明代刘纯《医经小学》）

其中，十九畏之"畏"与中药七情的"相畏"之"畏"同字不同义，实则属于中药七情"相反"的范畴。

中药十八反、十九畏自提出至今，仍然被视为重要的用药戒律而为多数中医所遵守。但关于反药能否同方的争论却始终存在。古代不乏反药配伍的先例，如《金匮要略》甘遂半夏汤中甘遂、甘草同用治留饮，赤丸以乌头、半夏合用治寒气厥逆；《外科正宗》海藻玉壶汤中海藻、甘草同用；《景岳全书》通气散以藜芦配伍玄参治时毒肿盛、咽喉不利等。故李时珍针对反药配伍的现象指出："古方多有用相恶相反者。盖相须相使同用者，帝道也；相畏相杀同用者，王道也；相恶相反同用者，霸道也。有经有权，在用者识悟耳。"

今人林国通以反畏药物自制的拮抗丸、追风下毒丸、人参藜芦丸、乌贝半蒌丸等方治疗各种疑难症，取效良好；李可则合用红参、五灵脂，公丁香、郁金，肉桂、赤石脂3对畏药自创"三畏汤"，言"使用本方42年……未见相畏相害，且有相得益彰之效"，此类皆是李时珍所谓的"霸道"之治，体现了医家对传统配伍禁忌在认识与实践上有所突破。

现代实验研究亦试图揭示十八反、十九畏的内涵本质。比如有实验研究报道，乌头、附子与半夏合用可产生一定的毒性。附子与半夏合用可使小鼠心电图出现心肌缺氧性改变，两者混合煎剂比附子单煎剂的降压强心作用弱，表明"乌头反半夏"具有其合理性。又如有实验发现甘草与海藻、大戟、甘遂、芫花配伍必须达到一定的比例或剂量，才会产生毒性，提示"藻戟遂芫俱战草"是有条件性的。但众多实验研究的结果并非一致，导致十八反、十九畏的争论至今难有定音，还需继续深入地进行临床和实验探索，以期对反药配伍做出正确的评价。

就现状而言，当前业内对于十八反、十九畏配伍不宜同用的规定依然是合适的，在没有足够的安全把握时不宜贸然应用，不得已应用时也应十分慎重，并应密切注意观察。

二、妊娠用药禁忌

妊娠用药禁忌是指妇女妊娠期间治疗用药的禁忌。妊娠禁忌药专指妇女妊娠期除中断妊娠、引产外，不能使用的药物。

古代医家很早就认识到妊娠用药禁忌的问题。《神农本草经》中即载有牛膝、水银等 6 种具有堕胎作用的药物；《本草经集注》则首次将堕胎药单独列示，书中收录雄黄、水银、胡粉等共 41 种堕胎药；宋代的《妇人大全良方》在前人基础上增加了许多妊娠禁忌歌诀；李时珍《本草纲目》第二卷"妊娠禁忌"项下共收载"乌头、附子、天雄……驴肉、羊肝、鲤鱼"等药物和食物 84 种，可见，李时珍所说的"妊娠禁忌"既有药忌，也包含食忌。现代对于妊娠禁忌的认识基本定位在用药禁忌，《中国中医药学主题词表》指出："妊娠禁忌，属服药禁忌，可能造成孕妇、胎儿伤害的药物，分为禁用和慎用两类。"

妊娠禁用药是指毒性强、作用峻猛以及堕胎作用较强的药，如巴豆、牵牛子、大戟、商陆、麝香、三棱、莪术、水蛭、斑蝥、马钱子、川乌、雄黄、砒石等。

妊娠慎用药主要包括活血化瘀药、行气药、攻下导滞药、药性辛热的温里药以及性质滑利之品，如桃仁、红花、牛膝、枳实、大黄、附子、肉桂、干姜、木通、冬葵子、瞿麦等。

对于妊娠妇女，凡属于禁用的药物绝对不能使用。而慎用的药物，可根据病情的需要斟酌使用，但要注意辨证准确，掌握好剂量与疗程，并通过恰当的炮制和配伍，尽量减轻药物对妊娠的危害，做到用药有效而安全。

附：《珍珠囊补遗药性赋》"妊娠服药禁歌"

蚖斑水蛭及虻虫，乌头附子配天雄；

野葛水银并巴豆，牛膝薏苡与蜈蚣；

三棱芫花代赭麝，大戟蝉蜕黄雌雄；

牙硝芒硝牡丹桂，槐花牵牛皂角同；

半夏南星与通草，瞿麦干姜桃仁通；

硇砂干漆蟹爪甲，地胆茅根都失中。

三、饮食禁忌

服药饮食禁忌是指服药期间对某些食物的禁忌，简称食忌，也就是通常所说的忌口。

早在张仲景的《金匮要略》中就记载："所食之味，有与病相宜，有与身为害。若得宜则益体，害则成疾，以此致危，例多难疗。"故服药期间的饮食禁忌至关重要。中药服药的饮食禁忌主要包括以下 3 方面：

其一，常规饮食禁忌。在服药期间不宜吃与药性相反或影响治疗的食物，如服荆芥忌食鱼、虾、蟹、海鲜；服白术忌食桃、李子、大蒜；服土茯苓、使君子忌食茶；服丹参、茯苓忌食醋；服地黄、何首乌忌食葱、蒜、萝卜；服鳖甲忌食苋菜等。

其二，与病证属性相克的食物。人体患病有寒热虚实不同，用药选食亦当有别。热性病应忌食温热、辛辣、油腻、煎炸性食物，如烟、酒、葱、姜、蒜、牛羊肉等；寒性病，应忌食生冷食物、寒凉饮料，如瓜果、白萝卜、菜瓜、绿豆芽、冷饮等；虚证当忌具有消削、攻伐、泻下的食物，如芋头、冬瓜、赤小豆等；实证当忌具有滋补、敛涩等作用有碍邪出的食物，如肥腻的肉类、收涩的酸果类等。

其三，不同病证的饮食禁忌。肾炎及水肿患者应忌食盐、碱过多和酸辣太过的食品；急性发炎、目赤肿痛、痔疮疖肿、高热咽痛等患者，忌辣味、胡椒、牛肉、羊肉、狗肉、海鲜、酒、煎炸食品等；哮喘、过敏性皮炎、肝炎、疮疖等患者，服药时不能吃羊肉、鱼、虾、蟹、韭菜、发菜等食品，诸如此类。

第八章　不传之秘在于量

——中药的剂量与用法

第一节　中药的剂量

中医历来有"不传之秘在于量"的说法，清代医家王清任曾云："药味要紧，分量更要紧"，意指中药的剂量与疗效之间有着密切且复杂的关系。盛行江南的孟河医派惯以用药轻灵而著称，名噪一时的"火神派"则以重剂起顽疾为擅长，药量大小变化虽各有悬殊，但取效则一，因此，有必要全面地认识中药剂量及其相关问题。

中药剂量即临床应用时的分量，也称为用量。它主要指每味中药的成人一日用量（除外特殊情况，一般就是指干燥后的中药饮片，在汤剂中成人一日内服用量）。其次也指方剂中每味药之间的比较分量，即相对剂量。

中药计量单位古今有别，古代主要有重量（如斤、两、钱、分、厘等）、数量（如片、条、枚、支、角、只等）、度量（如尺、寸等）、容量（如斗、升、合、勺等）。此外，还有"刀圭""方寸匕""撮"等较粗略的计量方法。由于古今度量衡制的变迁，后世主要以法定衡制作为计量标准，以重量单位作为药物剂量的主要单位。明清以来，普遍采用16进位制的"市制"计量方法，即1市斤=16两=160钱。现今我国对中药生产计量则统一采用公制，即1kg=1 000g=1 000 000mg。为了处方和调剂计算方便，按规定以如下的近似值进行换算：1市两（16进位制）=30g；1钱=3g；1分=0.3g；1厘=0.03g。

由于剂量得当与否直接关系到中医临床治疗的有效、安全，故如何合理地确定药量至关重要。临床上确定剂量主要取决于病-人-药三者的综合衡量。

1. 根据病情选定用量　在治疗新病、重病或急性病时，用量宜重；在治疗久病、病情较轻或慢性病时，用量宜轻。病在脾胃，唯恐药量大会增加脾胃负担，故多用轻剂；病在气血，若用轻剂缓慢治疗，易致虚证更虚、实证更实，故多用重剂。许多医家在治疗血脱证、亡阳证、亡阴证时的药材用量都是平常用量的数倍，此等生死存亡之际，不用重剂速补难以挽救生命。

2. 根据患者体质选定用量　儿童、老年人、产后妇女及体质弱的患者，用量宜小；青壮年、体质强者，用量宜大。女性在妊娠期和月经期活血祛瘀的药量不宜过大。

3. 根据药物性质选定用量　对于有毒的中药，开始时用量宜轻，不效渐加，且注意药量不宜过大以防中毒，一旦病情好转应立即减量或停服，中病即止。质地较轻的花、叶类及昆虫动物的蜕壳，用量宜轻；质地重的矿物质类、植物根茎、动物的贝壳及骨骼等药，用量宜重。新鲜的动植物药物，用量宜重；干燥的动植物药物，用量宜轻。药材质量优者，用量宜轻；药材质量次者，用量宜重。某些贵重药物的用量不宜过大，但需保证药效。

此外，尚须考虑药物配伍、使用剂型、使用目的及方隅、季候等因素。一般而言，除了毒性大的药物，泻下、行气、活血作用峻猛的药物，精制药及某些贵重药外，中药常用内服剂量为 5～10g，部分质地重而无毒的矿物、贝壳、甲壳、化石类药常用量为 15～30g，新鲜的动植物药常用量为 30～60g。

知识链接

全小林院士谈量效

辨治理法方药量，药量精准处方成。大小缓急定方量，丸缓汤荡分剂型。

煮散汤剂减一半，丸散十分之一成。经方十五急危证，慢病九克即管用。

预防调理治未病，一两三克即相应。随证施量基本策，用量调整看反应。

效毒确定最佳量，个体治疗最高明。一病有一治疗窗，异病同治量不同。

仝院士认为：决定方药剂量前，首先应明确用"精方"还是"围方"？"精方"者药少而精，药专力宏，适于急危重难，多用重剂；"围方"者指方剂药多而广，药缓力散，靶点众多，适于慢性病调理，多用量平和。其次需考虑剂型与药量的关系。一般汤剂用量最大；煮散用量次之；丸、散（服散）、膏、丹用量最小。至于经方药量，若遇急危重难，经方之一两可按15g折算；慢病，一两按9g折算；调理或预防，一两按3g折算。另可参考"35"剂量减半原则：即70岁比35岁减半；150cm比185cm减半；50kg比85kg减半。当证、方确定后，其方药的"量"是决定"效"的关键因素，并有其最佳的剂量范围，称为"剂量阈"。医生以追求最佳疗效为目的用量策略，即"随证施量"，是在安全用药前提下取得快速且显著临床疗效的核心要素。

第二节　中药的用法

中药的用法是指中药的应用方法，其内容较为广泛，本节主要介绍中药汤剂的煎煮方法和服药方法。

一、汤剂常规煎煮法

汤剂是中药最为常用的剂型之一。汤剂的制作对煎药用具、用水、火候、煮法都有一定要求。

1. 煎药用具 以砂锅、瓦罐为好，搪瓷罐次之，忌用铜、铁、铝等金属锅具，以免发生化学变化，影响疗效。

2. 煎药用水 古时曾用长流水、井水、雨水、泉水、米泔水等煎煮。现在多用自来水、井水、蒸馏水等，但总体以水质洁净新鲜（符合饮用水标准）为好。

3. 煎药火候 有文火、武火之分。文火是指使温度上升及水液蒸发缓慢的火候；武火又称急火，是指使温度上升及水液蒸发迅速的火候。

4. 煎煮方法 先将药材浸泡 30 ~ 60 分钟，夏天可短，冬天宜长。用水量以高出药面为度。一般中药煎煮两次，第二煎加水量为第一煎的 1/3 ~ 1/2。两次煎液去渣滤净混合后分 2 次服用。煎煮的火候和时间要根据药物性能而定。一般药物宜先武火后文火，20 ~ 30 分钟 / 次。解表药、芳香药宜武火煮沸，改用文火维持 10 ~ 15 分钟即可。补益药，有效成分不易煎出的矿物、骨角、甲壳类药物需用文火慢煎，时间宜长，煮沸后再续煎 30 ~ 60 分钟。

二、汤剂特殊煎煮法

某些药物质地不同，煎法比较特殊，处方上需加以注明，归纳起来有先煎、后下、包煎、另煎、烊化、泡服、冲服、煎汤代水等不同煎煮法。

1. 先煎 介壳类和矿物类药物有效成分难以煎出者，宜打碎先煎，煎沸 20 ~ 30 分钟，再纳其他药物同煎，如龙骨、牡蛎、生石膏等；有毒的药物如乌头、附子等，须先煎、久煎以达到减毒或去毒目的。

2. 后下 气味芳香的药物宜后下，即在其他药物煎沸 5 ~ 10 分钟后放入，以防止有效成分挥发，如薄荷、砂仁、豆蔻等。久煎后有效成分易破坏的药物如钩藤、大黄等，也应后下。

3. 包煎 花粉类药物如蒲黄等，细小种子类药物如葶苈子等，细粉类药物如滑石粉等，均应包煎；含淀粉、黏液质较多的药物如车前子等，在煎煮过程中易粘锅糊化、焦化，故亦需包煎；附绒毛的药物如旋覆花等，采取包煎则可避免由于绒毛脱落混入汤液中刺激咽喉而引起咳嗽。

4. 另煎　一些贵重的药物如人参、西洋参、羚羊角等均可以另煎，再将其汁液兑入煎好的汤剂中服用。

5. 烊化　也叫溶化，是指某些胶质、黏性大而易溶的药物，为避免入煎粘锅煮焦，或黏附他药影响煎煮，应先溶化后，用煎好的其他药液冲服。如阿胶、鹿角胶、龟甲胶等。

6. 泡服　有些用量较少，有效成分易于溶出的药物，可用少量开水或其药物的煎液趁热浸泡（加盖闷润，减少挥发），半小时后去渣即可服用。如藏红花、肉桂、番泻叶、胖大海等。

7. 冲服　某些药物需研成细粉，制成散剂冲服。如珍珠、牛黄、琥珀、玄明粉等，羚羊角最好用水磨研细。此外，一些液体类药物如竹沥、生藕汁、荸荠汁等及一些成药如紫雪散等，也需冲服。

8. 煎汤代水　一般体积庞大、吸水量较大的药物，如丝瓜络、灶心土、玉米须等，宜先与水煎煮，将所得的药汁去滓后再煎他药。

三、服药方法

1. 服药时间　汤剂一般每日 1 剂，煎 2 次分服，两次间隔时间为 4～6 小时。一般来讲，病在胸膈以上者，如眩晕、头痛、目疾、咽痛等，宜饭后服；病在胸腹以下，如胃、肝、肾等，则宜饭前服。某些对胃肠有刺激性的药物，宜饭后服；清热解毒药、润肠泻下药、补益药，宜空腹服易于吸收；驱虫药应在早晨空腹服；安眠药应在睡前 2 小时服；治疟药宜在疟疾发作前 2 小时服用；急诊用药则不拘时间，慢性病应定时服用。如遇汗难出者，可缩短服药时间，以利于发汗。呕吐患者可以浓煎药汁，少量频服；急性病、惊厥及石淋、咽喉病须煎汤代茶饮者，均可不定时服。危重患者宜少量频服；对于神志不清或其他原因不能口服时，可采用鼻饲给药法。

2. 服药次数　一般汤剂一日分早晚服用 2 次或 3 次。病情急重者，可每隔 4 小时左右服药 1 次，昼夜不停，使药力相续，顿挫病势；病情轻缓者，则可间日服药或煎汤代茶，以图缓治。

3. 服药冷热　汤剂在治疗一般疾病时均宜温服。但发散风寒的药物或治疗寒性病证的药物宜热服；治疗热性病证的药物宜凉服。对于真热假寒证或真寒假热证，常常采用凉药热服或热药凉服法，所谓服药反佐。

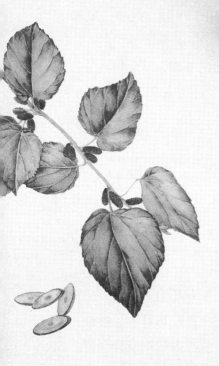

药物篇

第一章 解表药

【含义】凡以发散表邪、解除表证为主要功效，治疗外感表证的药物，称为解表药。

【性能特点】本类药物多味辛质轻，趋向升浮，主入肺和膀胱经。其作用特点是轻扬发散，偏行人体肌表，能促进肌体发汗或微微发汗，使在表之邪随汗出而外解。故有发汗解表之功，从而达到祛除表邪，治疗表证，防止表邪内传，控制疾病传变之目的。即《黄帝内经》所载："其在皮者，汗而发之。"同时，部分解表药因宣发透散之性，兼有宣肺平喘、利水消肿、止痛、透疹、消疮等功效。

【主治病证】解表药主要用于恶寒发热、头身疼痛、无汗或有汗而汗出不畅、脉浮等外感表证。部分解表药尚可用于水肿、咳喘、风湿痹痛、麻疹、风疹、疮疡初起等兼有表证者。

【药物分类】根据解表药的药性及功效主治的不同，一般将其分为发散风寒药和发散风热药两类，也可称为辛温解表药和辛凉解表药（表1-1）。

表 1-1 解表药分类表

分类	药性	主要功效	主治病证
发散风寒药	多辛温	发散风寒	风寒表证
发散风热药	多辛凉	疏散风热	风热表证及温病初起

【使用注意】使用发汗力较强的解表药时，用量不宜过大，以免发汗太过耗散阳气，损伤津液。表虚自汗、阴虚盗汗及疮疡日久、淋证、失血患者等虽有表证，亦应慎用解表药。应注意因时因地制宜：春夏、江南湿热地区患者（腠理疏松，容易出汗）用量宜轻；秋冬、北方严寒地

区患者（腠理致密，不易出汗）用量宜重。

第一节　发散风寒药

麻黄
Máhuáng

【**来源**】首载于《神农本草经》，"主中风伤寒头痛，温疟，发表出汗，去邪热气，止咳逆上气，除寒热，破癥坚积聚。"

为麻黄科植物草麻黄 *Ephedra sinica* Stapf、中麻黄 *Ephedra intermedia* Schrenk et C. A. Mey. 或木贼麻黄 *Ephedra equisetina* Bge. 的干燥草质茎。主产于山西、河北、甘肃等地。秋季采割绿色的草质茎，晒干，切段。生用、蜜炙或捣绒用。

【**药性**】辛、微苦，温。归肺、膀胱经。

【**功效**】发汗散寒，宣肺平喘，利水消肿。

【**应用**】

1. 风寒感冒　本品味辛能发散，性温可祛寒，善于开泄腠理，透发毛窍，通过发汗以外散表邪。因其发汗力强，素有"发散第一药"之称，为发汗解表之要药。主要用于外感风寒，腠理郁闭所致的恶寒发热、无汗、头痛身疼、脉浮而紧的风寒表实无汗证，常与桂枝相须为用，如麻黄汤。

2. 胸闷喘咳　本品辛散苦泄，既可外开皮毛之郁闭，使肺气宣畅，呼吸调匀；又能内泄肺气之壅滞，使肃降正常，喘咳平息。尤善宣肺气而平喘咳，为风寒束表，肺气失宣所致胸闷喘咳良药，应用广泛。治疗风寒外束，肺气内壅的喘咳实证最为适宜，常配苦杏仁、甘草，如三拗汤。

3. 风水浮肿　本品外可开泄腠理，发汗解表，使肌表之水湿从毛窍外散；内能宣通肺气，通调水道，下输膀胱，有利水消肿之功。常用于水肿起于头面部，迅速遍及全身，小便不利兼有表证之风水浮肿，常与甘草同用，如甘草麻黄汤。

【用法用量】煎服，2～10g。发汗解表宜生用，止咳平喘多蜜炙，小儿、老人及体虚者宜捣绒。

【使用注意】本品发汗宣肺之力强，故表虚自汗、阴虚盗汗及肺肾虚喘者均应慎用。

【类药鉴别】**麻黄根与麻黄**　麻黄根为麻黄科植物草麻黄或中麻黄的干燥根和根茎，味甘涩，性平，入心、肺经，功用固表止汗，善治气虚自汗、阴虚盗汗、产后虚汗不止等。**麻黄**味辛苦，性温，入肺及膀胱经，可开腠理，通毛窍，发汗散寒以解表，又长于宣肺平喘，利水消肿，用治风寒感冒，胸闷喘咳及风水水肿等证。二者虽同出一源，然功效迥异。总之，**麻黄**以发散为主，而**麻黄根**则以收涩为优。故用于发汗时，麻黄须去根、节，而固表止汗时切忌使用麻黄。

【药用举隅】

1. 用麻黄、益母草、桔梗、生甘草的提取浓缩液，制成鼾静通口服液，治疗睡眠呼吸暂停综合征，能改善换气，有止咳、化痰、消炎之功 [河南中医，2001,20(1):59]。

2. 治疗冻疮，麻黄、附子、细辛各 25g，大黄、生姜各 15g，桂枝 10g，制成酊剂，用棉签蘸药涂在患处 [新中医，1999,31(10):36]。

【现代研究】草麻黄茎含 1%～2% 生物碱，其中 40%～90% 为麻黄碱；又含儿茶鞣质 6% 和挥发油，挥发油中含有 1α- 松油醇。木贼麻黄含 1.15%～1.75% 生物碱，其中主要是麻黄碱和伪麻黄碱。矮麻黄含总生物碱（以麻黄碱计）1.15%。麻黄有抑制流感病毒、解热、兴奋中枢、抗疲劳、加快心率等作用。麻杏石甘汤中的麻黄、甘草对金黄色葡萄球菌以及铜绿假单胞菌均有一定的抑制作用，以麻黄的作用较强。

【药性歌括】麻黄味辛，解表出汗，身热头痛，风寒发散。

知识链接

麻黄的"双刃剑"效应

麻黄碱及伪麻黄碱是麻黄的主要化学成分，能使皮肤、黏膜以及内脏血管收缩，通过激动肾上腺素受体，有效减轻鼻腔充血反应，缓解鼻塞、流涕、喷嚏等症状，因此在治疗感冒、鼻炎和咳喘等方面颇有疗效。据统计，含麻黄碱类的药物品种至少有500种以上，多为感冒药、止咳药、治哮喘药、滴鼻剂和外用膏剂等，如复方盐酸伪麻黄碱缓释胶囊（新康泰克）、氨酚伪麻美芬片Ⅱ/氨麻苯美片（白加黑）等都可被称为"麻黄类"感冒药。但需特别注意的是，麻黄碱还能使人体脉压加大，血压升高，用药过量则会引起精神兴奋、失眠、不安等副作用。运动员在服用麻黄碱后会明显增加兴奋程度，使自己超水平发挥，故麻黄碱类药品也属于国际奥委会严格禁止的兴奋剂。长期服用含麻黄碱药物则有成瘾的可能，麻黄碱也被毒品贩子用来非法制作成冰毒。因此，全面认识中药利害共存的特点，树立正确、安全、合理、有效的用药观是非常必要的。

桂枝
Guìzhī

【来源】首载于《名医别录》，"主心痛，胁风，胁痛，温筋通脉，止烦，出汗。"

为樟科植物肉桂 *Cinnamomum cassia* Presl 的干燥嫩枝。主产于广东、广西、云南等地。春、夏二季采收，除去叶，晒干，或切片晒干。生用。

【药性】辛、甘，温。归心、肺、膀胱经。

【功效】发汗解肌，温通经脉，助阳化气，平冲降逆。

【应用】

1. **风寒感冒**　本品辛能发散，甘可扶阳，温则去寒。发汗之力虽较麻黄缓和，但并不专于发散，且善于宣阳气，畅营阴，有助卫实表、发汗解肌、外散风寒之功。对外感风寒，不论表实无汗，表虚有汗及阳虚外感风寒，均可选用。治风寒表实，恶寒，无汗，脉浮紧者，常与麻黄相须为用，如麻黄汤；治风寒表虚，恶风，汗出，脉浮缓者，每与白芍配伍，如桂枝汤。

2. **寒凝诸痛**　本品辛散温通，既能温散血中之寒凝，又能宣导诸药，有温通经脉、散寒止痛之效，故凡是寒邪凝滞经脉所致诸痛，皆可使用。治中焦虚寒，脘腹冷痛，常与白芍、饴糖等配伍，以缓急止痛，如小建中汤；治寒凝血滞，月经不调，经闭痛经，产后腹痛，与当归、吴茱萸配伍，如温经汤；治风寒湿痹，肩臂关节疼痛，与附子配伍，以散寒通痹止痛，如桂枝附子汤。

3. **阳虚诸证**　本品甘温，能温助一身之阳气，凡阳气不通或阳气不足之证，皆可选用。上可助心阳，通血脉，止悸动，用于心阳不振，心动悸，脉结代者，与炙甘草、人参、麦冬等同用，如炙甘草汤；中可扶脾阳，化痰饮，助运水，用于脾阳不运，水湿内停之痰饮病，胸胁支满，眩晕，心悸等，与茯苓、白术配伍，如苓桂术甘汤；下可温肾阳，逐寒邪，助气化，用于肾阳不足，膀胱气化失司之蓄水证，水肿，小便不利者，多与茯苓、猪苓、泽泻等同用，如五苓散。

4. **奔豚**　本品归心经，其温通心阳之功，又能制肾水，平冲降逆。治阴寒内盛，引动下焦之气上冲心胸发为奔豚，症见气从少腹上冲胸咽，常重用本品，如桂枝加桂汤。

【用法用量】煎服，3～10g。

【使用注意】本品辛温助热，易伤阴动血，故凡外感热病、阴虚阳盛、血热妄行均当忌用。孕妇及月经过多者慎用。

【药用举隅】

1. 治疗脱疽（现代医学称血栓闭塞性脉管炎）。桂枝 50g、川芎 50g、木瓜 50g、生姜 50g、细辛 30g、独活 30g、白芷 30g、红花 30g、当归 30g，煎汤后趁热浸泡患处 [湖南中医杂志，2001(4):38]。

2. 治疗慢性低血压综合征。黄芪 30g、桂枝 10g，水煎 5 ~ 10 分钟，当茶饮用，含服西洋参 2 ~ 3 片。2 周为 1 个疗程 [浙江中医杂志，2012,47(7):481]。

【现代研究】主要含挥发油，以桂皮醛为主；另含反式桂皮酸、原儿茶酸、香豆素、酚类、有机酸、多糖、苷类等。桂枝有解热、降温、抑菌、抗病毒等作用，其次还有健胃、利尿、强心、镇痛、镇静、抗惊厥等作用，还能使冠状动脉血流增加。

【药性歌括】桂枝小梗，横行手臂，止汗舒筋，治手足痹。

[紫苏叶]
[Zǐsūyè]

【来源】首载于《名医别录》，"主下气，除寒中。"

为唇形科植物紫苏 Perilla frutescens（L.）Britt. 的干燥叶（或带嫩枝）。中国大部分地区均产。夏季枝叶茂盛时采收，除去杂质，晒干，切段。生用。

【药性】辛，温。归肺、脾经。

【功效】解表散寒，行气和胃。

【应用】

1. 风寒感冒　本品辛温气香，辛能发表，温能散寒。解表散寒之力较为温和，"无过汗伤中之患"（《本经逢原》）。既可药用又可食用，可预防或治疗风寒感冒轻证。因其兼有行气和胃，化痰止咳之功，故对风寒表证兼有气滞胸闷呕恶或咳嗽痰多者，较为适宜。多与香附、陈皮等理气药配伍，如香苏散；或配苦杏仁、桔梗等化痰止咳药同用，如杏苏散。

2. 脾胃气滞 本品味辛能行，调理脾胃之气，以宽中除胀，和胃止呕，善治多种原因所致脾胃气滞，脘腹胀满，恶心呕吐，纳食不佳者。治七情郁结，痰凝气滞之梅核气，常与半夏、厚朴等同用，如半夏厚朴汤。又兼理气安胎之功，用治妊娠胎气上逆，胸闷呕吐，胎动不安者，多配砂仁、陈皮等理气安胎药同用。

此外，本品尚能解鱼蟹毒，用于进食鱼蟹所致腹痛吐泻者，可单用或配生姜、陈皮、广藿香等。

【用法用量】煎服，5～10g，不宜久煎。

【类药鉴别】**紫苏叶、紫苏梗与紫苏子** 三药来源于同一种植物，因药用部位不同，功用亦有所区别。叶片入药称紫苏叶，其茎入药称紫苏梗，果实入药为紫苏子。**紫苏梗**，辛，温，归肺、脾经。功能理气宽中，止痛，安胎。用于胸膈痞闷，胃脘疼痛，嗳气呕吐，胎动不安。**紫苏子**，辛，温，归肺经。功能降气化痰，止咳平喘，润肠通便。用于痰壅气逆，咳嗽气喘，肠燥便秘等。一般认为，紫苏叶偏于发散风寒，紫苏梗偏于理气宽中安胎，紫苏子偏于化痰止咳平喘。

【药用举隅】

1. 治疗阴囊湿疹。用鲜紫苏茎叶或干紫苏，鲜紫苏每次250g，干紫苏50g左右，加水500ml，沸后煎10分钟（干紫苏煎12分钟左右），倒在干净的洗盆里，晾到40℃左右，用干净纱布浸湿煎液后轻轻拍打患处[实用中医药杂志，2002(4):23]。

2. 治疗小儿外感咳嗽。紫苏10g、苦杏仁10g、桔梗10g、前胡10g、紫菀10g、陈皮12g、百部10g、炙甘草5g，水煎滤汁300ml，每次服150ml，每日2次。首服3剂后复诊有效者，原方加减后续服，最多不超12剂[中医研究，2010,23(4):42-43]。

【现代研究】主要含挥发油，内含紫苏醛、左旋柠檬烯、α- 及 β- 蒎烯等，还含精氨酸、枯酸、矢车菊素 3-（6- 对香豆酰 -β-D- 葡萄糖苷）5-β-D- 葡萄糖苷。有解热、抗菌、升高血糖作用。紫苏油中的主要成分紫苏醛成肟后，口服升血糖作用较紫苏油更强，能减少支气管分泌，缓解支气管痉挛，对神经系统有镇静作用，能缩短凝血时间、血浆复钙时间和凝血活酶时间。

【药性歌括】紫苏叶辛，风寒发表，梗下诸气，消除胀满。

苏子味辛，驱痰降气，止咳定喘，更润心肺。

荆芥
Jīngjiè

【来源】首载于《神农本草经》，"主寒热，鼠瘘，瘰疬生疮，破结聚气，下瘀血，除湿痹。"

为唇形科植物荆芥 *Schizonepeta tenuifolia* Briq. 的干燥地上部分。主产于江苏、浙江、江西、河北、湖北。多为栽培。夏、秋两季花开到顶，穗绿时采割，除去杂质，晒干，切段用，或只取花穗入药。生用或炒炭用。

【药性】辛，微温。归肺、肝经。

【功效】解表散风，透疹，消疮；炒炭止血。

【应用】

1. **外感表证** 本品辛散气香，辛而不烈，微温不燥，入肺经长于发散风邪，为发散风寒药中药性平和之品。善治外感表证，无论风寒、风热或寒热不明显者均可配用。治风寒感冒，与防风、羌活等药同用，如荆防败毒散；治风热感冒，与金银花、连翘等药配伍，如银翘散。

2. **麻疹，风疹** 本品质轻芳香透散，有祛风止痒，宣透疹毒之功。常用于表邪外束，麻疹初起，疹出不畅或风疹瘙痒，配伍防风、蝉蜕、薄荷等。

3. **疮疡初起** 本品既能祛风解表，透散邪气，又能宣通壅结而达消疮之功，可用于疮疡初起而兼有表证者。偏风寒者，配伍羌活、川芎等；偏风热者，常与金银花、连翘等同用。

4. **吐衄下血** 本品炒炭后，其性多涩，主入肝经，偏走血分，有收敛止血功效，可用于吐血、衄血、便血、崩漏、产后血晕等多种出血证。

【用法用量】煎服，5～10g。不宜久煎。发表透疹消疮宜生用；止血宜炒炭用；荆芥穗长于祛风。

【药用举隅】

1. 治疗小儿发热。荆芥1 000g用中药煎药机煎制成水剂，灌装到专用中药袋10袋，每袋含荆芥水剂100g，将荆芥水剂1袋加入热水1 500ml稀释泡足，同时按摩患儿足部及足底涌泉穴，泡双足30分钟至患儿背部出汗。每日2次或3次，连用3天为1个疗程[护理研究，2010,24(5):412-413]。

2. 治疗小腿慢性溃疡。荆芥10g、连翘20g、白芷10g、生地黄15g、白芍10g、当归20g等，每日1剂，水煎30分钟，晾温后浸泡病变部位，每日2次，15天为1个疗程，浸泡后暴露患处[四川中医，2006,24(9):80-81]。

【现代研究】主要含挥发油，主要成分为右旋薄荷酮、消旋薄荷酮、胡椒酮、少量右旋柠檬烯等；尚含单萜类荆芥苷及黄酮类成分等。其水煎剂可加快皮肤血液循环，增加汗腺分泌，有微弱的解热作用；对金黄色葡萄球菌、白喉杆菌有较强抑制作用，对伤寒杆菌、痢疾杆菌等也有抑制作用。荆芥生品不能缩短出血时间，但荆芥炭能使出血时间缩短。

【药性歌括】荆芥味辛，能清头目，表汗祛风，治疮消瘀。

防风
Fángfēng

【来源】首载于《神农本草经》，"主大风，头眩痛，恶风，风邪，目盲无所见，风行周身，骨节疼痹，烦满。"

为伞形科植物防风 Saposhnikovia divaricata（Turcz.）Schischk. 的干燥根。主产于东北及内蒙古东部。春、秋二季采挖未抽花茎植株的根，除去须根及泥沙，晒干，切厚片。生用。

【药性】辛、甘，微温。归膀胱、肝、脾经。

【功效】祛风解表，胜湿止痛，止痉。

【应用】

1. **外感表证** 本品味辛发散，甘缓不峻，微温不燥，药力平和，尤长于祛除风邪。古人称其为"治风通用"之品，且素有"风药中润剂"之称，对外感表证，无论风寒、风热、风湿均可配伍使用。治风寒表证，与荆芥、羌活等配伍，如荆防败毒散；治风热表证，与薄荷、蝉蜕等药同用；治外感风湿，头痛身重者，与羌活、川芎等药配用，如羌活胜湿汤；治卫气不足，肌表不固，感冒风邪者，与黄芪、白术益卫固表药同用，如玉屏风散。

2. **风湿痹痛** 本品辛而微温，既能祛风散寒，又能胜湿止痛，为常用的祛风湿、止痹痛药，可用治多种因风寒湿所致疼痛证。治风寒湿痹，肢节疼痛，筋脉挛急者，多配羌活、姜黄等，如蠲痹汤。

3. **风疹瘙痒** 本品辛能散风邪而止痒，可用治多种皮肤病，尤以风邪所致瘾疹瘙痒者多用。且因其药性平和，以祛风见长，故风寒、风热均可选用。偏风寒者，与荆芥、当归等药配伍，如消风散；偏风热者，配薄荷、蝉蜕等药同用。

4. **破伤风** 本品功专祛风，既能辛散外风，又能平息内风以止痉。用于风毒内侵，贯于经络，引动内风所致牙关紧闭、角弓反张、四肢抽搐、项背强急的破伤风，可与天麻、天南星、白附子等药同用，如玉真散。

此外，本品入肝、脾经，有疏肝理脾之功。可用于土虚木乘，肝脾不和，腹痛泄泻者，与白术、白芍、陈皮同用，即痛泻要方。

【用法用量】煎服，5～10g。

【使用注意】本品药性偏温，阴血亏虚、热病动风者不宜使用。

【药用举隅】

1. 治疗药物疹、荨麻疹、风疹等引起的皮肤瘙痒。防风 20g、徐长卿 20g，煎汤外洗，每日 1 剂 [中国民间疗法，2002,10(10):28]。

2. 治疗面神经炎。防风 30g、白附子 12g、白僵蚕 12g、全蝎 10g，每日 1 剂，水煎 2 次，早晚各服 1 次 [内蒙古中医药，2007(2):9]。

【现代研究】主要含挥发油、色原酮类、香豆素类、聚炔类、多糖及

β-谷甾醇、甘露醇、苦味苷等。防风煎剂对三联疫苗、伤寒混合菌苗所致家兔发热有解热作用；对溶血性链球菌及痢疾杆菌也有一定的抑制作用。其水浸液有明显加强机体免疫功能作用。防风还有抗炎、镇痛、镇静、抗菌、抗溃疡、抗惊厥、抗过敏、抑制血栓形成等作用。

【药性歌括】防风甘温，能除头晕，骨节痹疼，诸风口噤。

知识链接

"疗风最要"数防风

自先秦开始，一直以"防风"为正名。张志聪言其"禀土运之专精，治周身之风证，盖土气厚，则风可屏，故名防风"，可见防风之名与其作用相关。《本草纲目》载："防者，御也。其功疗风最要，故名。"防风不仅能祛风，还能御风，临床常与黄芪配伍，应用广泛。《神农本草经》载防风和黄芪均"主大风"，黄芪为补气升阳要药，防风为治风之通用药。二药相配，一固表、升阳，一疏散、祛风，黄芪得防风则无恋邪之弊，防风得黄芪不虑其发散太过，散中寓补，各彰其性。现代临床常用治表虚自汗，气虚感冒，或预防感冒，疗效甚佳，如玉屏风散。

白芷
Báizhǐ

【来源】首载于《神农本草经》，"主女人漏下赤白，血闭，阴肿，寒热，风头，侵目，泪出，长肌肤，润泽，可作面脂。"

为伞形科植物白芷 *Angelica dahurica*（Fisch. ex Hoffm.）Benth. et

Hook. f. 或杭白芷 *A. dahurica*（Fisch. ex Hoffm.）Benth. et Hook. f. var. *formosana*（Boiss.）Shan et Yuan 的干燥根。主产于浙江、四川、河南、河北等地。夏、秋间叶黄时采挖，除去须根及泥沙，晒干或低温干燥。切厚片。生用。

【药性】辛，温。归胃、大肠、肺经。

【功效】解表散寒，祛风止痛，宣通鼻窍，燥湿止带，消肿排脓。

【应用】

1. 风寒感冒　本品辛散温通，作用温和，散寒解表之力较弱，用于风寒感冒轻证，可以生姜汁调白芷末，涂搽太阳穴而取效。因其芳香上达，实以止痛、通鼻窍见长。故对风寒感冒而头痛较剧或鼻塞流涕者，更为适宜，可与防风、羌活、川芎等药同用，如九味羌活汤。

2. **头痛，牙痛，眉棱骨痛**　本品辛温升散，芳香走窜，长于祛风止痛，作用部位广泛，头痛、牙痛、脘腹疼痛、风湿痹痛等皆可使用。因其主入阳明经，故对邪入阳明，前额、眉棱骨痛及牙龈肿痛，尤为多用。治外感风寒，阳明头痛，眉棱骨痛，头风痛，可单用；或与川芎、防风、细辛等药同用，如川芎茶调散。治牙龈肿痛，可以白芷、吴茱萸浸水漱口；或配伍细辛、生地黄等为末，搽牙龈患处。

3. **鼻渊，鼻鼽，鼻塞流涕**　本品辛香温通，有宣通鼻窍之功，可宣利肺气，升阳明清气，通鼻窍而止疼痛，改善鼻塞不通、浊涕不止、前额及眉框疼痛等症状，内服或外用均有一定效果。常配辛夷、薄荷、苍耳子等药同用，如苍耳散。

4. **湿浊带下**　本品辛温香燥，善化浊燥湿而止带，常用于湿浊下注之带下证。因其性温，对寒湿下注，带下清稀量多者尤宜，多与鹿角霜、白术、山药等药同用。若为湿热下注，带下黄赤者，可与车前子、黄柏等药同用。

5. **疮痈肿痛**　本品又有消肿排脓之功。对于疮痈初起，红肿疼痛，有散结消肿止痛之功，常与金银花、当归等药配伍，即仙方活命饮；对脓成难溃者，又可排脓除湿生肌，多与人参、黄芪、当归等药同用，如托里透脓散。

【用法用量】煎服，3~10g。

【使用注意】本品辛香温燥，阴虚血热者忌服。

【药用举隅】

1. 治疗牙痛。取细辛、白芷各 15g 烘干，冰片 1g，研细末过筛制成细辛白芷散，喷牙痛患侧鼻腔，效果显著 [中国民间疗法，1999(3):33]。

2. 治疗慢性鼻炎。用白芷香散（白芷、紫苏梗、薄荷、苍耳子、辛夷各 30g）煎水熏蒸，以鼻腔吸收热蒸汽取效 [中医外治杂志，2003,12(6):26]。

【现代研究】白芷与杭白芷的化学成分相似，主要含挥发油，尚含异欧前胡素、欧前胡素、白当归素、佛手柑内酯、珊瑚菜素、氧化前胡素、白芷毒素、花椒毒素、甾醇、硬脂酸等。其水煎剂对大肠埃希菌、痢疾杆菌、伤寒杆菌、铜绿假单胞菌、变形杆菌有一定抑制作用。白芷尚有解热、抗炎、镇痛、解痉、降压、抗癌、抗辐射作用。白芷含有的呋喃香豆素类化合物有光敏活性，以花椒毒素为最强，香柑内酯次之，异欧前胡素乙较弱，可用于治疗白癜风、银屑病。

【药性歌括】白芷辛温，阳明头痛，风热瘙痒，排脓通用。

知识链接

"养鼻养体"用白芷

白芷在古代本草中，多以白茝（音 chǎi）为正名。《本草纲目》引王安石《字说》谓："茝香可以养鼻，又可养体。"芷，原指香草之根，可见白芷因其根色白且芳香而得名。因其尚有祛风燥湿止痒，祛斑除臭等功效，临床常外用治多种皮肤病，如风湿瘙痒、湿疹、面部色斑、狐臭、白癜风等。在历代祛斑洁面的保健美容方中，白芷使用较为普遍。然需注意的是，白芷内服或干品外用而发生过敏反应者较为罕见，但接触鲜品则极易引起接触性皮炎，对此应加强劳动保护，在采收、加工时减少其对皮肤的损伤。鉴于本品临床常外用于皮肤，故用药后应注意观察，尤其是面部用药，更须如此。

其他发散风寒药药性功用见表1-2。

表1-2　其他发散风寒药药性功用简表

药名	药性	功效	主治	用法用量	使用注意
生姜	辛,微温 归肺、脾、胃经	解表散寒，温中止呕，化痰止咳，解鱼蟹毒	风寒感冒，胃寒呕吐，寒痰咳嗽，鱼蟹中毒	3～10g	热盛及阴虚内热者忌服
香薷	辛,微温 归肺、胃经	发汗解表，化湿和中，利水消肿	暑湿感冒(夏月麻黄),恶寒发热,头痛无汗,腹痛吐泻,水肿,小便不利	3～10g, 利水消肿须浓煎	表虚有汗及暑热证忌用
羌活	辛、苦,温 归膀胱、肾经	解表散寒，祛风除湿，止痛	风寒感冒，头痛项强，风湿痹痛，肩背酸痛	3～10g	阴血亏虚者慎用。用量过多，易致呕吐
细辛*	辛,温。有小毒 归心、肺、肾经	解表散寒，祛风止痛，宣通鼻窍，温肺化饮	风寒感冒，头痛牙痛，鼻塞流涕，鼻鼽鼻渊，风湿痹痛，痰饮喘咳	1～3g; 散剂每次服0.5～1g	气虚多汗、阴虚阳亢头痛、阴虚肺热咳嗽忌用。反藜芦
藁本	辛,温 归膀胱经	祛风散寒，除湿止痛	风寒感冒，颠顶疼痛，风湿痹痛	3～10g	阴血亏虚、肝阳上亢、热盛头痛者忌服

续表

药名	药性	功效	主治	用法用量	使用注意
苍耳子 *	辛、苦，温。**有毒** 归肺经	散风寒，通鼻窍，祛风湿	风寒头痛，鼻塞流涕，鼻鼽鼻渊，风疹瘙痒，湿痹拘挛	3～10g	血虚头痛者不宜服用，过量易致中毒
辛夷	辛，温 归肺、胃经	散风寒，通鼻窍	风寒头痛，鼻塞流涕，鼻鼽鼻渊	3～10g，包煎	阴虚火旺者忌服

注：表格中加"*"者表示此药有毒，用时当慎，下同。

第二节　发散风热药

薄荷
Bòhe

【来源】首载于《新修本草》，"主贼风，伤寒，发汗，恶气心腹胀满，霍乱，宿食不消，下气。"

为唇形科植物薄荷 *Mentha haplocalyx* Briq. 的干燥地上部分。主产于江苏、浙江。夏、秋二季茎叶茂盛或花开至三轮时，选晴天，分次采割，晒干或阴干。切段，生用。

【药性】辛，凉。归肺、肝经。

【功效】疏散风热，清利头目，利咽，透疹，疏肝行气。

【应用】

1. 风热感冒，风温初起　本品辛凉轻扬，辛味较浓，透散之力较强，最能宣散表邪，且有一定发汗作用，故对风热表证汗出不畅者尤为适宜。主要用于风热感冒或风温初起，邪在卫分，发热，微恶风寒，头痛等，多与金银花、连翘等药同用，如银翘散；或配桑叶、菊花等，如桑菊饮。

2. 头痛目赤，喉痹口疮　本品辛凉轻清，轻浮上升，芳香通窍，善于疏散上焦风热，清头目、利咽喉。《本草纲目》载："头痛，头风，眼目、咽喉、口齿诸病……为要药。"治风热上攻，头痛目赤，多与菊花、牛蒡子等药配伍，如薄荷汤；治风热壅盛，咽喉肿痛，口舌生疮，多与桔梗、生甘草、僵蚕等药同用，如六味汤。

3. 麻疹不透，风疹瘙痒 本品禀轻宣透散之性，有祛风透疹止痒之功，对风邪所致皮肤瘙痒，使用颇广。用治风热束表，麻疹不透，多配蝉蜕、牛蒡子等药，如竹叶柳蒡汤；治风疹瘙痒，可与荆芥、防风、僵蚕等配伍。

4. 肝郁气滞，胸胁胀闷 本品兼入肝经，又有疏肝行气之能。对肝郁气滞证，轻重均可。轻证可疏其郁滞，重者则多配柴胡、白芍、当归等疏肝理气调经之品，如逍遥散。

此外，本品能芳香辟秽，还可用治夏令感受暑湿秽浊引起的脘腹胀痛，呕吐泄泻，与广藿香、连翘等同用。

【**用法用量**】煎服，3 ~ 6g；宜后下。薄荷叶长于发汗解表，薄荷梗偏于疏肝行气。

【**使用注意**】本品芳香辛散，发汗耗气，故体虚多汗者不宜用。

【**类药鉴别**】薄荷、牛蒡子与蝉蜕 牛蒡子为菊科植物牛蒡的成熟果实，**蝉蜕**为蝉科昆虫黑蚱若虫羽化时脱落的皮壳。三者皆性寒凉，均能疏散风热、透疹、利咽，用于外感风热或温病初起；麻疹不畅，风疹瘙痒；风热上攻，喉痹咽痛等。不同之处在于：**薄荷**辛凉芳香，发汗之力较强，又能清利头目、疏肝行气，可用于风热头痛，目赤肿痛，肝郁气滞等。**牛蒡子**辛散苦泄，兼能宣肺祛痰，多用治外感风热或肺热咳嗽，咳痰不畅者；且兼有清热解毒散肿之功，亦可用于痈肿疮毒、丹毒、痄腮、喉痹等热毒之证；因其性偏滑利，兼滑肠通便，故上述病证兼大便秘结者尤为适宜。**蝉蜕**甘寒质轻，兼能开音疗哑，多用治风热郁肺之咽痒音哑；又能明目退翳，解痉，用于目赤翳障，急慢惊风，破伤风，小儿夜啼不安等。

【**药用举隅**】

1. 治疗小儿疱疹性咽峡炎发热。以薄荷、蝉蜕各 20g 煎汤保留灌肠，疗效优于对乙酰氨基酚 [中国全科医学，2005(23):1966]。

2. 治疗皮肤瘙痒。薄荷 15g、茵陈 20g，加水 200ml，大火烧开，文火煎 30 分钟，晾凉，去渣留液。皮肤瘙痒处湿敷 20 分钟，每日 3 次 [中国民间疗法，2017,25(9):29]。

【现代研究】主要含挥发油，新鲜叶含挥发油 0.8% ～ 1%，干茎叶含挥发油 1.3% ～ 2%；另含异端叶灵、薄荷糖苷及多种游离氨基酸等。其挥发油主要成分为薄荷醇、薄荷酮、乙酸薄荷酯、莰烯、柠檬烯、异薄荷酮、蒎烯、薄荷烯酮，还有树脂及少量鞣质、迷迭香酸。挥发油内服能兴奋中枢神经系统，使皮肤毛细血管扩张，促进汗腺分泌，增加散热，而起到发汗解热作用，并有良好的祛痰止咳作用。薄荷油外用，能刺激神经末梢的冷感受器而产生冷感，并反射性地造成深部组织血管的变化而起到消炎、抑菌、止痛、止痒、局部麻醉、解痉（抗乙酰胆碱）、利胆等作用。薄荷酮的刺激性强于薄荷醇。

【药性歌括】薄荷味辛，最清头目，祛风散热，骨蒸宜服。

桑叶
Sāngyè

【来源】首载于《神农本草经》，"主除寒热，出汗。"

为桑科植物桑 *Morus alba* L. 的干燥叶。中国大部分地区均产，以江南居多。初霜后采收，除去杂质，晒干。生用或蜜炙用。

【药性】甘、苦，寒。归肺、肝经。

【功效】疏散风热，清肺润燥，清肝明目。

【应用】

1. **风热感冒** 本品气轻味薄，轻清疏散，作用较为缓和，兼能止咳。主要用于风热感冒，或温病初起，邪犯肺卫之发热、微恶风寒、咽痒、咳嗽等症，配菊花、苦杏仁、桔梗等药同用，如桑菊饮。

2. **肺热燥咳** 本品甘寒凉润，苦寒清泄，既能润肺燥，又能清肺热，无论肺热或燥热伤肺，症见咳嗽痰少、色黄而黏稠，或干咳少痰、咽痒等皆可配伍使用。轻者可与苦杏仁、沙参、贝母等药配伍，如桑杏汤；重者可配生石膏、麦冬、阿胶等，如清燥救肺汤。

3. 头晕头痛，目赤昏花 本品苦寒入肝，既能疏散肝经之风热，又能清肝热、平肝阳而明目。主要用于肝阳上亢，头痛眩晕，多与菊花、石决明、白芍等药配伍；治风热上攻、肝火上炎所致目赤涩痛、多泪，多与菊花、蝉蜕、夏枯草等药同用；治肝阴不足，目暗昏花，可与黑芝麻同用，作蜜丸服，即桑麻丸。

此外，本品略能凉血止血，用于血热咳血、吐血之轻证，可单用或配凉血止血药同用。

【用法用量】煎服，5～10g；或入丸散。外用煎水洗眼。桑叶蜜制能增强润肺止咳作用，故肺燥咳嗽宜蜜制用。

【药用举隅】

1. 治盗汗。趁露采摘鲜桑叶置瓦上焙干，碾细粉，取 6g 早晨空腹大米汤送服，每日 1 次，连服 3 日 [中国现代药物应用，2007,1(5):3]。

2. 治急性结膜炎。桑叶 30g，野菊花 10g，金银花 10g，用凉水 500ml 浸泡 10 分钟，用文火煎沸 15 分钟，先用热气熏眼 10 分钟，滤过，取其药液，用消毒纱布一块蘸水反复洗患眼 5 分钟至药凉为止，每日 3 次 [陕西中医，1989,10(2):60]。

【现代研究】主要含芸香苷、槲皮素、异槲皮素、蜕皮甾酮、β- 谷甾醇、菜油甾醇、昆虫变态激素、多种酸类、酚类、维生素 B_1、维生素 B_2、维生素 C、微量挥发油、糖类、蛋白质、鞣质等。挥发油成分中有乙酸、丙酸、丁酸、间苯甲酚、丁香油酚等。体外试验发现鲜桑叶煎剂对金黄色葡萄球菌、乙型溶血性链球菌等多种致病菌有较强抑制作用，且高浓度煎剂有抑制钩端螺旋体的作用。桑叶对多种原因引起的动物高血糖症均有降糖作用。蜕皮激素还能促进人体蛋白质合成，排出体内胆固醇，降低血脂。

【药性歌括】桑叶性寒，善散风热，明目清肝，又兼凉血。

知识链接

桑叶为何要经霜

现代研究分析，从桑叶中芦丁及绿原酸含量来看桑叶的采收期，最佳采收期应为9月份。但自古以来桑叶的采集时间习惯在秋季霜降后采收，历来多认为桑叶以老而经霜者为佳，故入药用多为冬桑叶，亦称"霜桑叶"或"经霜桑叶"。现在也要求桑叶在10—11月经霜后采收，《中国药典》亦规定初霜后采收。桑叶的生产周期相对较长，每年4月开始发芽，5月份叶初长成，7、8月份叶片最为茂盛，10月下旬左右开始经初霜，经霜后1个月左右就开始落叶，且有效物质含量急剧下降，不宜入药。据此认为桑叶采收期应为10月下旬经初霜后，此时采集的桑叶中芦丁及绿原酸含量相对较高，只比9月份略有降低，同时也符合桑叶药用须经霜的传统要求 [中国现代中药，2006(5):8-9,15]。

[菊花]
Júhuā

【来源】首载于《神农本草经》，"主诸风头眩，肿痛，目欲脱，泪出，皮肤死肌，恶风湿痹，久服利血气。"

为菊科植物菊 *Chrysanthemum morifolium* Ramat. 的干燥头状花序。主产于浙江、安徽、河南、四川等省。药材根据产地和加工方法不同，分为"亳菊""滁菊""贡菊""杭菊""怀菊"，以亳菊和滁菊品质最优。因花的颜色差异，又有黄菊花和白菊花之分。9—11月花盛开时分批采收，阴干或焙干，或熏、蒸后晒干。生用。

【药性】甘、苦，微寒。归肺、肝经。

【功效】疏散风热，平肝明目，清热解毒。

【应用】

1. 风热感冒 本品体轻达表，气清上浮，微寒清热，能疏散肺经风热，但发表之力和缓。主要用于风热感冒，或温病初起，发热、头痛、咳嗽等，多与桑叶相须为用，如桑菊饮。

2. 肝阳上亢，头痛眩晕 本品性寒入肝，有清肝火、平肝阳之功。可用于肝阳上亢或肝火上攻，眩晕头痛，以及肝经热盛，热极动风者，常与羚羊角、钩藤等药配伍，如羚角钩藤汤。

3. 目赤肿痛，眼目昏花 本品苦能清泄，既能疏散肝经风热，又能清泻肝火，益阴明目。用治肝经风热，目赤肿痛，多与蝉蜕、木贼、白僵蚕等药配伍；治肝肾精血不足，眼目昏花，常与枸杞子、熟地黄、山茱萸等同用，如杞菊地黄丸。

4. 疮痈肿毒 本品味苦性微寒，又能清热解毒。用于疮痈肿毒，多与金银花、生甘草同用，如甘菊汤。因其清热解毒之力不及野菊花，故临床较野菊花少用。

【用法用量】煎服，5 ~ 10g。疏散风热多用黄菊花，平肝清肝明目多用白菊花。

【药用举隅】

1. 治高脂血症。菊花、丹参、山楂各 10g，每日 1 剂水煎代茶饮，1个月为 1 个疗程，连服 3 个月 [山东中医杂志，1993,12(1):57]。

2. 治疗急慢性咽炎。菊花 10g、金银花 8g、麦冬 12g、桔梗 8g、胖大海 6g、木蝴蝶 1g、生甘草 6g。上药掺匀，取适量加入白开水浸泡10 ~ 15 分钟，代茶饮，每日 1 剂，急性咽炎用 1 ~ 2 个疗程，慢性咽炎用 3 ~ 5 个疗程 [山东中医杂志，1995(6):277]。

【现代研究】主要含挥发油，油中为龙脑、樟脑、菊油环酮等；尚含菊苷、腺嘌呤、胆碱、黄酮、水苏碱、微量维生素 A、维生素 B_1、维生素 E 等。黄酮类包括木犀草素 -7- 葡萄糖苷、大波斯菊苷、刺槐苷等。菊花有抗病原体和抗炎作用，其水浸剂或煎剂对金黄色葡萄球菌、多种致病性杆菌及皮肤真菌均有一定抗菌作用，对流感病毒PR3和钩端螺旋体也有抑制作用。菊花水煎醇沉制剂对离体兔心脏有显著扩张冠状动脉，增加冠脉血流量，提高心肌耗氧量的作用，并能降低血压，抑制局部毛细血管通透性，并有缩短凝血时间、解热、抗炎、镇静作用。

【药性歌括】菊花味甘，除热祛风，头晕目赤，收泪殊功。

[柴胡 Cháihú]

【来源】首载于《神农本草经》，"主心腹，去肠胃中结气，饮食积聚，寒热邪气，推陈致新。"

为伞形科植物柴胡 *Bupleurum chinensis* DC. 或狭叶柴胡 *B. scorzonerifolium* Willd. 的干燥根。按性状不同，分别习称"北柴胡"及"南柴胡"。北柴胡主产于河北、河南、辽宁等省；南柴胡主产于湖北、四川、安徽等省。春、秋二季采挖，除去茎叶及泥沙，干燥，切段。生用或醋炙用。

【药性】辛、苦，微寒。归肝、胆、肺经。

【功效】疏散退热，疏肝解郁，升举阳气。

【应用】

1. 感冒发热，寒热往来 本品辛散苦泄，微寒退热，入肺、胆经，功善解表退热，疏散少阳半表半里之邪。对感冒发热，无论风寒、风热皆可使用。治伤寒邪在少阳，寒热往来、胸胁苦满，柴胡用之最为适宜，为治少阳证之要药。多与黄芩同用和解少阳，如小柴胡汤。

2. 肝郁气滞，月经不调 本品辛行苦泄，入肝经，善于条达肝气，疏肝解郁。用于肝郁气滞，胸胁胀痛，月经失调，痛经等，多与香附、白芍同用，如柴胡疏肝散；用治肝郁血虚，脾失健运，月经不调，乳房胀痛，神疲食少者，常与当归、白术等药配伍，如逍遥散。

3. 气虚下陷，脏器脱垂 本品能升举脾胃清阳之气而举陷。用于气虚下陷，久泻脱肛、子宫下垂、肾下垂等脏器脱垂证，多与黄芪、升麻等药同用，如补中益气汤。

此外，还具退热截疟作用，又可用治疟疾寒热。

【用法用量】煎服，3～10g。和解退热宜生用；疏肝解郁宜醋炙；升举阳气可生用或酒炙。

【使用注意】柴胡其性升散，古人有"柴胡劫肝阴"之说，故肝阳上亢，肝风内动，阴虚火旺及气机上逆者忌用或慎用。

【类药鉴别】**柴胡与升麻**　升麻为毛茛科植物大三叶升麻、兴安升麻或升麻的根茎。二者皆为辛苦微寒之品，都能解表退热，升阳举陷，用治表证发热及中气下陷证。然**柴胡**主升肝胆之气，长于疏散少阳半表半里之邪，常用治伤寒邪在少阳及疟疾，寒热往来等，为治少阳证之要药；又能疏肝解郁，用于肝郁气滞，胸胁胀痛、月经不调等。而**升麻**主升脾胃清阳之气，其升提之力较强，且善清热解毒，用治牙痛、口疮、咽痛、丹毒、痄腮等多种热毒证。

【药用举隅】

1. 治疗女性功能性水肿。柴胡 20g、黄芪 40g，水煎服，每日 1 剂 [辽宁中医杂志，1991(12):22]。

2. 治疗急性乳腺炎。以柴胡 9g 煎汤后，吞服全蝎 3g（研细末），每日 1 次，病程短者只服 1 次可愈 [时珍国药研究，1993,4(1):40]。

【现代研究】主要含柴胡皂苷和柴胡皂苷元；另含 α- 菠菜甾醇、7- 豆甾烯醇、22- 豆甾烯醇、豆甾醇、柴胡醇，以及挥发油、芸香苷、多糖、生物碱等。柴胡具有较明显的解热、镇静、镇痛、镇咳、抗炎、抗病原体、降压、减慢心率等作用。柴胡多糖能增强小鼠体液和细胞免疫功能，并使其免疫抑制状态得到一定程度的恢复；又有抗脂肪肝、抗肝损伤、利胆、降低转氨酶、兴奋肠平滑肌、抑制胃酸分泌、抗溃疡、抑制胰蛋白酶、抗感冒病毒、增加蛋白质生物合成、抗肿瘤、抗辐射等作用。

【药性歌括】柴胡味苦，能泻肝火，寒热往来，疟疾均可。

知识链接

柴胡退热功效良

柴胡在各种表现有发热的疾病中应用广泛，其退热功能早已被历代医家认可。现代临床用柴胡制成的单味或复方注射液，用于外感及其他多种原因发热，均有较好的退热作用，退热效果稳定、持久、温和。《中国药典》（2020年版）中的柴胡制剂包括柴胡口服液、柴胡滴丸、小柴胡颗粒、小柴胡片、小柴胡泡腾片、小柴胡胶囊、正柴胡饮颗粒、柴胡舒肝丸8种。除柴胡舒肝丸外，其余7种均可用于退热。关于柴胡退热功能，唐以前已经认识到其和解退热、泻痰结实热、退虚热之功，唐以后进行了补充与完善，认为柴胡不仅有"和解退热"之功，亦有"解表散热"之能，扩大了柴胡退热的应用范围，使其广泛应用于临床。总结前人经验，可将柴胡退热功能概括为解表散热、和解退热、清泻实热（包括痰、湿、肝胆、肺、三焦实热）、退虚热 [中医研究，2010,23(4):12-13]。

葛根
Gégēn

【来源】首载于《神农本草经》，"主消渴，身大热，呕吐，诸痹，起阴气，解诸毒。"

为豆科植物野葛 *Pueraria lobata*（Willd.）Ohwi 的干燥根，习称野葛。主产于河南、湖南、浙江、四川。秋、冬二季采挖，多除去外皮，趁鲜切成厚片或小块，干燥。生用，或煨用。

【药性】甘、辛，凉。归脾、胃、肺经。

【功效】解肌退热，生津止渴，透疹，升阳止泻，通经活络，解酒毒。

【应用】

1. 发热头痛，项背强痛 本品甘辛性凉，轻扬升散，入肺经，有解肌退热之功。对外感表证，发热头痛，无论风寒、风热皆可选用。又善于缓解外邪郁阻，经气不利、筋脉失养所致的项背强痛，表实、表虚均可，为治项背强痛之要药。表实无汗者，与麻黄、桂枝等药配伍，如葛根汤；表虚有汗者，与桂枝、白芍等药同用，如桂枝加葛根汤。

2. 热病口渴，消渴 本品入脾、胃经，甘凉兼清肺胃之热，又能升发脾胃清阳之气，有生津止渴之功。用于热病伤津口渴，多与芦根、天花粉等药同用；治内热消渴，口渴多饮，常与天花粉、麦冬等药配伍，如玉泉丸。

3. 麻疹不透 本品辛散性凉，有发散表邪，透发麻疹之功。用于麻疹初起，疹发不畅，多与升麻、芍药等配伍，如升麻葛根汤。

4. 热泻热痢，脾虚泄泻 本品味辛升发，能鼓舞脾胃清阳之气上升，而奏止泻止痢之效。用于外感表证未解，邪热入里，身热下利，或湿热泻痢，多与黄芩、黄连同用，如葛根芩连汤；治脾虚泄泻，常与人参、白术等药配伍，如七味白术散。

5. 眩晕头痛，中风偏瘫，胸痹心痛 本品味辛能行，尚有通经活络之功。近代常用于治疗高血压、眩晕头痛、中风偏瘫、颈项疼痛、胸痹心痛、神经性头痛、早期突发性耳聋等，有通络止痛，增加脑及冠脉血流量的作用，如愈风宁心片。

6. 酒毒伤中 本品尚有解酒毒之功。可用治饮酒过多，伤及脾胃，恶心呕吐者，以葛根粉末与葛花、砂仁等同用，如葛花丸。

【用法用量】煎服，10～15g。退热、透疹、生津宜生用，升阳止泻宜煨用。

【药用举隅】

1. 治高血压。葛根槐芫汤（葛根 30g，槐米 15g，芫蔚子 15g，煎汤

500ml），早晚各服 250ml 或泡水当茶饮，1 个月为 1 个疗程 [湖北中医杂志，1985(1):27]。

2. 治颈项强痛。葛根 40g，厚朴 15g 煎汤，每日分 2 次服，连服 3 天至 2 周 [山东中医杂志，1990,9(6):48]。

【现代研究】主要含异黄酮成分葛根素、葛根素木糖苷、大豆黄酮、大豆黄酮苷及 β- 谷甾醇、花生酸，以及多量淀粉。其煎剂和醇浸剂有解热作用。其总黄酮能扩张冠脉血管和脑血管，增加冠脉血流量和脑血流量，降低心肌耗氧量，增加氧供应。由于葛根能直接扩张血管，使外周阻力下降，而有明显降压作用，能较好地缓解高血压患者的"项紧"症状。葛根素能改善微循环，增加局部微血流量，抑制血小板凝集。黄酮苷元对肠管有解痉作用。此外，葛根还有降血糖及雌激素样作用。

【药性歌括】葛根味甘，祛风发散，温疟往来，止渴解酒。
其他发散风热药药性功用见表 1-3。

表 1-3　其他发散风热药药性功用简表

药名	药性	功效	主治	用法用量	使用注意
牛蒡子	辛、苦,寒 归肺、胃经	疏散风热, 宣肺祛痰, 利咽透疹, 解毒消肿	风热感冒,温病初起, 咳嗽痰多,麻疹不透, 风疹瘙痒,咽喉肿痛, 疹腮丹毒,痈肿疮毒	6 ~ 12g	性寒滑肠, 脾虚便溏者 慎用
蝉蜕	甘,寒 归肺、肝经	疏散风热, 利咽透疹, 明目退翳, 息风止痉	风热感冒,温病初起, 咽痛音哑,麻疹不透, 风疹瘙痒,目赤翳障, 惊风抽搐,破伤风	3 ~ 6g	孕妇慎用
蔓荆子	辛、苦,微寒 归膀胱、肝、 胃经	疏散风热, 清利头目	风热感冒,头晕头痛, 牙龈肿痛,目赤多泪, 目暗不明,耳聋耳鸣	5 ~ 10g	—
升麻	辛、微甘、微寒 归肺、脾、胃、 大肠经	发表透疹, 清热解毒, 升举阳气	风热感冒,发热头痛, 麻疹不透,齿痛口疮, 咽喉肿痛,阳毒发斑, 气虚下陷,子宫脱垂, 久泻脱肛,崩漏下血	3 ~ 10g	麻疹已透, 阴虚火旺及 阴虚阳亢者 均忌用

续表

药名	药性	功效	主治	用法用量	使用注意
淡豆豉	苦、辛,凉 归肺、胃经	解表,除烦, 宣发郁热	感冒,寒热头痛,热病 烦躁胸闷,虚烦不眠	6～12g	－

第二章　清热药

【含义】凡以清解里热为主要功效，常用于治疗里热证的药物，称为清热药。

【性能特点】本类药物皆为寒凉之品，寒能清热，沉降入里。善清除里热，符合《黄帝内经》"热者寒之"及《神农本草经》"疗热以寒药"之意。然其功效特点各有所长，或偏于清热泻火，或长于清热燥湿，或能凉血，或善解毒，或清虚热。

【主治病证】清热药主要用于温热病气分实热之高热烦渴及脏腑实热证、湿热诸证、营血分实热之温毒发斑、热毒痈疮及阴虚发热等里热证。由于致病因素、病证发展阶段及脏腑、部位之殊，故里热证有热在气分、血分之分，有湿热、热毒之异，有实热、虚热之别，需要选择不同的清热药治疗。

【药物分类】根据清热药的药性及功效主治的不同，一般将其分为清热泻火药、清热燥湿药、清热解毒药、清热凉血药、清虚热药五类（表2-1）。

表 2-1　清热药分类表

分类	药性	主要功效	主治病证
清热泻火药	多苦或甘，寒	清热泻火	温热病气分实热证及脏腑火热证
清热燥湿药	多苦，寒	清热燥湿	湿热证，或实热证及热毒证
清热解毒药	多苦，寒	清热解毒	热毒痈疮、温热病、咽痛、痢疾等
清热凉血药	多苦或咸，寒	清营血分热	营分、血分等实热证
清虚热药	多苦或甘，寒	清虚热、退骨蒸	肝肾阴虚，或温热病后期，邪热伤阴

【使用注意】本类药物性多寒凉，易伤脾胃，故脾胃气虚，食少便溏者慎用；苦燥药易伤阴，阴虚者慎用或酌情配伍养阴生津药；阴盛格阳或真寒假热证忌用。注意中病即止，避免克伐太过以伤正气。

第一节　清热泻火药

石膏
Shígāo

【来源】首载于《神农本草经》，"主中风寒热，心下逆气，惊喘，口干舌焦，不能息，腹中坚痛，除邪鬼，产乳，金创。"

为硫酸盐类矿物石膏族石膏，主要含含水硫酸钙（CaSO₄·2H₂O）。主产于湖北、安徽、山东等地。采挖后，除去杂石及泥沙。打碎生用或煅用。

【药性】甘、辛，大寒。煅石膏甘、辛、涩，寒。归肺、胃经。

【功效】清热泻火，除烦止渴。煅石膏：收湿，生肌，敛疮，止血。

【应用】

1. 外感热病，高热烦渴　本品辛甘大寒，长于辛透热邪，有良好的退壮热作用。既能外解肌肤之热，又可内清肺胃之火而除烦止渴，为清泻肺胃二经气分实热之要药，历代作为清泻气分热邪之首选药。治外感热病，邪在气分，高热、烦渴、汗出、脉洪大等，常与知母相须为用，如白虎汤。

2. 肺热喘咳　本品入肺经，长于清泻肺热。治邪热袭肺，肺气上逆之高热、喘咳、气急鼻煽，每与麻黄、苦杏仁配伍，如麻杏石甘汤。

3. 胃火牙痛，内热消渴　本品入胃经，又善清泻胃火。治胃火亢盛，循经上攻之牙龈肿痛、头痛口疮，常与升麻、黄连等配伍，如清胃散；治胃热阴虚，牙痛烦渴，常与知母、牛膝等同用，如玉女煎。

4. 疮疡不敛，湿疹瘙痒，水火烫伤，外伤出血　本品煅后外用，能收湿，敛疮，生肌，止血。治疮疡溃后不敛，常与升药配伍，如九一丹；治湿疹瘙痒，常与黄柏、枯矾等药同用；治水火烫伤，常与青黛同用。治外伤出血，可单用研末外敷。

【用法用量】 煎服，15～60g，打碎先煎。煅石膏外用适量，研末撒敷患处。

【使用注意】 脾胃虚寒及阴虚内热者忌用。

【药用举隅】

1. 治疗牙痛。生石膏45g，细辛4.5g，水煎2次，药液混匀，一半漱口，一半分2次服下，1日1剂[黑龙江中医药，1998(5):3-5]。

2. 治疗小儿肺炎。生石膏10～15g，吴茱萸、生大黄各3～6g，共研细末，用陈醋适量调和成饼状，以纱布固定于两足心涌泉穴，每24小时更换1次[菏泽医学专科学校学报，2002,14(1):48]。

【现代研究】 主要成分为含水硫酸钙，还含微量铁及镁。此外，常有黏土、砂粒、有机物、硫化物等杂质混入。石膏有解热、镇静、增强吞噬能力、缩短凝血时间、降血糖等作用。煅石膏粉为无水硫酸钙（$CaSO_4$），尚有生肌作用。

【药性歌括】 石膏大寒，能泻胃火，发渴头疼，解肌立妥。

知识链接

石膏用量须探究

《中国药典》（2020年版）记载石膏的用量为15～60g。但在临床实际运用中，大剂量或超剂量使用者不乏其人。如近代医家张锡纯"临证四十余年，重用生石膏治愈之证当以数千计。有一证用数斤者，有一证而用至十余斤者，其人病愈之后，饮食有加，毫无寒胃之弊"（《医学衷中参西录》），故有人称其为"石膏先生"。临床报道，以石膏50～150g为主治疗急性痛风性关节炎等均取得较好疗效，无明显副作用。然而，实验研究与临床实际之间存在着较大差距。研究认为，石膏的主要成分硫酸钙在水中的煎出量很低。每剂药中用量 10～20g 时即达最大煎出量，增加剂量后煎出量不再增加，建议石膏的剂量以不超过 20g 为宜 [中国中药杂志，1991,16(2):91]，值得进一步探讨与研究。

知母
Zhīmǔ

【来源】首载于《神农本草经》，"主消渴，热中，除邪气，肢体浮肿，下水，补不足，益气。"

为百合科植物知母 *Anemarrhena asphodeloides* Bge. 的干燥根茎。主产于河北、山西、陕西等地。春、秋二季采挖，除去须根及泥沙，晒干，习称"毛知母"；或新鲜时除去外皮，晒干，习称"知母肉"。切厚片，生用或盐水炙用。

【药性】苦、甘，寒。归肺、胃、肾经。

【功效】清热泻火，滋阴润燥。

【应用】

1. **外感热病，高热烦渴**　本品苦寒清热泻火，甘寒滋润生津，善清肺胃气分实热。泻火之中长于清润，故火热内盛而津伤者尤为适宜。治外感热病，高热烦渴，常与石膏相须为用，以泻火除烦，生津止渴，如白虎汤。

2. **肺热咳嗽，阴虚燥咳**　本品入肺经，能清肺热，滋肺阴而润燥止咳。可广泛用于多种咳嗽，不论肺热、肺燥或阴虚所致，均可使用。治肺热咳嗽，咳痰黄稠，常与贝母、黄芩等配伍，如二母宁嗽丸；治肺热伤阴，燥咳无痰，常与天冬、麦冬、川贝配伍，如二冬二母汤。

3. 津伤口渴 本品入胃经，能泻胃火，滋胃阴而生津止渴。对津伤口渴之证，不论胃火炽盛，还是阴虚燥热所致，皆可选用。治胃热阴虚之烦渴、牙痛，宜与石膏、熟地黄、麦冬配伍，如玉女煎。

4. 骨蒸潮热 本品入肾经，善滋肾阴，泄相火而退热除蒸。治肾阴不足，阴虚火旺，骨蒸潮热、遗精盗汗者，常与黄柏、熟地黄等药配伍，以滋阴降火，如知柏地黄丸。

5. 阴虚消渴 消渴由虚热灼伤津液而致，本品甘寒养阴，入肺、胃、肾经，可滋肾水而益肺胃。用治脏腑燥热，阴虚火旺之消渴，常与天花粉、葛根等同用，如玉液汤。

6. 肠燥便秘 本品甘寒滋阴，又能润肠燥而通便。治阴虚肠燥便秘，常与生地黄、玄参、麦冬等药配伍。

【用法用量】煎服，6～12g。清热泻火宜生用；滋阴润燥宜盐水炙用。

【使用注意】本品性寒质润，有滑肠之弊，脾虚便溏者不宜用。

【药用举隅】

1. 治疗前列腺肥大。知柏坤草汤（知母、黄柏、牛膝各20g，丹参30～50g，大黄10～15g，益母草50g），水煎服［中西医结合杂志，1988(3):155］。

2. 治疗糖尿病。用知母配伍黄柏、生地黄，煎汤内服，三者均能降低血糖，在糖尿病阴虚火旺证、更年期糖尿病及类固醇性糖尿病中配伍使用，可明显减轻阴虚火旺症状，协同降糖［吉林中医药，2019,39(12):1573-1575］。

【现代研究】主要含皂苷、黄酮、多糖、生物碱、有机酸等。根茎含总皂苷约6%，从中检测出6种皂苷，分别为知母皂苷A-Ⅰ、A-Ⅱ、A-Ⅲ、A-Ⅳ、B-Ⅰ和B-Ⅱ。有抗病原微生物、解热、抗菌、抗炎、降血糖作用，还有降低血压、抑制血小板聚集、抗肿瘤、利胆等作用。知母对豚鼠实验性结核有治疗效果。家兔静脉注射知母浸膏，小剂量（0.5ml浸膏中性原液）对呼吸及血压均无影响；中剂量（1～3ml）能抑制呼吸，血压亦轻微下降；大剂量（7ml）则呼吸停止、血压下降，导致死亡。

【药性歌括】知母味苦，热渴能除，骨蒸有汗，痰咳能舒。

芦根
Lúgēn

【来源】首载于《名医别录》，"主消渴，客热，止小便利。"

为禾本科植物芦苇 *Phragmites communis* Trin. 的新鲜或干燥根茎。全国大部分地区均产。全年均可采挖，除去芽、须根及膜状叶，洗净，切段。鲜用，或晒干生用。

【药性】甘，寒。归肺、胃经。

【功效】清热泻火，生津止渴，除烦，止呕，利尿。

【应用】

1. **热病烦渴**　本品性味甘寒，作用和缓，既能清泻气分实热，又能生津除烦止渴。治热病伤津，烦热口渴及内热消渴，常与麦冬、天花粉、石膏等药配伍；或以其鲜汁配伍梨汁、藕汁、麦冬汁等，以清热生津止渴，如五汁饮。

2. **肺热咳嗽，肺痈吐脓**　本品入肺经，善清肺热止咳，兼祛痰排脓之功。治肺热咳嗽，痰稠色黄，常与黄芩、浙贝母、瓜蒌等清肺化痰药配伍；治肺痈，咳吐脓血腥臭痰，常与薏苡仁、桃仁等药配伍，如苇茎汤。

3. **胃热呕哕**　本品入胃经，能清胃热止呕，且无滋腻碍胃之弊。治胃热气逆，干哕呕吐，可单用煎浓汁频饮；或与竹茹、姜汁等止呕药配伍，如芦根饮子。

4. **热淋涩痛**　本品略有清热利尿通淋作用，张锡纯谓"以其体中空且生水中，自能行水也"。治热淋涩痛、小便短赤，多与白茅根、车前子等药同用。

【用法用量】煎服，15～30g；鲜品用量加倍，或捣汁用。

【使用注意】脾胃虚寒者慎用。

【药用举隅】

1. 治疗口臭。芦根干品 30g（鲜品 60g），加 1 000ml 清水煎至 500ml，加冰糖适量，每天 1 次，最好空腹刷牙后服用 [中国民间疗法，2011,19(2):24]。

2. 治疗急性扁桃体炎。芦根 15g、生大黄 10g（16 岁以下患者生大黄 8g，症状较重者生大黄可用至 13g），水煎服，大黄不宜久煎，待芦根煮沸后再下，加水约 150ml，煎煮时间不超过 5 分钟，待药汁不烫时顿服，间隔 3 小时左右，煮服第二汁，再隔 3 小时煮服第三汁，疗效显著 [中国航天医药杂志，2002(2):32]。

【现代研究】主要含咖啡酸、龙胆酸等酚酸类成分，维生素 B_1、B_2、C 等，还含薏苡素、天冬酰胺（0.1%）、蛋白质（5%）、脂肪（1%）、糖类（51%）、苜蓿素等。有解热、镇静、镇痛、保肝等作用。芦根对骨骼肌有抑制作用，还有轻度抗氧化、雌激素样和抗癌作用。

【药性歌括】芦根甘寒，清热生津，烦渴呕吐，肺痈尿频。

知识链接

芦根、苇茎要分清

芦根与苇茎出自同一种植物，芦根为芦苇的根茎，苇茎为芦苇的嫩茎，二者功效相近，均具有清热泻火、生津止渴、除烦止呕、利尿通淋之功。芦根长于生津止渴；苇茎长于清透肺热，各有侧重。但目前药市中多无苇茎供应，可以芦根代之。

栀子
Zhīzi

【来源】首载于《神农本草经》，"主五内邪气，胃中热气，面赤，酒疱皶鼻，白癞，赤癞，疮疡。"

为茜草科植物栀子 *Gardenia jasminoides* Ellis 的干燥成熟果实。产于江西、湖南、湖北、浙江等地。9—11 月果实成熟呈红黄色时采收，除去果梗和杂质，蒸至上气或置沸水中略烫，取出，干燥。生用、炒用或炒焦。

【药性】苦，寒。归心、肺、三焦经。

【功效】泻火除烦，清热利湿，凉血解毒；外用消肿止痛。焦栀子：凉血止血。

【应用】

1. 热病心烦　本品苦寒清降，入心、肺、三焦经，能清泻三焦火邪，尤善清解心经火热而除烦，为治热病烦闷、躁扰不宁之要药。治外感热病，发热烦闷，每与淡豆豉同用，如栀子豉汤；治热病火毒炽盛，高热烦躁神昏，常与黄芩、黄连等配伍，如黄连解毒汤。

2. 湿热黄疸，淋证涩痛　本品苦能燥湿，寒能清热，善清下焦湿热，既能清肝胆湿热而退黄疸，又能清下焦湿热而利小便，导三焦湿热之邪从小便而出，又为黄疸、热淋所常用。治湿热郁蒸肝胆之黄疸、小便短赤，常配茵陈、大黄等药，如茵陈蒿汤；治湿热下注之热淋涩痛或血淋，常与木通、车前子等药同用，如八正散。

3. 血热出血　本品炒焦可入血分，有清解血分之热而凉血止血之功。治血热妄行之吐血、衄血、尿血等，可与白茅根、生地黄、侧柏叶等药配伍，如十灰散。

4. 火毒疮疡，目赤肿痛　本品苦寒，有清热泻火解毒之功，可用于多种热毒病证。治三焦热盛之火毒疮疡、目赤肿痛，常与金银花、黄连等药配伍，如栀子金花丸。

5. 扭挫伤痛　本品外用消肿止痛，治跌打损伤之扭挫肿痛，用生栀子粉以黄酒调糊，外敷患处。

【用法用量】煎服，6～10g。外用生品适量，研末调敷。生用多走气分而清热泻火，炒用可缓其苦寒而清热除烦，炒焦多入血分而凉血止血。

【使用注意】本品苦寒伤胃，阴血亏虚，脾虚便溏者不宜用。

【药用举隅】

1. 治疗软组织损伤。以冰栀散（栀子、冰片）与面粉、蛋清调成糊状外敷，平均治疗天数 2～8 天 [中国中医急症，2003,12(5):475]。

2. 治疗小儿腹泻。生栀子捣如泥，加少许食盐混匀，外敷劳宫穴，外用纱布包扎固定，12 小时换药 1 次 [中国社区医师，2002(5):31]。

【现代研究】主要含环烯醚萜类成分栀子苷（京尼平苷）、羟异栀子苷等，黄酮类成分栀子素等，类胡萝卜素成分西红花素、西红花酸等，有机酸类成分栀子花甲酸、栀子花乙酸、绿原酸等；还含挥发油、多糖、胆碱及多种微量元素等。有抗病毒、抗内毒素、解热、镇静、降压、抗炎、利胆、保肝等作用。大剂量栀子及其有效成分对肝脏有一定毒性作用。栀子醇提取液对家兔及大鼠离体肠管平滑肌在低浓度时有兴奋作用，高浓度时有抑制作用。

【药性歌括】栀子性寒，解郁除烦，吐衄胃痛，火降小便。

知识链接

栀子因形而得名

栀子命名与其形态有关。其始载《神农本草经》，原名卮子。《本草纲目》释名曰："卮，酒器也。卮子象之，故名。俗作栀。"栀子花开时花瓣旋转排列，花冠下部连成筒状，形似高脚酒杯，故有此名。栀子叶四季常绿，花芳香素雅，亦可食用，凉拌、清炒、做汤均可。

夏枯草
Xiàkūcǎo

【来源】首载于《神农本草经》，"主寒热，瘰疬，鼠瘘，头疮，破癥，散瘿结气，脚肿湿痹。"

为唇形科植物夏枯草 Prunella vulgaris L. 的干燥果穗。产于江苏、浙江、安徽等地。夏季果穗呈棕红色时采收，除去杂质，晒干。生用。

【药性】辛、苦，寒。归肝、胆经。

【功效】清肝泻火，明目，散结消肿。

【应用】

1. 目赤肿痛，头痛眩晕 本品苦寒降泄，主入肝经，长于清肝火而明目，兼能平肝阳而降压。治肝火上炎，目赤肿痛，常与菊花、决明子等药配伍；治肝虚阴血不足，目珠疼痛，至夜尤甚者，可与当归、枸杞子、生地黄等药同用；治肝火上炎或肝阳上亢之头痛眩晕，可配石决明、钩藤等平肝潜阳药。

2. 瘰疬，瘿瘤，乳痈，乳癖 本品味辛散结，苦寒泻热，尤善清肝火，散郁结而消肿。治肝郁化火，痰火凝聚之瘰疬，常与贝母、香附等药配伍，如夏枯草汤；治瘿瘤，则常与昆布、玄参等药同用，如夏枯草膏；治肝郁不舒，痰火蕴结之乳痈、乳癖、乳房胀痛等，须配蒲公英、浙贝母等清热消肿散结药。

【用法用量】煎服，9～15g。或熬膏服。

【使用注意】脾胃虚弱者慎用。

【药用举隅】

1. 治瘰疬。用夏枯草50g水煎服，或泡茶频服，病程长伴破溃不愈反复发作者，可加白头翁10g，陈皮10g，水煎服 [实用中医内科杂志，1993,7(4):15]。

2. 治失眠。以半夏12g、夏枯草15g为基本方，水煎服，日1剂，连服10剂 [黑龙江中医药，1993,71(2):28]。

【现代研究】主要含三萜皂苷，其苷元是齐墩果酸，尚含游离的齐墩果酸、熊果酸、芸香苷、金丝桃苷、顺 - 咖啡酸、反 - 咖啡酸、维生素 B_1、维生素 C、维生素 K、胡萝卜素、树脂、苦味质、鞣质、挥发油、生物碱、水溶性盐类等。有抗病原微生物、降压、降血糖、抗心肌梗死、抗凝血、抗肿瘤等作用。夏枯草煎剂可使家兔离体子宫出现强直收缩。高浓度夏枯草煎剂能增强离体兔肠蠕动。

【药性歌括】夏枯草苦，瘰疬瘿瘤，破癥散结，湿痹能疗。

其他清热泻火药药性功用见表 2-2。

表 2-2　其他清热泻火药药性功用简表

药名	药性	功效	主治	用法用量	使用注意
天花粉	甘、微苦、微寒 归肺、胃经	清热泻火，生津止渴，消肿排脓	热病烦渴，肺热燥咳，内热消渴，疮疡肿毒	10～15g	孕妇慎用；不宜与川乌、制川乌、草乌、制草乌、附子同用
淡竹叶	甘、淡、寒 归心、胃、小肠经	清热泻火，除烦止渴，利尿通淋	热病烦渴，口舌生疮，小便短赤涩痛	6～10g	阴虚火旺、骨蒸潮热者不宜使用
决明子	甘、苦、咸、微寒 归肝、大肠经	清热明目，润肠通便	目赤涩痛，畏光多泪，目暗不明，头痛眩晕，肠燥便秘	9～15g，润肠通便，不宜久煎	气虚便溏者不宜使用

第二节　清热燥湿药

[黄芩
Huángqín]

【来源】首载于《神农本草经》，"主诸热黄疸，肠澼泄痢，逐水，下血闭，恶疮，疽蚀，火疡。"

为唇形科植物黄芩 *Scutellaria baicalensis* Georgi 的干燥根。产于河北、山西、内蒙古等地。春、秋两季采挖，除去须根及泥沙，晒后撞去粗皮，晒干。蒸透或开水润透切片，干燥。生用、炒用或酒炙用。

【药性】苦，寒。归肺、胆、脾、大肠、小肠经。

【功效】清热燥湿，泻火解毒，止血，安胎。

【应用】

1. 湿热诸证　本品味苦燥湿，性寒清热，凡湿热诸证均用为要药，尤善清中上焦湿热。治湿温、暑湿之胸闷脘痞、身热不扬，常与滑石、豆蔻等药配伍，如黄芩滑石汤；治湿热中阻，痞满呕吐，多与黄连、半夏等药配伍，如半夏泻心汤；治湿热泻痢，常与黄连、葛根等配伍，如葛根黄芩黄连汤；治湿热黄疸，每与茵陈、栀子等利湿退黄药同用。

2. 肺热咳嗽，高热烦渴　本品苦寒，主入肺经，善清肺火及上焦实热，为治肺热咳嗽之要药，气分实热证亦每多用之。治肺热壅遏所致咳嗽痰稠，可单味应用，如清金丸；或与瓜蒌仁、枳实、胆南星配伍，如清气化痰丸。

3. 痈肿疮毒，咽喉肿痛　本品具泻火解毒之功，可消肿止痛。治热毒壅滞之痈肿疮毒，常与黄连、栀子配伍，如黄连解毒汤；治火毒炽盛，咽喉肿痛，多与金银花、连翘、板蓝根等药同用。

4. 血热出血　本品炒炭入血，有清泻火热、凉血止血之效。治热盛迫血妄行之吐血、衄血、便血、崩漏等症，常与生地黄、侧柏叶等药配伍。

5. 胎动不安　本品有清热安胎之功，治胎热或血虚有热之胎动不安，宜与白术、当归配伍，如当归散。

【用法用量】煎服，3～10g。清热多生用，安胎多炒用，清上焦热可酒炙，止血可炒炭。

【使用注意】本品苦寒败胃，脾胃虚寒者不宜使用。

【药用举隅】

1. 治疗火热鼻衄。黄芩、白茅根各 20～60g，加水泡 10～20 分钟，再煎，沸后 15 分钟左右，过滤后放入蜂蜜约 30g，待蜜化稍温顿服，每日 1 剂，2 次分服，3 剂为 1 个疗程 [现代中医药，2002(4):11-12]。

2. 治疗溃疡性结肠炎。黄芩 20g，白芍 15g，甘草 15g，大枣 30g，水煎浓缩制成口服液，安全有效 [中国中医急症，2010,19(9):1510-1529]。

【现代研究】主要含黄芩苷元、黄芩苷、黄芩素、汉黄芩苷、汉黄芩素、黄芩新素、去甲汉黄芩素，还含苯甲酸、β- 谷甾醇等。有抗病原微生物、抗内毒素、解热、镇静、抗炎、解毒、抗变态反应、抗过敏、抗肿瘤及保肝、利胆、降压、利尿、抗氧化、解痉等作用，尚有较强的抑制血小板聚集、防治白内障及降血糖等作用。

【药性歌括】黄芩苦寒，枯泻肺火，子清大肠，湿热皆可。

黄连
Huánglián

【来源】首载于《神农本草经》，"主热气，目痛眦伤泣出，明目，肠澼腹痛下痢，妇人阴中肿痛，久服令人不忘。"

为毛茛科植物黄连 *Coptis chinensis* Franch.、三角叶黄连 *Coptis deltoidea* C. Y. Cheng et Hsiao 或云连 *Coptis teeta* Wall. 的干燥根茎。以上三种分别习称"味连""雅连""云连"。多系栽培，主产于重庆，湖北、四川、云南等地也有出产。秋季采挖，除去须根及泥沙，干燥，撞去残留须根。生用或清炒、姜汁炙、酒炙、吴茱萸水炙用。

【药性】苦，寒。归心、脾、胃、肝、胆、大肠经。

【功效】清热燥湿，泻火解毒。

【应用】

1. **湿热痞满，泻痢黄疸** 本品苦寒，清热燥湿力强，尤善清中焦湿热，为治湿热泻痢之要药。治湿热阻滞中焦之脘腹痞满、恶心呕吐，常与黄芩、半夏配伍，如半夏泻心汤。治湿热泻痢，轻者单用有效；伴里急后重腹痛者，每与木香配伍，如香连丸。治湿热黄疸，可与茵陈、栀子等利湿退黄药同用。

2. **高热神昏，心烦不寐** 本品入心经，尤善清心经实火，凡心经热盛所致诸证每多用之。治外感热病，高热神昏，多与石膏、知母等药配伍，如清瘟败毒饮；治心火亢盛之烦躁不眠，常与朱砂、生地黄等药配伍，如朱砂安神丸。

3. 胃热呕吐，牙痛，消渴 本品入胃经，善清胃火，可用于胃火炽盛所致诸证。治胃热呕吐，常配竹茹、芦根等药以清胃降逆止呕；治胃火上攻，牙龈肿痛，可与生地黄、升麻等药配伍，如清胃散；治胃火炽盛，消谷善饥、烦渴多饮，可与麦冬同用，如消渴丸。

4. 胁痛吞酸，目赤肿痛 本品入肝经，亦有清肝火作用。治肝火犯胃之胁肋胀痛、呕吐吞酸，每与吴茱萸同用，如左金丸；治肝热所致目赤肿痛，可以黄连汁外用点眼。

5. 血热出血，痈肿疔疮 本品有良好的泻火解毒之功，可用治心胃火盛，迫血妄行之吐血、衄血等，常与大黄、黄芩配伍，如泻心汤。又为治皮肤疮痈等外科及五官科热毒证的常用之品，多与黄芩、黄柏同用，如黄连解毒汤。

6. 湿疹湿疮，耳道流脓 本品清热燥湿，外治皮肤湿疹、湿疮，可用本品制为软膏外敷；治耳道疖肿，耳道流脓，可浸汁涂患处。

【用法用量】煎服，2～5g。外用适量。生黄连清热燥湿泻火力强；炒用可缓其寒性；酒黄连善清上焦火热；姜黄连善清胃和胃止呕；萸黄连善疏肝和胃止呕。

【使用注意】本品大苦大寒，过量久服易伤脾胃，脾胃虚寒者禁用；苦燥易伤阴津，阴虚津伤者慎用。

【药用举隅】

1. 治疗化脓性中耳炎。黄连、冰片、青黛各等份，研末，取适量，吹入耳道，每日2次，5天为1个疗程[陕西中医，1994(2):61]。

2. 治疗萎缩性胃炎。黄连500g，食醋500ml，白糖500g，山楂片1 000g，加开水4 000ml，混合浸泡7日，即可服用。每日3次，每次50ml，饭后服[中医杂志，1986(9):401]。

【现代研究】主要含小檗碱、黄连碱、甲基黄连碱、巴马汀、药根碱、掌叶防己碱、非洲防己碱、表小檗碱、粉防己碱及木兰花碱等生物碱类成分，尚含黄柏酮、黄柏内酯。有抗病原微生物、抗细菌内毒素、抗炎、解热、抗腹泻、降血糖作用；尚具有抗胃溃疡、保肝、利胆、抗胰腺炎、降压、抗肿瘤、抗辐射等作用。黄连小檗碱还有抗动脉粥样硬化、抗心肌缺血、抗心律失常及抗脑缺血等作用。

【药性歌括】黄连味苦，泻心除痞，清热明眸，厚肠止痢。

知识链接

黄连之苦从何来

古语说："黄连苦，连心苦。"黄连到底有多苦呢？将黄连根放到一杯清水中，一会儿从根里"跑"出来的黄颜色的东西，就将这杯水变成淡黄色，这时候的黄连水就苦得让你难以入口。有人曾用一份从黄连根中提取出的黄颜色物质，配上25万份的水，这水仍是苦的。现代实验对代表性苦味中药黄连进行化学成分分离，查出苦味的主要"元凶"是黄连中的生物碱成分——小檗碱，又称黄连素。然而良药苦口，也正是苦味的小檗碱使得黄连拥有抑菌、抗病毒、降压、降糖、抗心律失常等作用。

[黄柏]
Huángbò

【来源】首载于《神农本草经》，"主五脏肠胃中结热，黄疸，肠痔，止泄痢，女子漏下赤白，阴伤蚀疮。"

为芸香科植物黄皮树 *Phellodendron chinense* Schneid. 的干燥树皮，习称"川黄柏"，产于四川、贵州、湖北等地。清明之后剥取树皮，除去粗皮，晒干压平，润透，切丝，干燥。生用或盐水炙、炒炭用。

【药性】苦，寒。归肾、膀胱经。

【功效】清热燥湿，泻火除蒸，解毒疗疮。

【应用】

1. 下焦湿热 本品苦寒，为清热燥湿之要药，入肾和膀胱经，其势沉降，偏走下焦，尤善清泻下焦湿热，凡湿热蕴结下焦或湿热下注之泻痢、黄疸尿赤、带下阴痒、热淋涩痛、脚气痿躄等症，均可首选。治湿热泻痢，常与白头翁、黄连等药配伍，如白头翁汤；治湿热黄疸，可与栀子、甘草配伍，如栀子柏皮汤；治阴痒带下，黄浊臭秽，常与芡实、车前子等药配伍，如易黄汤；治小便短赤涩痛，宜与萆薢、车前子等药同用，如萆薢分清饮；治脚气痿躄，足膝肿痛，每与苍术、牛膝配伍，如三妙丸。

2. 骨蒸劳热，盗汗遗精 本品苦寒清降，主入肾经，长于泻肾中虚火以坚阴，尤以泄相火、退虚热为其所长，为实热、虚热两清之品。治阴虚火旺，骨蒸潮热，盗汗遗精，每与知母、地黄等药配伍，如知柏地黄丸。

3. 疮疡肿毒，湿疹湿疮 本品既能清热燥湿，又善解毒疗疮，亦为下焦湿热疮毒及湿疹湿疮所常用。治火热毒盛所致之疮疡肿毒，常与黄芩、黄连配伍，如黄连解毒汤，内服外用均可；治湿疹瘙痒，可与苦参、白鲜皮等清热燥湿药配伍。

【用法用量】煎服，3～12g。外用适量。清热燥湿、泻火解毒宜生用，滋阴降火宜盐水炙用，止血多炒炭。

【使用注意】本品苦寒易败胃，脾胃虚寒者禁用。

【药用举隅】

1. 治疗膝关节炎。用黄柏五味膏（黄柏3份，栀子2份，乳香2份，金银花1份，冰片0.5份，共研细末，过120目筛，与凡士林按2∶8比例制成软膏）外敷，能够改善关节疼痛、胫膝酸软、局部灼热、关节肿胀积液、行走困难等症状[现代中医药，2009,29(5):46]。

2. 治疗痤疮。用复方黄柏霜（黄柏、黄芩、当归、生首乌各2份，玉竹、

知母各1份，用95%乙醇浸渍，提取浓缩后制成水包油制剂，含生药40%）
搽涂，每日3次，1个月为1个疗程 [浙江中医学院学报，1996,20(3):28]。

【现代研究】主要含小檗碱、药根碱、木兰花碱、黄柏碱等生物碱类
成分；另含黄柏酮、黄柏内酯、白鲜交酯、黄柏酮酸、青荧光酸、7-脱
氢豆甾醇、β-谷甾醇、菜油甾醇。根皮含小檗碱、药根碱、黄柏碱、N-
甲基大麦芽碱。有抗病原微生物、抗原虫、抗流感病毒、抗炎、抗变态
反应、降压、兴奋平滑肌、利胆、抗痛风、抗癌、抗辐射等作用，还具
有抗氧化作用。黄柏碱对中枢神经系统有抑制作用和轻度的箭毒样
作用。

【药性歌括】黄柏苦寒，降火滋阴，骨蒸湿热，下血堪任。
其他清热燥湿药药性功用见表2-3。

表2-3 其他清热燥湿药药性功用简表

药名	药性	功效	主治	用法用量	使用注意
龙胆	苦,寒 归肝、胆经	清热燥湿,泻肝胆火	湿热黄疸,阴肿阴痒,带下,湿疹瘙痒,肝火头痛,目赤肿痛,耳鸣耳聋,胁痛口苦,强中,惊风抽搐	3～6g	脾胃虚寒者忌用,阴虚津伤者慎用
苦参	苦,寒 归心、肝、胃、大肠、膀胱经	清热燥湿,杀虫止痒,利尿	湿热泻痢,便血,黄疸,赤白带下,阴肿阴痒,湿疹湿疮,皮肤瘙痒,疥癣麻风,滴虫性阴道炎,湿热淋痛,尿闭不通	4.5～9g	脾胃虚寒及阴虚津伤者忌用或慎用。不宜与藜芦同用
秦皮	苦、涩,寒 归肝、胆、大肠经	清热燥湿,收涩止痢,止带,明目	湿热泻痢,赤白带下,目赤肿痛,目生翳膜	6～12g	脾胃虚寒者忌用
白鲜皮	苦,寒 归脾、胃、膀胱经	清热燥湿,祛风解毒	湿热疮毒,黄水淋漓,湿疹,风疹,疥癣疮癞,风湿热痹,黄疸尿赤	5～10g	脾胃虚寒者慎用

第三节 清热解毒药

金银花
Jīnyínhuā

【来源】首载于《名医别录》，"主寒热，身肿。"

为忍冬科植物忍冬 *Lonicera japonica* Thunb. 的干燥花蕾或带初开的花。主产于河南、山东等地。夏初花开放前采摘，阴干。生用或炒炭、或制成露剂使用。

【药性】甘，寒。归肺、心、胃经。

【功效】清热解毒，疏散风热。

【应用】

1. 痈肿疔疮，喉痹，丹毒 本品性寒清热，清热解毒之力较佳，且甘寒不峻，不易损伤脾胃，为治热毒疮痈要药，可用治内外热毒疮痈诸证。治疮痈肿毒，常与天花粉、白芷等配伍，如仙方活命饮；治疗疮坚硬根深，常与紫花地丁、蒲公英等配伍，如五味消毒饮；治喉痹肿痛，每与射干、山豆根等同用；治丹毒红肿，常与大青叶、板蓝根等配伍。

2. 风热感冒，温病发热 本品味甘清香，宣散透达，善散肺经风热，透热达表，为治外感风热、温热病各期之要药。治外感风热表证或温病初起，常与连翘、薄荷等药配伍，如银翘散；治温热病热入营血，神昏舌绛，多与生地黄、麦冬等品配伍，如清营汤。

3. 热毒血痢 本品炒炭有解毒凉血止痢之功，治热毒血痢，可单用浓煎，或与白头翁、秦皮等配伍。

此外，本品经蒸馏制成金银花露，有清解暑热作用，可用于暑热烦渴及小儿热疖、痱子等。

【用法用量】煎服，6～15g。

【使用注意】脾胃虚寒及气虚疮疡脓清者不宜使用。

【药用举隅】

1. 防治小儿上呼吸道感染。金银花、贯众各60g，甘草20g，水煎后浓缩至 120ml，每天上午喷入或滴入咽喉约 1.2ml，有良效 [上海中医药杂志，1983(9):27]。

2. 治疗小儿口炎。清洁口腔后，用金银花、甘草煎液（加冷水至超过药面 3 ~ 5cm，在室温下浸泡 20 ~ 30 分钟后从沸腾开始计时，煎煮 20 分钟左右）涂抹溃疡面，年龄较大儿童可含漱，每日 1 剂，每日 5 ~ 6 次（饭前、饭后或睡前）。< 3 岁者用金银花、甘草各 15g，≥ 3 岁者各用 30g。见效迅速 [皖南医学院学报，2004(2):127-128]。

【现代研究】含挥发油、木犀草素、肌醇、黄酮类、皂苷、鞣质等。有广谱抗菌作用，能减少肠道对胆固醇的吸收；其中分离出的绿原酸和异绿原酸是金银花抗菌的主要成分。金银花煎剂有明显抗炎和解热作用，还有提高白细胞吞噬能力、提高淋巴细胞转化率、抑制多种皮肤真菌、抗内毒素等作用。金银花热水浸剂对大鼠幽门结扎性胃溃疡有轻度预防作用。

【药性歌括】金银花甘，疗痈无对，未成则散，已成则溃。

知识链接

经冬不凋名忍冬

金银花，因其花初开为白色，后转为黄色，黄白相映而得名。其叶经冬不凋，故其植物名忍冬。又名忍冬花（《新修本草》）、银花（《温病条辨》）、双花（《中药材手册》）。**忍冬藤**为忍冬的茎枝，其性味功效与金银花相似，但清热解毒作用较弱，兼通络止痛之功，常用于温病发热，风湿热痹。**山银花**为忍冬科植物灰毡毛忍冬 *Lonicera macranthoides* Hand.-Mazz.、红腺忍冬 *Lonicera hypoglauca* Miq.、华南忍冬 *Lonicera confusa* DC. 或黄褐毛忍冬 *Lonicera fulvotomentosa* Hsu et S. C. Cheng 的干燥花蕾或带初开的花。产于我国南方各地。夏初花开放前采收，干燥。药性功用与金银花基本相同。

连翘
Liánqiáo

【**来源**】首载于《神农本草经》，"主寒热，鼠瘘瘰疬，痈肿恶疮，瘿瘤，结热。"

为木犀科植物连翘 *Forsythia suspensa* (Thunb.) Vahl 的干燥果实。主产于山西、河南、陕西等地。秋季果实初熟尚带绿色时采收，蒸熟，晒干，习称"青翘"；果实熟透时采收，晒干，习称"黄翘"或"老翘"。生用。

【**药性**】苦，微寒。归肺、心、小肠经。

【**功效**】清热解毒，消肿散结，疏散风热。

【**应用**】

1. 痈疽，瘰疬，乳痈，丹毒　本品入心经，苦泄寒清，功似金银花，尤长于清心火，解疮毒，又能消散痈肿结聚，被前人誉为"疮家圣药"。治疮痈初起，红肿未溃，常与金银花、紫花地丁等配伍；治疮疡溃烂，脓出不畅，则与天花粉、皂角刺等配伍；治瘰疬，常与夏枯草、玄参等同用；治乳痈肿痛，多与蒲公英、漏芦等配伍；治丹毒，宜与牛蒡子、大青叶等同用。

2. 风热感冒，温病发热　本品入肺经，既长于清泻里热，又有良好的疏散风热之功，常与金银花相须为用，治风热感冒及温热病各期。治风热感冒，温病初起，可配薄荷、牛蒡子，如银翘散；治温病热入营分，则与丹参、麦冬等同用，如清营汤；热入血分，宜与生地黄配伍，如神犀丹。

3. 高热神昏，热淋涩痛　本品入心与小肠经，苦寒清降之性较强，长于清心火利尿。治温病热陷心包，高热烦躁、神昏谵语，常配莲子心、竹叶卷心等，如清宫汤；治热淋涩痛，可与淡竹叶、车前子等同用。

【**用法用量**】煎服，6～15g。

【**使用注意**】脾胃虚寒及气虚脓清者不宜使用。

【药用举隅】

1. 治疗急性肾炎、肾盂肾炎、泌尿系感染及原因不明之血尿。重用连翘 20～45g，煎汤 150ml，分 3 次温服，连用 10 天，可获显效，且可消除尿蛋白和水肿 [山西中医，2001,17(2):41]。

2. 治疗便秘。连翘 15～30g，沏水或煎沸当茶饮。小儿可兑白糖或冰糖，持续服 1～2 周 [山东中医杂志，1985(5):44]。

【现代研究】果实含连翘酚、甾醇化合物、皂苷（无溶血性）及黄酮醇苷类、马苷树脂醇苷等。果皮含甾醇、连翘酚、生物碱、皂苷、齐墩果酸、香豆素类；尚含丰富的维生素 P 和少量挥发油。青连翘含皂苷 4.89%、生物碱 0.2%。连翘有广谱抗菌作用，抗菌主要成分为连翘酚和挥发油。连翘对流感病毒、白念珠菌、钩端螺旋体等亦有抑制作用。连翘所含的维生素 P 等成分可降低血管通透性及脆性、防止出血；有扩张血管和收缩血管的双重作用；有抗菌、镇吐作用，其镇吐作用原理可能是抑制延髓的催吐化学感受区。齐墩果酸有强心、利尿、降压等作用。

【药性歌括】连翘苦寒，能消痈毒，气聚血凝，温热堪逐。

板蓝根
Bǎnlángēn

【来源】首载于《本草纲目》，"治妇人败血。"

为十字花科植物菘蓝 *Isatis indigotica* Fort. 的干燥根。主产于河北、陕西、江苏等地。秋季采挖，除去泥沙，晒干，切厚片。生用。

【药性】苦，寒。归心、胃经。

【功效】清热解毒，凉血利咽。

【应用】

1. **瘟疫时毒，丹毒痈肿** 本品性味苦寒，功善清热解毒，凉血消肿，可用治温病发热、温毒发斑、大头瘟疫、烂喉丹痧、痄腮、丹毒等各种瘟疫时毒之证，未病可防，已病能治。治温病发热，或身发斑疹，常与金银花、连翘、大青叶等配伍；治大头瘟及丹毒、痄腮等，常与连翘、僵蚕等配伍，如普济消毒饮。

2. 咽喉肿痛 本品尤长于解毒散结而利咽喉，多用治外感风热或温病初起见咽喉肿痛者，可单用，如板蓝根颗粒；或与玄参、牛蒡子等同用。

【用法用量】煎服，9～15g。

【使用注意】体虚而无实火热毒者忌服，脾胃虚寒者慎用。

【类药鉴别】**大青叶、板蓝根与青黛** 大体同出一源，**大青叶**为十字花科植物菘蓝的干燥叶，**板蓝根**为十字花科植物菘蓝的干燥根，**青黛**为爵床科植物马蓝、蓼科植物蓼蓝或十字花科植物菘蓝的叶或茎叶经加工制得的干燥粉末或团块、颗粒。三者功用相近，皆有清热解毒、凉血消斑之功。但**大青叶**凉血消斑力强，**板蓝根**解毒利咽散结功著，**青黛**清肝定惊效优。

【药用举隅】

1. 治疗口腔溃疡。用板蓝根 50g，煎至 450ml，再取药液 1/3 浓缩为 50ml，涂擦患处，其余 2/3 药液分次含漱，每天 5～6 次，每日 1 剂，用药 3～4 天后基本痊愈 [山西中医，1989,10(3):126]。

2. 治疗带状疱疹。用棉签蘸板蓝根药液直接涂擦在疱疹表面，每日 10 余次，约 30 分钟后，再用棉签蘸病毒唑药液涂擦在疱疹表面，两药交替应用，效佳 [江西中医学院学报，2000,21(3):95]。

【现代研究】含靛蓝、靛红、板蓝根结晶乙、板蓝根结晶丙、板蓝根结晶丁等；尚含 β- 谷甾醇、γ- 谷甾醇、植物性蛋白、树脂状物、芥子苷、糖类、多种氨基酸等。根中氨基酸有精氨酸、脯氨酸、谷氨酸、酪氨酸、γ- 氨基丁酸、缬氨酸和亮氨酸。板蓝根对流感病毒、虫媒病毒、腮腺炎病毒及多种细菌等有抑制作用，并有抗内毒素作用；对乙型肝炎表面抗原 HBsAg 有抑制作用，对流感病毒 PR2 株有明显抑制作用；尚有增强免疫功能，抑制血小板聚集作用。靛玉红有抗肿瘤、破坏白血病细胞等作用。

【药性歌括】板蓝根寒，清热解毒，凉血利咽，大头瘟毒。

蒲公英
Púgōngyīng

【来源】首载于《新修本草》，"主妇人乳痈肿，水煮汁饮之，立消。"

为菊科植物蒲公英 *Taraxacum mongolicum* Hand.-Mazz.、碱地蒲公英 *T. borealisinense* Kitam. 或同属数种植物的干燥全草。中国各地均有分布。夏至秋季花初开时采收。晒干。生用或鲜用。

【药性】苦、甘，寒。归肝、胃经。

【功效】清热解毒，消肿散结，利尿通淋。

【应用】

1. 热毒疮痈 本品苦寒，长于清热解毒，消散痈肿。临床广泛用于热毒壅盛所致疮痈肿毒，不论外痈、内痈均可。因其兼能疏郁通乳，故尤为治乳痈之要药。治疮疡痈肿，常与金银花、紫花地丁等药配伍，如五味消毒饮；治乳痈，可用鲜品捣汁内服，药渣外敷，或配瓜蒌、连翘等消痈散结之品内服。入肝、胃二经，有清肝胃热，解毒散结之功，还可治肝火目赤、胃脘灼痛、咽痛、瘰疬等。

2. 热淋涩痛，湿热黄疸 本品苦泄，能清利湿热，利尿通淋。治热淋涩痛，常与金钱草、车前子等药同用；治湿热黄疸，常与茵陈、栀子等配伍。

【用法用量】煎服，10～15g。外用适量。

【使用注意】用量过大可致缓泻。

【药用举隅】

1. 治疗足癣。鲜蒲公英、鲜败酱草等量，水煮10分钟，浸泡患处，以不烫伤皮肤为度，反复3次，即可痊愈 [中医杂志，1989(8):63]。

2. 外敷治疗急性乳腺炎。将采集的鲜蒲公英洗净捣烂如泥，连汁直接外敷于清洁后乳腺红肿处皮肤，厚2～3mm，外用保鲜膜包裹，防止药液蒸发及溢出降低疗效，每日更换一次至痊愈 [贵州医药，2014,38(4):360-361]。

【现代研究】含蒲公英甾醇、蒲公英素、蒲公英苦素、胆碱、菊糖、果胶树脂等。蒲公英在体外对金黄色葡萄球菌、溶血性链球菌、卡他双球菌等有较强的抑制作用，对肺炎双球菌、脑膜炎双球菌、白喉杆菌、变形杆菌、铜绿假单胞菌、痢疾杆菌亦有一定的抑制作用。蒲公英尚有抗钩端螺旋体、保肝、利胆、提高免疫力和利尿作用。也有报道用其根及全草作苦味健胃剂或轻泻剂及促进妇女乳汁分泌者，内服叶的浸剂可治蛇咬伤。

【药性歌括】蒲公英苦，溃坚消肿，结核能除，食毒堪用。

鱼腥草
Yúxīngcǎo

【来源】首载于《名医别录》，"主蟊蝼尿疮，又云多食气喘，患脚气人勿食。"

为三白草科植物蕺菜 *Houttuynia cordata* Thunb. 的新鲜全草或干燥地上部分。主产于浙江、江苏等长江以南各地。鲜品全年均可采割，干品夏季茎叶茂盛花穗多时采收。除去杂质，晒干。生用。

【药性】辛，微寒。归肺经。

【功效】清热解毒，消痈排脓，利尿通淋。

【应用】

1. 肺痈吐脓，痰热喘咳　本品专入肺经，具有清热解毒之功，尤长于清泻肺中热毒，散痈排脓以止咳，除用治热毒疮痈外，历代将其作为治肺痈之要药。治肺痈咳吐脓血，常与桔梗、芦根等药配伍；治痰热咳喘或肺热咳嗽，痰黄黏稠，多与桑白皮、瓜蒌等药同用。治疮痈肿毒，红肿热痛，常配蒲公英、野菊花等药，或用鲜品捣烂外敷。

2. 热淋，热痢　本品尚能清热除湿，利尿通淋。治热淋小便涩痛，常与车前子、海金沙等药配伍；治湿热泻痢，可与黄芩、黄连同用。

【用法用量】煎服，15～25g，不宜久煎；鲜品用量加倍，水煎或捣汁服。外用适量，捣敷或煎汤熏洗患处。

【使用注意】虚寒证及阴性疮疡忌服。

【药用举隅】

1. 治疗流行性腮腺炎。新鲜鱼腥草适量，捣烂外敷患处，以胶布包扎固定，1日2次 [福建医药杂志，1982(3):58]。

2. 治疗急性细菌性结膜炎。用中成药鱼腥草滴眼液滴眼，每日6次，每次1滴 [眼科新进展，2001(6):417-419]。

【现代研究】主要含挥发油，其中有效成分为癸酰乙醛、月桂醛、月桂烯、甲基壬酮、鱼腥草素、桂叶烯、辛酸、癸酸等。尚含槲皮素、槲皮苷、金丝桃苷、芸香苷、绿原酸、亚油酸、氯化钾等。鱼腥草煎剂对金黄色葡萄球菌、肺炎双球菌、结核分枝杆菌、痢疾杆菌以及钩端螺旋体均有抑制作用；对病毒感染小鼠有预防作用；能明显促进白细胞和巨噬细胞的吞噬能力，具有抗炎作用。槲皮苷有利尿作用。鱼腥草油镇咳、平喘作用明显。鱼腥草还有提高机体免疫力、镇痛、止血、促进组织再生、伤口愈合，促进红皮病、银屑病好转等作用。

【药性歌括】蕺菜微寒，肺痈宜服，熏洗痔疮，消肿解毒。

射干
Shègān

【来源】首载于《神农本草经》，"主咳逆上气，喉痹咽痛，不得消息，散结气，腹中邪逆，食饮大热。"

为鸢尾科多年生草本植物射干 Belamcanda chinensis (L.) DC. 的干燥根茎。主产于湖北、河南、江苏、安徽等地。春初刚发芽或秋末茎叶枯萎时采挖。除去须根和泥沙，干燥。切片，生用。

【药性】苦，寒。归肺经。

【功效】清热解毒，消痰，利咽。

【应用】

1. 咽喉肿痛　本品苦寒清泄，专入肺经。功善清肺泻火解毒，祛痰利咽消肿，为治热毒痰火郁结所致咽喉肿痛之要药。治热毒壅盛，咽喉肿痛，可单味应用，或与升麻、马勃等药配伍，如射干汤。亦可用治疮痈肿毒、痄腮等热毒证。

2. 痰壅咳喘 本品又善降火消痰以平咳喘。治肺热咳嗽，痰稠色黄，常与桑白皮、马兜铃等配伍，如射干兜铃汤；治寒痰咳喘，则须与细辛、麻黄等同用，如射干麻黄汤。

【用法用量】煎服，3～10g。

【使用注意】脾虚便溏者不宜使用，孕妇慎用。

【药用举隅】

1. 治疗慢性咽炎。玄参 25g，麦冬 30g，桔梗 15g，射干 30g，甘草 10g。每日 1 剂，水煎分 3 次温服。10 天为 1 个疗程 [山东中医杂志，2005,24(7):412-413]。

2. 治疗乳糜尿。病程长及体质壮实者，用射干 20～25g，病程短及体弱者用 12～15g，煎水适量，一天分 3 次服 [中医杂志，1986(11):66]。

【现代研究】含射干定、鸢尾苷、鸢尾黄酮、鸢尾黄酮苷、紫檀素、射干酮、草夹竹桃苷、多种二环三萜及其衍生物、苯酚类化合物等。有抗微生物、消炎、促进唾液分泌和雌激素样作用。射干乙醇提取物有抗炎解热作用；体外试验表明其乙醇提取物对流感病毒有抑制作用，对人子宫颈癌细胞株培养系 JTC-26 有抑制作用。鸢尾苷皮下注射有明显的利尿作用。

【药性歌括】射干味苦，逐瘀通经，喉痹口臭，痈毒堪凭。

[**白头翁**]
[Báitóuwēng]

【来源】首载于《神农本草经》，"主温疟，狂易寒热，癥瘕积聚，瘿气，逐血止痛，金创。"

为毛茛科植物白头翁 *Pulsatilla chinensis* (Bge.) Regel 的干燥根。主产于东北、华北、华东等地。春、秋二季采挖，除去泥沙，干燥。切薄片，生用。

【药性】苦，寒。归胃、大肠经。

【功效】清热解毒，凉血止痢。

【应用】

1. 热毒血痢　本品苦寒降泄，功善清热解毒，凉血止痢，尤善清大肠湿热及血分热毒，为治热毒血痢之良药，对湿热痢疾亦有良效。治热毒血痢，常与黄连、黄柏、秦皮等配伍，即白头翁汤；治赤痢日久不愈，腹中冷痛，可与干姜、赤石脂等同用，以温中涩肠止痢。

2. 阴痒带下　本品兼具清热燥湿之效，可用治下焦湿热之阴痒带下，常与苦参、秦皮等配伍，煎汤外洗。

【用法用量】煎服，9～15g。

【使用注意】虚寒泻痢者慎服。

【类药鉴别】**白头翁与马齿苋**　马齿苋为马齿苋科植物马齿苋的全草。两药均性寒、归大肠经，皆善清热解毒，凉血止痢，同可用治热毒血痢。然**白头翁**苦寒降泄，尤善清肠胃湿热和血分热毒，为治热毒血痢之良药，还可用于阴痒、带下等。**马齿苋**酸寒收敛，长于止血止痢，尤善治热毒血痢；又常用治热毒疮疡、崩漏、便血等。

【药用举隅】

1. 治疗过敏性紫癜。白头翁 100g，加水 600ml，煎至 200ml，每次服 50ml，每日 4 次。一般用药 3～7 天，皮肤紫癜即可消失 [中医杂志，2006,47(11):812]。

2. 治疗乳癖。白头翁 60g，水蛭、土鳖虫、制香附各 10g。每日 1 剂，水煎 3 次，饭前服 [四川中医，1998(6):5]。

【现代研究】主要含三萜皂苷约 9%，水解生成三萜皂苷元、葡萄糖、鼠李糖。尚含白头翁素、原白头翁素、胡萝卜苷等。煎剂及皂苷能显著抑制阿米巴原虫的生长。白头翁鲜汁、煎剂、乙醇提取物等对金黄色葡萄球菌、铜绿假单胞菌、痢疾杆菌、伤寒杆菌等均有抑制作用。流浸膏在试管内可杀死阴道滴虫。白头翁素有镇静、镇痛及抗惊厥作用。

【药性歌括】白头翁寒，散癥逐血，瘿疬疝瘕，止痛百节。

白花蛇舌草
Báihuāshéshécǎo

【**来源**】首载于《广西中药志》，"治小儿疳积，毒蛇咬伤，癌肿。外治白疱疮、蛇癞疮。"

为茜草科植物白花蛇舌草 *Hedyotis diffusa* Willd. 的干燥全草。主产于福建、广东、广西等地。夏、秋二季采收，除去杂质。鲜用或晒干。切段，生用。

【**药性**】微苦、甘，寒。归胃、大肠、小肠经。

【**功效**】清热解毒，散结消肿，利湿通淋。

【**应用**】

1. 疮痈肿毒，咽喉肿痛，毒蛇咬伤　本品以清热解毒见长，并能解蛇毒，为热毒证及毒蛇咬伤之常用药。治热毒疮痈，可单用捣烂外敷，亦可与蒲公英、野菊花等药配伍内服；治肠痈腹痛，常与大血藤、败酱草等药配伍；治咽喉肿痛，多与玄参、射干等药同用；治毒蛇咬伤，可单用鲜品捣烂绞汁内服或水煎服，渣敷伤口。

近年来取本品清热解毒消肿之功，已广泛用于各种恶性肿瘤而见热毒内盛者。

2. 热淋涩痛　本品又有清热利湿通淋之功，治热淋小便涩痛，常与石韦、车前草等利尿通淋药配伍。

【**用法用量**】煎服，6~30g。外用鲜品适量，捣烂敷患处。

【**使用注意**】阴疽及脾胃虚寒者忌用。

【**药用举隅**】

1. 治疗慢性结肠炎。白花蛇舌草 30g，柴胡 8g，白芍 8g 等，每日 1 剂，服 5 剂后诸症消失 [中医杂志，2007,48(8):722-723]。

2. 治疗慢性肺源性心脏病。白花蛇舌草 60g，茯苓 15g，炙甘草 5g，桂枝 6g，生姜 5g，丹参 15g，每日 1 剂，服 6 剂后，症状明显减轻 [中医杂志，2008,49(5):442]。

【**现代研究**】含齐墩果酸、熊果酸等有机酸。尚含臭蚁苷、黄酮苷、蒽醌类、三十一烷、甾醇及白花蛇舌草素、对位香豆苷等。白花蛇舌草对兔实验性阑尾炎有显著治疗效果。其粗提制剂在体外高浓度时有抑菌、抗肿瘤作用。白花蛇舌草能增强白细胞的吞噬能力，具有抗炎作用；尚有镇痛、镇静、催眠、抑制生精、保肝、利胆等作用。

其他清热解毒药药性功用见表2-4。

表2-4　其他清热解毒药药性功用简表

药名	药性	功效	主治	用法用量	使用注意
穿心莲	苦,寒 归心、肺、大肠、膀胱经	清热解毒,凉血,消肿,燥湿	风热感冒,温病初起,咽喉肿痛,口舌生疮,顿咳劳嗽,肺痈吐脓,痈肿疮疡,蛇虫咬伤,湿热泻痢,热淋涩痛,湿疹瘙痒	6~9g 因其味甚苦,入煎剂易致恶心、呕吐,多作丸、片剂服用	不宜多服久服;脾胃虚寒者不宜用
大青叶	苦,寒 归心、胃经	清热解毒,凉血消斑	温病高热,神昏,发斑发疹,痄腮,喉痹,口疮,丹毒,痈肿	9~15g	脾胃虚寒者忌用
青黛	咸,寒 归肝经	清热解毒,凉血消斑,泻火定惊	温毒发斑,血热吐衄,喉痹,口疮,痄腮,火毒疮疡,肝火犯肺,咳嗽胸痛,痰中带血,小儿惊痫	1~3g,宜入丸散	胃寒者慎用
贯众*	苦,微寒;有小毒 归肝、胃经	清热解毒,杀虫,止血	时疫感冒,风热头痛,温毒发斑,痄腮,疮疡肿毒,虫积腹痛,崩漏下血	4.5~9g	用量不宜过大。服用本品忌油腻。脾胃虚寒及孕妇慎用
紫花地丁	苦、辛,寒 归心、肝经	清热解毒,凉血消肿	疔疮肿毒,痈疽发背,丹毒,乳痈,肺痈,毒蛇咬伤	15~30g	体质虚寒者忌服
野菊花	苦、辛,微寒 归肝、心经	清热解毒,泻火平肝	疔疮痈肿,咽喉肿痛,目赤肿痛,头痛眩晕	9~15g	—

药名	药性	功效	主治	用法用量	使用注意
土茯苓	甘、淡,平 归肝、胃经	解毒,除湿, 通利关节	梅毒及汞中毒所致的 肢体拘挛,筋骨疼痛; 湿热淋浊,带下,疥 癣,湿疹瘙痒,痈 肿,瘰疬	15～60g	肝肾阴虚者 慎服。服药 时忌饮茶
金荞麦	微辛、涩,凉 归肺经	清热解毒, 排脓祛瘀	肺痈吐脓,肺热喘咳, 瘰疬疮疖,乳蛾肿痛	15～45g, 用水或黄 酒隔水密 闭炖服	—
大血藤	苦,平 归大肠、肝经	清热解毒, 活血,祛风 止痛	肠痈腹痛,热毒疮疡, 血滞经闭痛经,跌仆 肿痛,风湿痹痛	9～15g	孕妇慎用
败酱草	辛、苦,微寒 归胃、大肠、 肝经	清热解毒, 消痈排脓, 祛瘀止痛	肠痈肺痈,痈肿疮毒, 产后瘀阻腹痛	9～15g	脾胃虚弱, 食少泄泻者 不宜服用
山豆根*	苦,寒;有毒 归肺、胃经	清热解毒, 消肿利咽	火毒蕴结,乳蛾喉痹, 咽喉肿痛,牙龈肿痛, 口舌生疮	3～6g	用量不宜过 大,脾胃虚 寒者慎用
马齿苋	酸,寒 归肝、大肠经	清热解毒, 凉血止血, 止痢	热毒血痢,痈肿疔疮, 丹毒湿疹,蛇虫咬伤, 便血痔血,崩漏下血	9～15g, 鲜品30～ 60g	脾胃虚寒, 肠滑作泄者 忌服
半边莲	辛,平 归心、小肠、 肺经	清热解毒, 利尿消肿	痈肿疔疮,蛇虫咬伤, 臌胀水肿,湿热黄疸, 湿疹湿疮	9～15g, 鲜品30～ 60g	水肿属阴水 者忌用

第四节　清热凉血药

[地黄]
Dìhuáng

【来源】首载于《神农本草经》,"主折跌绝筋,伤中,逐血痹,填骨髓,长肌肉,作汤,除寒热积聚,除痹。生者尤良。"

为玄参科植物地黄 *Rehmannia glutinosa* Libosch. 的新鲜或干燥块根。主产于河南，为"四大怀药"之一。秋季采收，除去芦头、须根及泥沙，鲜用；或将地黄缓缓烘焙至八成干。前者习称"鲜地黄"，后者习称"生地黄"。切片，生用。

【药性】甘，寒。归心、肝、肾经。

【功效】清热凉血，养阴生津。

【应用】

1. 热入营血，温毒发斑，血热吐衄 本品味甘质润，性寒清热，归心肝经，入营血分，既能清解营血分之热，又善凉血宁络止血。治热入营血，温毒发斑，斑疹紫黑，神昏舌绛，常与玄参、赤芍、紫草等配伍；治血热妄行之吐血、衄血、便血、崩漏，可与艾叶、侧柏叶等同用，如四生丸。

2. 阴虚内热，骨蒸劳热 本品入肾经，能滋肾阴，降虚火，泄伏热。治阴虚内热，潮热骨蒸，可配知母、地骨皮，如地黄膏；治温病后期，余热未尽，阴液已伤，夜热早凉，配青蒿、鳖甲等，如青蒿鳖甲汤。

3. 内热消渴，津伤便秘 本品甘寒质润，又能清热养阴生津。治热病伤阴，烦渴多饮，常与麦冬、沙参等配伍，如益胃汤；治内热消渴，可配山药、山茱萸，如滋膵饮；津伤肠燥便秘，宜配玄参、麦冬，如增液汤。

鲜地黄 甘、苦，寒。归心、肝、肾经。功能清热生津，凉血，止血。用于热病伤阴，舌绛烦渴，温毒发斑，吐血衄血，咽喉肿痛。

【用法用量】煎服，鲜地黄 12～30g，生地黄 10～15g。

【使用注意】脾虚湿滞，腹满便溏者不宜使用。

【药用举隅】

1. 治疗神经性皮炎。生地黄、玄参、蝉蜕、蒺藜各 20g，加水 800～1 000ml，浸泡 30 分钟，煮沸后煎煮 30 分钟，晾凉备用。用毛巾蘸药汁敷患处，每日数次 [新中医，2007,39(7):52]。

2. 治疗功能失调性子宫出血。生地黄 60g，黄酒 500ml，水煎浓缩 2 次，加红糖，分 2 次在经期第 4～7 天口服，疗效显著，无副作用 [中国中西医结合杂志，1995(3):158]。

【现代研究】含梓醇、二氢梓醇、乙酰梓醇、地黄苷、密力特苷、单密力特苷、桃叶珊瑚苷、去羟栀子苷等环烯醚萜苷类及多种氨基酸和糖类等。有增强体液免疫和细胞免疫功能、降血糖、抗胃溃疡、促进造血、止血、降压等作用。

【药性歌括】生地微寒，能消温热，骨蒸烦劳，养阴凉血。

知识链接

"沉者为佳"名地黄

地黄因其鲜者外表色浅红黄，故"黄"意其色；古时以水浸法检验其品质，有"浮者名天黄，半浮半沉者名人黄，沉者名地黄"之说，且以"入药沉者为佳，半沉者次之，浮者不堪"为标准，故"地"意示其品质。

玄参
Xuánshēn

【来源】首载于《神农本草经》，"主腹中寒热积聚，女子产乳余疾，补肾气，令人目明。"

为玄参科植物玄参 *Scrophularia ningpoensis* Hemsl. 的干燥根。主产于浙江、江苏、四川等地。冬季茎叶枯萎时采挖。除去根茎、幼芽、须根及泥沙，晒或烘至半干，堆放 3～6 天，反复数次至干燥。切片，生用。

【药性】甘、苦、咸，微寒。归肺、胃、肾经。

【功效】清热凉血，滋阴降火，解毒散结。

【应用】

1. 热入营血，温毒发斑 本品咸入血分，性寒清热，功善清营凉血，泻火解毒。治热入营分，身热夜甚，常配生地黄、连翘等，如清营汤；治热陷心包，神昏谵语，常配莲子心、淡竹叶等，如清宫汤；治温毒发斑，多与石膏、知母等药配伍，如化斑汤。

2. 津伤便秘，骨蒸劳嗽 本品甘寒质润，既清热生津，又滋阴降火。治热病伤阴，津伤便秘，常与地黄、麦冬同用，如增液汤；治肺肾阴虚，骨蒸劳嗽，常与百合、地黄等配伍，如百合固金汤。

3. 目赤咽痛，瘰疬痈疮 本品苦寒，又可泻火解毒散结，用治目赤、瘰疬、疮痈、脱疽等多种热毒证。尤长于利咽喉，常用于咽喉肿痛、白喉等。因热毒者，常与黄芩、板蓝根等配伍，如普济消毒饮；因虚火者，常配麦冬、生地黄，如养阴清肺汤。治痰火郁结之瘰疬，每与浙贝母、牡蛎等同用，如消瘰丸；治疮痈肿毒，可配伍金银花、连翘、蒲公英等清热解毒之品；治热毒炽盛之脱疽，多配金银花、当归、甘草，如四妙勇安汤。

【用法用量】煎服，9～15g。

【使用注意】脾胃虚寒，食少便溏者不宜服用。不宜与藜芦同用。

【药用举隅】

1. 治习惯性便秘。玄参15g，当归15g，天花粉15g，莱菔子30g，制成散剂，每次6g，每日3次，10天为1个疗程[河南中医，1992,12(5):240]。

2. 治慢性咽炎。玄参、麦冬、决明子各5～10g，加200ml开水，浸泡10分钟后服，每日数次，1～2个月为1个疗程[中国中西医结合杂志，1991,11(3):171]。

【现代研究】含哈巴苷、哈巴酯苷、哈巴俄苷、桃叶珊瑚苷、梓醇、异玄参苷元等环烯醚萜类化合物，以及斩龙剑苷A、安格洛苷、生物碱、植物甾醇、挥发油、油酸、硬脂酸、葡萄糖等。有抑菌、抗炎、解热、镇静、镇痛、抑制血小板聚集、扩张冠状动脉、降压、降血糖、保肝、利胆、增强免疫力、抗氧化、减少毛细血管通透性、强心及增加心肌血流量等作用。

【药性歌括】玄参苦寒，清无根火，消肿骨蒸，补肾亦可。

牡丹皮
Mǔdānpí

【来源】首载于《神农本草经》，"主寒热，中风瘛疭，痉，惊痫邪气，除癥坚，瘀血留舍肠胃。安五脏，疗痈疮。"

为毛茛科植物牡丹 *Paeonia suffruticosa* Andr. 的干燥根皮。主产于安徽、山东、河北等地。秋季采挖根部，除去细根和泥沙，剥取根皮，晒干或刮去粗皮，除去木心，晒干。前者习称"连丹皮"，后者习称"刮丹皮"。切片，生用或炒用。

【药性】苦、辛，微寒。归心、肝、肾经。

【功效】清热凉血，活血化瘀。

【应用】

1. 热入营血，温毒发斑，血热吐衄 本品苦寒，入心肝血分，长于清解营血分之热。治温病热入营血，迫血妄行所致发斑、吐衄，常配水牛角、生地黄、赤芍等，如犀角地黄汤。

2. 温病伤阴，无汗骨蒸 本品辛寒入阴分，善能清透阴分伏热，为治无汗骨蒸之佳品。用于温病后期，邪伏阴分，夜热早凉，无汗骨蒸，可与鳖甲、知母等配伍，如青蒿鳖甲汤。

3. 经闭痛经，跌打伤痛，痈肿疮毒 本品辛行苦泄，有活血化瘀，凉血消痈之功。治血滞经闭，痛经，跌打伤痛，常配丹参、当归、红花等药同用；治肠痈初起，可配大黄、桃仁等，如大黄牡丹汤。

【用法用量】煎服，6～12g。清热凉血宜生用，活血祛瘀宜酒炙用。

【使用注意】血虚有寒、月经过多者不宜使用。孕妇慎用。

【药用举隅】

1. 治疗肿瘤化疗后血小板减少。仙鹤丹皮汤（仙鹤草、牡丹皮、墨旱莲、虎杖、三七等药为主），每日 1 剂煎服，日服 3 次 [西部医学，2011,23(6):1055]。

2. 治疗原发性高血压。牡丹皮 30～45g 水煎至 120～150ml，每日 3 次分服，或初次 8～15g，如无不良反应增至 30g。一般服药 5 天左右血压即有明显下降，症状改善 [安徽医药，2004,8(1):9-10]。

【现代研究】含丹皮酚、丹皮酚苷、丹皮酚原苷、丹皮酚新苷、芍药苷、氧化芍药苷、苯甲酰芍药苷、苯甲酰氧化芍药苷、没食子酸、挥发油等。有解热、镇静、催眠、镇痛、抑菌、抗血栓、抗过敏、抗心脑缺血、抗动脉粥样硬化、抗心律失常、降压、调节免疫、保肝、解痉等作用。牡丹皮醇提取物对蛙心有洋地黄样作用，能兴奋子宫，抑制大鼠及兔肠管，轻度降低大白鼠血压，但无镇痛及抗惊厥作用。

【药性歌括】牡丹苦寒，破血通经，血分有热，无汗骨蒸。

赤芍
Chìsháo

【来源】首载于《开宝本草》，"别本注云，利小便，下气。"

为毛茛科植物芍药 Paeonia lactiflora Pall. 或川赤芍 Paeonia veitchii Lynch 的干燥根。芍药主产于内蒙古、黑龙江、吉林、辽宁等地；川赤芍主产于四川、西藏、山西等地。春、秋二季采挖，除去根茎、须根及泥沙。切片，生用或炒用。

【药性】苦、微寒。归肝经。

【功效】清热凉血，散瘀止痛。

【应用】

1. **热入营血，温毒发斑，血热吐衄** 本品苦寒，入肝经血分。善清泻血分热邪。治热入营血，温毒发斑，常与水牛角、牡丹皮等配伍；治血热吐衄，宜与生地黄、白茅根等同用。

2. **经闭癥瘕，跌打伤痛** 本品苦寒，善走血分，有活血散瘀止痛之功。治血热瘀滞，经闭痛经，癥瘕腹痛，可配桂枝、茯苓等，如桂枝茯苓丸；治跌打损伤，瘀肿疼痛，常配乳香、没药等。

3. **目赤肿痛，痈肿疮疡** 本品还能清肝泻火，散瘀消肿。用治肝火目赤肿痛，常与夏枯草、决明子等药同用；治痈肿疮疡，可配连翘、栀子等，如连翘败毒散。

【用法用量】煎服，6～12g。

【使用注意】血虚经闭者不宜用，孕妇慎用。不宜与藜芦同用。

【药用举隅】

1. 治急性淤胆型肝炎。赤芍退黄汤加减（主要组成：赤芍60g，生地黄、牡丹皮、丹参各15g，葛根30g），每日1剂，水煎服[浙江中西医结合杂志，2001,11(3):173-174]。

2. 治乳痈。赤芍40～60g、鹿角霜30g、全瓜蒌15g、蒲公英20g、连翘15g、生甘草6g，水煎服，有清热凉血、散瘀消痈之效，对乳痈初起属热痈血瘀者，疗效较好[中国中医药科技，1999(6):3-5]。

【现代研究】含芍药苷、羟基芍药苷、苯甲酰芍药苷、苯甲酰羟基芍药苷、氧化芍药苷、芍药新苷等单萜苷类及没食子酸葡萄糖、丹皮酚等多元酚类化合物；还含有鞣质、右旋儿茶精及挥发油等。赤芍有解热镇痛、镇静、抗血小板聚集、抗血栓形成、抗心肌缺血、改善微循环、降血脂和抗动脉硬化、降低肺动脉压和肺血管阻力、改善右心功能和血液流变性、保肝护肝、抗胃溃疡、调节免疫、抗氧化、抗肿瘤、抗抑郁等作用。

【药性歌括】赤芍酸寒，能泻能散，破血通经，产后勿犯。

其他清热凉血药药性功用见表2-5。

表2-5　其他清热凉血药药性功用简表

药名	药性	功效	主治	用法用量	使用注意
紫草	甘、咸,寒 归心、肝经	清热凉血, 活血解毒, 透疹消斑	血热毒盛,斑疹紫黑, 麻疹不透,疮疡,湿疹, 水火烫伤	5～10g	有轻泻作 用,脾虚便 溏者忌服
水牛角	苦,寒 归心、肝经	清热凉血, 解毒,定惊	温病高热,神昏谵语,惊 风,癫狂,血热毒盛,发 斑发疹,吐血衄血,痈肿 疮疡,咽喉肿痛	15～30g, 宜先煎3小 时以上	脾胃虚寒者 忌用

第五节 清虚热药

青蒿
Qīnghāo

【来源】首载于《神农本草经》，"主疥瘙痂痒，恶疮，杀虱，留热在骨节间，明目。"

为菊科植物黄花蒿 *Artemisia annua* L. 的干燥地上部分。中国大部分地区均有分布。秋季花盛开时采割，除去老茎，阴干。切段，生用。

【药性】苦、辛，寒。归肝、胆经。

【功效】清虚热，除骨蒸，解暑热，截疟，退黄。

【应用】

1. 温邪伤阴，阴虚发热 本品苦寒清热，辛香透散，长于清透阴分伏热，有退虚热、除骨蒸之功，为退虚热之要药。治温病后期，邪伏阴分，夜热早凉，热退无汗，或低热不退，常与鳖甲、知母等同用，如青蒿鳖甲汤；治阴虚发热，骨蒸劳热，多与银柴胡、胡黄连等同用，如清骨散。

2. 外感暑热，湿热黄疸 本品辛香发散，外能解暑热，内可清湿热而利胆退黄。治外感暑热，或暑热夹湿，发热头痛，常与连翘、滑石、西瓜翠衣等同用，如清凉涤暑汤；治湿热黄疸，与茵陈、栀子等同用。

3. 疟疾寒热 本品辛寒，主入肝胆经，尤善截疟，为治疟疾之要药。可单用大量鲜青蒿绞汁服用，或与草果等截疟药同用。

【用法用量】煎服，6～12g，后下；或鲜用绞汁服。

【使用注意】脾胃虚弱，肠滑泄泻者忌服。

【药用举隅】

1. 治产后发热。青蒿 20g，金银花 15g，连翘 10g，甘草 6g，生黄芪 10g，水煎服 [江西中医药，1994(S1):36]。

2. 治夏季痱子、风疹。青蒿 100g，金银花、地肤子各 30g，黄柏 15g，煎水洗浴，每日 1 次，3～5 次即愈 [江西中医学院学报，2000(S1):31-32]。

【现代研究】含青蒿素、青蒿酸、青蒿醇、青蒿酸甲酯、苦味质、挥

发油、黄酮类、香豆素类成分及豆甾醇、β-谷甾醇和棕榈酸、维生素 A
等。有抑菌、抗病毒、利胆、解热、镇痛、抗炎、抗肿瘤、降压、抗心
律失常、镇咳、祛痰、平喘等作用。青蒿素有显著抗疟作用。

【药性歌括】青蒿气寒，童便熬膏，虚热盗汗，除骨蒸劳。

知识链接

"呦呦鹿鸣，食野之蒿"——屠呦呦与青蒿素

疟疾是世界性传染病，每年感染数亿人，并导致几百万人
死亡。青蒿治疗疟疾的确切记载最早见于公元 304 年，东晋葛
洪《肘后备急方》："青蒿一握，以水二升渍，绞取汁，尽服
之。"20 世纪六七十年代，中国中医科学院中药研究所研究员
屠呦呦所带领的科研团队从《肘后备急方》等中医古典文献中
获取启发，创建了低沸点溶剂提取的方法，获得了对鼠疟原虫
抑制率达 100% 的青蒿乙醚提取物，这是青蒿素发现最为关键
的一步。目前，青蒿素依然是人类抗疟首选的高效药物，以疗
效可靠且不良反应少而造福世界人民。因对抗疟药物青蒿素的
研发做出重大贡献，屠呦呦先后获得国际医学大奖——拉斯克
临床医学奖和诺贝尔生理学或医学奖。作为首次获得这两项大
奖的中国科学家，屠呦呦是中国人民的骄傲和自豪。

地骨皮
Dìgǔpí

【来源】首载于《神农本草经》，"主五内邪气，热中消渴，周痹。"
为茄科落叶灌木植物枸杞 *Lycium chinense* Mill. 或宁夏枸杞 *Lycium*

barbarum L. 的干燥根皮。枸杞主产于河南、山西、江苏等地；宁夏枸杞主产于宁夏、甘肃。春初或秋后采挖。剥取根皮，晒干。切段，生用。

【药性】甘，寒。归肺、肝、肾经。

【功效】凉血除蒸，清肺降火。

【应用】

1. 阴虚发热，内热消渴 本品甘寒清润，入肝、肾经。长于清肝肾之虚热，除有汗之骨蒸，为退虚热、疗骨蒸之佳品。治阴虚发热，骨蒸潮热，常与知母、银柴胡等配伍，如清骨散。此外，还能泻热而生津止渴，可治内热消渴，与生地黄、天花粉等同用。

2. 肺热咳嗽 本品味甘性寒，入肺经，能清泻肺中伏热。多用治小儿肺中伏火郁结，气逆不降之咳嗽气喘，与桑白皮、甘草等同用，如泻白散。

3. 血热出血 本品性寒，入血分，能凉血止血。可用治血热妄行所致吐血、衄血、尿血、崩漏等。轻证可单用煎服，或配白茅根、侧柏叶等药同用。

【用法用量】煎服，9～15g。

【使用注意】外感风寒发热及脾虚便溏者不宜用。

【药用举隅】

1. 治糖尿病。每日取地骨皮 50g，加水 1 000ml，慢火煎至 500ml，代茶频饮 [上海中医药杂志，1984(9):11]。

2. 治虚火牙痛。地骨皮 30～60g，每日 1 剂，煎 2 次混匀后，不停啜饮 [江西中医药，1995(S3):50]。

【现代研究】含生物碱、有机酸、酚类及甾醇、桂皮酸和多量酚类物质、甜菜碱、β-谷甾醇、亚油酸、亚麻酸、卅一酸等。有解热、降压、降血脂、降血糖、抑菌、止痛等作用。

【药性歌括】地骨皮寒，解肌退热，有汗骨蒸，强阴凉血。

其他清虚热药药性功用见表 2-6。

表 2-6　其他清虚热药药性功用简表

药名	药性	功效	主治	用法用量	使用注意
白薇	苦、咸,寒 归胃、肝、肾经	清热凉血,利尿通淋,解毒疗疮	阴虚发热,骨蒸劳热,产后血虚发热,温邪伤营发热,热淋,血淋,痈疽肿毒,蛇虫咬伤,咽喉肿痛,阴虚外感	5 ~ 10g	脾胃虚寒、食少便溏者不宜用
银柴胡	甘,微寒 归肝、胃经	清虚热,除疳热	阴虚发热,骨蒸劳热,小儿疳积发热	3 ~ 10g	外感风寒、血虚无热者不宜用
胡黄连	苦,寒 归肝、胃、大肠经	退虚热,除疳热,清湿热	阴虚发热,骨蒸潮热,小儿疳热,湿热泻痢,黄疸尿赤,痔疮肿痛	3 ~ 10g	脾胃虚寒者慎用

第三章　泻下药

【含义】凡以泻下通便为主要功效，治疗里实积滞证的药物，称为泻下药。

【性能特点】本类药物多沉降下行，主归大肠经。主要作用是泻下通便，能引起腹泻或润滑大肠，促进排便，以排除胃肠道内的积滞、燥屎及其他有害物质（如热毒、痰饮、虫积、瘀血等）；或清热泻火，使实热之邪通过泻下而清解，起到"上病治下""釜底抽薪"的作用；或逐水退肿，使体内积水停饮随大便排出，达到祛除水饮，消退水肿的目的。

【主治病证】泻下药主要用于大便秘结，胃肠积滞，实热内结及水肿停饮等里实证。

【药物分类】根据泻下药的作用强弱不同，一般将其分为攻下药、润下药和峻下逐水药三类（表3-1）。

表 3-1　泻下药分类表

分类	药性	主要功效	主治病证
攻下药	多苦寒沉降	泻下攻积兼清热	实热积滞,大便秘结
润下药	多甘平质润	润肠通便兼滋养	血虚阴亏,肠燥便秘
峻下逐水药	多苦寒有毒	峻下逐水兼利尿	水肿胀满,痰饮内停

【使用注意】攻下药与峻下逐水药作用比较峻猛，或具有毒性，容易伤及正气和脾胃，故年老体虚或脾胃虚弱者应慎用，妇女胎前产后及月经期应忌用。使用作用较强的泻下药时，当奏效即止，慎勿过剂，以免损伤正气。使用峻猛而有毒的泻下药时，一定要严格炮制法度，控制用量，避免中毒现象发生，确保用药安全。

第一节 攻下药

大黄
Dàhuáng

【来源】首载于《神农本草经》，"主下瘀血，血闭，寒热，破癥瘕积聚，留饮宿食，荡涤肠胃，推陈致新，通利水谷，调中化食，安和五脏。"

为蓼科植物掌叶大黄 *Rheum palmatum* L.、唐古特大黄 *R. tangutium* Maxim. ex Balf. 或药用大黄 *R. officinale* Baill. 的干燥根和根茎。前两者称为"北大黄"，产于青海、甘肃等地；后者称为"南大黄"，主产于四川。秋末茎叶枯萎或次春发芽前采挖，除去细根，刮去外皮，切瓣或段，绳穿成串干燥或直接干燥。生用、酒炒、酒蒸或炒炭用。

【药性】苦，寒。归脾、胃、大肠、肝、心包经。

【功效】泻下攻积，清热泻火，凉血解毒，逐瘀通经，利湿退黄。

【应用】

1. 胃肠积滞 本品苦能通泄，趋向沉降，具有较强的泻下作用，能荡涤肠胃，推陈致新，为治胃肠积滞，大便秘结之要药。通过配伍可用于多种积滞便秘，因其性寒，善泻热，热结便秘者尤为适宜。治热积：高热不退，大便秘结，腹痛拒按之阳明腑实证，常与芒硝相须为用，以增强泻下攻积作用，如大承气汤；若兼气血亏虚或阴津耗伤，可与人参、当归等配伍，以补气养血，如黄龙汤；或与麦冬、生地黄、玄参等同用，以滋阴增液，如增液承气汤。治寒积：脾阳不足，冷积便秘，手足不温者，常与附子、干姜等同用，以温阳通便，如温脾汤。治食积：饮食积滞，大便不爽，常配伍青皮、槟榔等，以行气消滞，如木香槟榔丸。

2. 火热上炎 大黄苦寒降泄之性，既能使上炎之火直折下泄，又能导热下行，有"釜底抽薪"之妙。治疗火邪上炎所致头痛目赤、咽喉肿痛、口舌生疮、牙龈肿痛等，可配伍黄芩、栀子、连翘等，以清热泻火、解毒消肿，如凉膈散。

3. 血热出血 大黄又入血分，能清血分之热而凉血止血。治血热妄行之吐血、衄血、咯血等，常与黄连、黄芩等配伍，以清热泻火，凉血止血，如泻心汤。现代临床治上消化道出血，单用大黄粉内服，就有良好的止血作用。

4. 热毒疮痈，水火烫伤 大黄清热之功又能泻火解毒，凉血消肿，为治热毒疮肿之要药。大凡热毒之证，不论外痈、内痈，有无便秘皆宜，内服外用均可。治痈肿疔疮、丹毒初起，红肿疼痛，可与连翘、白芷等配伍，内服以解毒消疮；亦可外用捣筛，与醋调敷。治肠痈腹痛，与牡丹皮、桃仁等同用，活血消痈，如大黄牡丹汤。治水火烫伤，可外用大黄粉，用蜂蜜或鸡蛋清调敷；或配地榆粉，用麻油调敷。

5. 瘀血阻滞 大黄主沉降，走下焦，入血分，具有较好的活血逐瘀通经作用，可用于多种瘀血阻滞证，尤以治腹部瘀血诸证见长。治妇女瘀血经闭，月经不调，与桃仁、桂枝等配伍，如桃核承气汤；治跌打损伤，瘀肿疼痛，与当归、红花等配伍，如复元活血汤。

6. 湿热诸证 本品苦寒又能清泻湿热，导邪外出，而收止痢、退黄、通淋之效。治湿热泻痢，腹痛里急后重，与黄连、木香配伍，燥湿行气，如芍药汤；治湿热黄疸，与茵陈、栀子配伍，利湿退黄，如茵陈蒿汤；治湿热淋证，与木通、车前子等同用，利尿通淋，如八正散。

【用法用量】煎服，3～15g。外用适量，研末敷于患处。**生大黄**泻下力强，但煎煮时间过久则泻下力减弱，故欲攻下应生用后下，入汤剂不宜久煎，或开水泡服。**熟大黄**泻下力缓，泻火解毒，用于火毒疮疡。**酒大黄**善清上焦血分热毒，用于目赤咽肿、牙龈肿痛。**大黄炭**凉血化瘀止血，用于血热有瘀出血证。

【使用注意】如非实证，不宜妄用，脾胃虚弱者慎用；孕妇及月经期、哺乳期慎用。

【药用举隅】

1. 治疗消化道出血。生大黄粉用开水送服，每次3g，每天4次，至患者的大便开始变黄之后每次服用1.5g，每天3次，一直到连续3次大便隐血试验阴性后停止服用 [血栓与止血学，2020,26(2):233-234]。

2. 治疗慢性肾衰竭。在常规治疗基础上，将温度为 36 ～ 37℃的大黄液（大黄 20g，煎至 200ml/ 袋）行保留灌肠 45 ～ 60 分钟以上，每天 1 次，21 天为 1 个疗程 [医学信息，2011,24(1):110]。

【现代研究】主要含蒽醌类化合物，包括游离和结合状态的大黄酚、大黄酸、芦荟大黄素、大黄素、蜈蚣苔素、大黄素甲醚，其主要泻下成分为结合性大黄酸蒽酮——番泻苷 A、B、C。此外，尚含鞣质以及游离没食子酸、桂皮酸及其脂类等。大黄有收敛、降压、降低血清胆固醇、增加血小板、促进血液凝固、利尿、抑菌、利胆、排石和促进消化作用。若大黄煎煮时间过长，其所含的蒽醌类化合物及结合性大黄酸及其类似物破坏较多，鞣酸等成分大量煎出，故仅有致便秘作用，而无泻下作用。

【药性歌括】大黄苦寒，实热积聚，蠲痰逐水，疏通便闭。

知识链接

斩关夺门唯将军

大黄素有"将军"之美称，《药品化义》云："大黄气味重浊，直降下行，走而不守，有斩关夺门之力，故号将军。"明代张景岳将它与附子列为"乱世之良将"，与"治世之良相"人参、熟地黄共称"药中之四维"。古有"人参杀人无过，大黄救人无功"之说，可见大黄虽为泻下攻积之佳品，但并不局限于通便，对于温病重证、火热炽盛、瘀血内阻等证，不论有无便秘均可使用。故临床应用颇为广泛，若辨证准确亦可为起死回生之金丹。

芒硝
Mángxiāo

【来源】首载于《名医别录》，"主五脏积聚，久热胃闭，除邪气，破留血，腹中痰实结搏，通经脉，利大小便及月水，破五淋，推陈致新。"

为硫酸盐类矿物芒硝族芒硝，经加工精制而成的结晶体。主要含含水硫酸钠（$Na_2SO_4 \cdot 10H_2O$）。产于沿海各产盐区及四川、内蒙古、新疆等地内陆盐湖。将天然产物用热水溶解，过滤，放冷析出结晶，即为其粗制品朴硝，通称"皮硝"。再取萝卜洗净切片，置锅内加水与皮硝共煮，取上层液，放冷析出结晶，即芒硝。以青白色、透明块状结晶、清洁无杂质者为佳。芒硝经风化失去结晶水而成白色粉末，称玄明粉（元明粉）。

【药性】咸、苦，寒。归胃、大肠经。

【功效】泻下通便，润燥软坚，清火消肿。

【应用】

1. 实热积滞　本品苦寒清热通泄，味咸润燥软坚，既能泻热通便，又能软化燥屎，为治实热积滞，腹满胀痛，大便燥结之要药，常与大黄相须为用，以增强泻下通便作用，如大承气汤。

2. 火热毒盛　本品外用有清火消肿之功，为外科、五官科常用之品，可治疗多种火热毒盛证。治咽喉肿痛、口舌生疮，可与冰片、硼砂等药同用，研末吹患处，如冰硼散；治目赤肿痛，可用芒硝置豆腐上化成水或者用玄明粉配制眼药水，外用滴眼；治乳痈初起，可单用本品化水或用纱布包裹外敷；治痔疮肿痛，可单用本品，煎汤外洗。

【用法用量】6～12g。一般不入煎剂，待汤剂煎得后，溶入汤液中服用。外用适量。

【使用注意】孕妇及哺乳期慎用；不宜与硫黄、三棱同用。

【药用举隅】

1. 治疗急性湿疹。100g芒硝与热水相溶，等药液的温度降至37～

42℃，浸泡患者病灶，每天浸泡两次，早、晚各一次，每次30分钟[河北医学，2015,21(12):2110-2112]。

2. 用于回乳。取芒硝150g用纱布包裹，分敷于两乳房上并固定，24小时后取下，如两乳房胀感同前，应重新更换1次，一般2～3天即可[中国中药杂志，1999,24(10)：634]。

【现代研究】主要含硫酸钠（Na_2SO_4），占96%～98%，并含少量硫酸镁、硫酸钙和氯化钠等无机盐。具有泻下、抗肿瘤、抗炎、利胆、提高吞噬功能、加快淋巴液生成、消肿、止痛等药理作用。4.3%硫酸钠无菌溶液静脉滴入可作为利尿药以治疗无尿症和尿毒症。

【药性歌括】玄明粉辛，能蠲宿垢，化积消痰，诸热可疗。

知识链接

当西瓜遇到芒硝

生活中每当遇到口腔溃疡、咽喉肿痛或者牙龈肿痛等问题时，总会用西瓜霜来涂抹喷洒患处，因其具有清热泻火、消肿止痛的功效。西瓜霜便是用芒硝与西瓜皮制作而来，具体做法：方法一，用未成熟的西瓜皮与皮硝加工制成。一般于农历八月节后制备较宜，因天气转凉，瓜不易烂，将较生的西瓜切开一小口，挖出部分瓜瓤，皮硝放入，然后将瓜皮盖好，用绳吊在南边朝北的方向风干，待皮硝往西瓜外面渗出时，刮下此霜即成西瓜霜。方法二，将西瓜皮切碎（约5kg）和皮硝（2.5kg）拌匀，装入黄砂罐内，盖好，挂于阴凉通风处，待砂罐外面有白霜冒出，用干净毛笔或纸片刷下，收集备用。

其他攻下药药性功用见表 3-2。

表 3-2　其他攻下药药性功用简表

药名	药性	功效	主治	用法用量	使用注意
番泻叶	甘、苦,寒 归大肠经	泻热行滞, 通便,利水	热结积滞,便秘 腹痛,水肿胀满	2～6g, 后下,或 开水泡服	孕妇及哺乳期、月 经期慎用。剂量 过大可致恶心呕 吐、腹痛等副作用
芦荟	苦,寒 归肝、胃、 大肠经	泻下通便, 清肝泻火, 杀虫疗疳	热结便秘,惊痫 抽搐,小儿疳积; 外治癣疮	2～5g, 宜入丸散	孕妇、哺乳期及脾 胃虚弱、食少便溏 者慎用

第二节　润下药

火麻仁
Huǒmárén

【来源】首载于《神农本草经》，"气味甘平无毒，主补中益气。"

为桑科植物大麻 Cannabis sativa L. 的干燥成熟果实。主产于山东、河北、黑龙江等地。秋季果实成熟时采收，除去果皮及杂质，晒干。生用或炒用，用时捣碎。

【药性】甘，平。归脾、胃、大肠经。

【功效】润肠通便。

【应用】

肠燥便秘　本品甘平，质润多脂，能润肠通便，又兼滋养补虚，多用治血虚津亏，肠燥便秘。如治老人、产妇及体弱津血不足之肠燥便秘，可单用本品研碎，与大米同煮为粥服食；兼气虚者，可配白术，以补气健脾；兼血虚者，可配当归、熟地黄等，以补血润肠，如益血润肠丸；兼阴虚津亏者，可配生地黄、麦冬，以养阴生津；肠胃燥热之脾约者，可配大黄、厚朴等，以泻热通便，如麻子仁丸。

【用法用量】煎服，10 ~ 15g。

【药用举隅】

1. 治疗麻痹性肠梗阻。皂角刺 50g，火麻仁 15g，蜂蜜 200g，先将皂角刺、火麻仁水煎约 200ml，然后与蜂蜜冲服，1 次服完 [四川中医，1989(7):29]。

2. 治疗慢性咽炎。火麻仁 50g，加水 300ml，浸泡 60 分钟，文火煎取 150ml，复煎加水 150ml，煮沸后 20 分钟取汁，2 次煎液相兑，早晚分服，每天 1 剂。以每天软便 2 ~ 3 次为度，不必尽剂 [新中医，2002，34(1):29]。

【现代研究】主要含脂肪油约 30%，油中含有大麻酚、植酸。种子含胡芦巴碱、异亮氨酸甜菜碱、麻仁球朊酶、亚麻酸、亚油酸和玉蜀黍嘌呤等。有润滑肠道、降血脂、降压和降低血清胆固醇水平等作用。

【药性歌括】火麻味甘，下乳催生，润肠通结，小水能行。

其他润下药药性功用见表 3-3。

表 3-3　其他润下药药性功用简表

药名	药性	功效	主治	用法用量	使用注意
郁李仁	辛、苦、甘，平 归脾、大肠、小肠经	润肠通便，下气利水	津枯肠燥，食积气滞，腹胀便秘，水肿，脚气浮肿，小便不利	6 ~ 10g	孕妇慎用

第三节　峻下逐水药

峻下逐水药药性功用见表 3-4。

表 3-4 峻下逐水药药性功用简表

药名	药性	功效	主治	用法用量	使用注意
甘遂 *	苦,寒;**有毒** 归肺、肾、大肠经	泻水逐饮,消肿散结	水肿胀满,胸腹积水,痰饮积聚,气逆咳喘,二便不利,风痰癫痫,痈肿疮毒	0.5 ~ 1.5g,炮制后多入丸散	孕妇及虚弱者禁用;不宜与甘草同用
京大戟 *	苦,寒;**有毒** 归肺、脾、肾经	泻水逐饮,消肿散结	水肿胀满,胸腹积水,痰饮积聚,气逆咳喘,二便不利,痈肿疮毒,瘰疬痰核	1.5 ~ 3g;入丸散服,每次 1g;内服醋制	孕妇及虚弱者禁用;不宜与甘草同用
芫花 *	苦,辛,温;**有毒** 归肺、脾、肾经	泻水逐饮,祛痰止咳;外用杀虫疗疮	水肿胀满,胸腹积水,痰饮积聚,气逆咳喘,二便不利;外治疥癣秃疮,痈肿,冻疮	1.5 ~ 3g;研末吞服,一次 0.6 ~ 0.9g	孕妇及虚弱者禁用;不宜与甘草同用

第四章 祛风湿药

【含义】凡以祛除风湿，解除痹痛为主要功效，治疗风湿痹证的药物，称为祛风湿药。

【性能特点】本类药物多辛香苦燥走散，性或温或凉，主归肝、肾经。主要作用是祛风散寒除湿；此外，部分药物还分别具有舒筋活络、止痛、强筋骨等作用。

【主治病证】祛风湿药主要用于风寒湿邪所致的肌肉、经络、筋骨、关节等处疼痛、重着、麻木和关节肿大、筋脉拘挛、屈伸不利等证。

【药物分类】根据祛风湿药的药性、功效特点，一般将其分为祛风寒湿药、祛风湿热药和祛风湿强筋骨药三类（表4-1）。

表4-1 祛风湿药分类表

分类	药性	主要功效	主治病证
祛风寒湿药	多辛、苦,温	祛风除湿,散寒止痛	风寒湿痹
祛风湿热药	多辛、苦,寒	祛风除湿,清热消肿	风湿热痹
祛风湿强筋骨药	多苦、甘、温，入肝、肾经	祛风湿,补肝肾,强筋骨	风湿日久,肝肾虚损

【使用注意】痹证多属慢性疾病，为服用方便，可作酒剂或丸剂服用。酒剂还能增强祛风湿药的功效。也可制成外敷剂，直接用于患处。祛风湿药多辛温性燥，易伤阴耗血，阴血亏虚者应慎用。有毒之品，应严格注意其炮制、配伍、剂型、剂量、煎法等，以防止中毒。

第一节　祛风寒湿药

独活
Dúhuó

【来源】首载于《神农本草经》，"主风寒所击，金疮止痛，贲豚痫痉，女子疝瘕。"

为伞形科植物重齿毛当归 *Angelica pubescens* Maxim. f. *biserrata* Shan et Yuan 的干燥根。主产于湖北、四川及安徽等地，春初或秋末采挖，除去须根及泥沙，烘干。切片，生用。

【药性】辛、苦，微温。归肾、膀胱经。

【功效】祛风除湿，通痹止痛。

【应用】

1. 风寒湿痹　本品功善祛风湿，止痹痛，为治风湿痹痛主药，凡风寒湿邪所致之痹证，无论新久，均可应用；主入肾经，尤以腰部以下寒湿痹痛为宜。治风寒湿痹证，肌肉、腰背、手足疼痛，可配防风、附子等，如独活汤；治痹证日久正虚，腰膝酸软，关节屈伸不利者，配桑寄生、杜仲、人参等，以补益肝肾，养血活血，如独活寄生汤。其止痛之功，亦可治风扰肾经，伏而不出之少阴头痛、痛连齿颊，见风即痛等。

2. 风寒夹湿表证　本品辛散温通苦燥，有类似羌活而较弱的散风胜湿作用，宜于外感风寒夹湿所致头痛头重，一身尽痛，配羌活、藁本等，如羌活胜湿汤。

此外，其祛风湿之功，亦治皮肤瘙痒，内服或外洗皆可。

【用法用量】煎服，3～10g。外用适量。

【使用注意】本品辛散温通苦燥，故阴虚及血燥者均应慎用。

【类药鉴别】**独活与羌活**　羌活为伞形科植物羌活或宽叶羌活的根茎和根。二者均辛苦性温，皆能祛风湿、止痛、解表，同可用治风寒湿痹及外感风寒夹湿所致的恶寒发热、头身重痛等症，常相须为用。不同之处在于，**羌活**发散力强，作用偏上偏表，善治外感风寒，恶寒发热、无汗、头身疼痛，以及上半身的风寒湿痹，肩背疼痛者；**独活**解表之力不及羌活，而祛风湿之力较强，作用偏下偏里，善治下半身的风寒湿痹，腰膝腿足关节疼痛，以及少阴伏风头痛者。故有"羌活善治在上在表之游风，独活善治在下在里之伏风"之说。

【药用举隅】

1. 辅助治疗肝肾亏虚型类风湿关节炎。用独活寄生汤，由独活、桑寄生、牛膝、杜仲、茯苓、秦艽、肉桂、细辛、防风、川芎、芍药、地黄、当归、人参、甘草组成，水煎内服 [临床合理用药杂志，2019,12(22):24-26]。

2. 治疗急性腰椎间盘突出症。独活、桑寄生、熟地黄、杜仲、鸡血藤、秦艽、白芍、桃仁、地龙、当归、红花、人参各 15g，肉桂、川赤芍、防风各 10g，乳没、甘草各 6g，细辛 3g，以上药物以水煎煮后，每日 2 次，每天早晨和晚上分别服用 1 剂，持续治疗 2 周 [内蒙古中医药，2016,35(2):34-35]。

【现代研究】含当归醇、当归素、佛手柑内酯、欧芹酚甲醚、伞形花内酯、东莨菪素、当归酸、巴豆酸、棕榈酸、硬脂酸、油酸、亚麻酸、植物甾醇、葡萄糖和少量挥发油。有镇静、催眠、镇痛、抗炎、抗菌作用。

【药性歌括】独活辛苦，颈项难舒，两足湿痹，诸风能除。

威灵仙
Wēilíngxiān

【来源】首载于《新修本草》，"腰肾脚膝积聚，肠内诸冷病，积年不瘥者，服之无不立效。"

为毛茛科多年生攀缘植物威灵仙 *Clematis chinensis* Osbeck、棉团铁线莲 *C. hexapetala* Pall. 或东北铁线莲 *C. manshurica* Rupr. 的干燥根及根茎。前一种主产于江苏、安徽、浙江等省，应用较广，后两种部分地区应用。秋季采挖，除去泥沙，晒干。切段，生用。

【药性】辛、咸，温。归膀胱经。

【功效】祛风湿，通经络。

【应用】

风湿痹证 本品辛散温通，既能祛风湿，又能通经络而止痛，为治风湿痹痛之要药。凡风湿痹痛，肢体麻木，筋脉拘挛，屈伸不利，无论上下皆可应用，尤宜于风邪偏盛，拘挛掣痛者。可单用为末服，即威灵仙散；治风寒腰背疼痛，与当归、肉桂等药同用，即神应丸。

此外，本品味咸，兼有软化鲠骨作用，用治诸骨鲠喉，可单用或与砂糖、醋煎后慢慢咽下。亦能通经络而止痛，治跌打伤痛、头痛、牙痛、胃脘痛等。

【用法用量】煎服，6 ~ 10g。治骨鲠可用 30 ~ 50g。

【使用注意】本品辛散走窜，故气血虚弱者应慎用。

【药用举隅】

1. 治疗慢性咽炎。以威灵仙为主药，用量较大达 90g，辅以麦冬、天冬、菊花、北沙参等组方。用水 1 500ml 煎至 500ml，加陈醋 70g，温热徐徐含咽。每日 1 剂，7 天为 1 个疗程，服药 2 个疗程 [内蒙古中医药，2014,33(35):35]。

2. 治疗膝关节骨性关节炎。威灵仙、骨碎补、桑寄生、牛膝、杜仲、丹参、川乌各 30g，当归、红花、秦艽各 20g，川芎 10g，细辛 3g。以上药物以水煎服后，每天服用 1 剂，持续治疗 4 周 [长春中医药大学学报，2014,30(5):918-919]。

【现代研究】含白头翁素、白头翁内酯、甾醇、糖类、皂苷、内酯、酚类、氨基酸。有降压、兴奋平滑肌、抗利尿、降血糖、镇痛和抗菌作用。

【药性歌括】威灵苦温，腰膝冷痛，消痰痃癖，风湿皆用。

木瓜
Mùguā

【来源】首载于《名医别录》，"主湿痹邪气，霍乱大吐下，转筋不止。"

为蔷薇科植物贴梗海棠 *Chaenomeles speciosa*（Sweet）Nakai 的干燥近成熟果实。夏、秋二季果实绿黄时采收，置沸水中烫至外皮灰白色，对半纵剖，晒干。切片，生用。

【**药性**】酸，温。归肝、脾经。

【**功效**】舒筋活络，和胃化湿。

【**应用**】

1. 风湿痹证 本品祛风之力不显，重在化湿舒筋活络，为治疗痹证筋脉拘挛、关节屈伸不利要药。治风湿痹痛，腰膝关节酸肿疼痛，配伍威灵仙、蕲蛇、川芎等；治筋急项强，不可转侧，配伍乳香、没药等活血舒筋药，如木瓜煎。

2. 脚气水肿 本品祛湿舒筋，为治脚气水肿常用药。治脚气水肿疼痛不可忍者，配伍吴茱萸、槟榔等温中燥湿利水之品，如鸡鸣散。

3. 吐泻转筋 本品可化湿和胃，舒筋以除脚腓挛急，用于湿浊中阻之腹痛吐泻转筋。偏寒者，配伍吴茱萸、小茴香、紫苏叶等温里散寒药，如木瓜汤；偏热者，可配伍蚕沙、薏苡仁、黄连等，如蚕矢汤。

此外，本品尚有消食作用，可用于消化不良；并能生津止渴，可治津伤口渴。

【**用法用量**】煎服，6～9g。

【**使用注意**】内有郁热，小便短赤者忌服。

【**药用举隅**】

1. 治急性病毒性黄疸型肝炎。用木瓜颗粒（每包 15g，含木瓜生药 5g，加蔗糖粉制成颗粒），每次 1～2 包，每日 3 次，开水冲服 [福建中医药，1987(2):24-25]。

2. 治疗轮状病毒性肠炎。木瓜 6g、广藿香 6g、紫苏叶 5g、桔梗 3g、陈皮 5g、大腹皮 4g、车前子 4g、泽泻 4g、白术 5g、甘草 3g，每天 1 剂，水煎服 [临床合理用药杂志，2009,2(11):55-56]。

【**现代研究**】含苹果酸、酒石酸、柠檬酸和皂苷，还含齐墩果酸。有保肝、抗菌、抗肿瘤作用。

【药性歌括】木瓜味酸，湿肿脚气，霍乱转筋，足膝无力。

其他祛风寒湿药药性功用见表4-2。

表4-2 其他祛风寒湿药药性功用简表

药名	药性	功效	主治	用法用量	使用注意
川乌*	辛、苦，热；**生川乌有大毒，制川乌有毒**归心、肝、肾、脾经	祛风除湿，温经止痛	风寒湿痹，关节疼痛，心腹冷痛，寒疝作痛，跌仆伤痛，麻醉止痛	制川乌煎服，1.5～3g宜先煎、久煎	生品内服宜慎；孕妇禁用；不宜与半夏、瓜蒌类、贝母类、白蔹、白及同用
蕲蛇*	甘、咸，温；**有毒**归肝经	祛风，通络，止痉	风湿顽痹，麻木拘挛，中风口眼㖞斜，半身不遂，小儿惊风，破伤风抽搐痉挛，麻风，疥癣	3～9g研末吞服，1～1.5g/次，每日2～3次	阴虚内热者忌服
伸筋草	微苦、辛，温归肝、脾、肾经	祛风除湿，舒筋活络	风寒湿痹，关节酸痛，屈伸不利，跌打损伤	3～12g	孕妇慎用

第二节 祛风湿热药

秦艽
Qínjiāo

【来源】首载于《神农本草经》，"主寒热邪气，寒湿风痹，肢节痛，下水，利小便。"

为龙胆科植物秦艽 Gentiana macrophylla Pall.、麻花秦艽 G. straminea Maxim.、粗茎秦艽 G. crassicaulis Duthie ex Burk. 或小秦艽 G. dahurica Fisch. 的干燥根。前三种按性状不同分别习称"秦艽"和"麻花艽"，后一种习称"小秦艽"。主产于山西、甘肃、内蒙古等地。春、秋二季采挖。去芦头，晒干。切片，生用。

【药性】辛、苦，平。归胃、肝、胆经。

【功效】祛风湿，清湿热，止痹痛，退虚热。

【应用】

1. 风湿痹证 本品辛散苦泄，质地偏润而不燥，有祛风湿，通经络，止痹痛之功。凡风湿痹痛，筋脉拘挛，骨节酸痛，无论寒热新久均可配用。因其性偏寒，兼有清热作用，故对热痹尤为适宜。治风湿热痹，关节红肿疼痛，常配防己、牡丹皮、络石藤等；治风寒湿痹，肢节疼痛拘挛，常配天麻、羌活、当归等，如秦艽天麻汤。

2. 中风半身不遂 本品能祛风邪，舒经络，可用于中风半身不遂等。治中风半身不遂，口眼㖞斜，四肢拘急，舌强不语等，单用大量煎服即能奏效；治血虚中风者，配当归、熟地黄、白芍等补血药，如秦艽汤。

3. 骨蒸潮热，疳积发热 本品能退虚热，除骨蒸，为治虚热证要药。治骨蒸潮热，配青蒿、地骨皮、知母等，如秦艽鳖甲散；治小儿疳积发热，配薄荷、炙甘草，即秦艽散。

4. 湿热黄疸 本品可清肝胆湿热而退黄疸，用于湿热黄疸。单用为末服即有效；临床多配茵陈、栀子、大黄等，以增利湿退黄之功，如山茵陈丸。

此外，本品能清湿热，尚可治痔疮肿痛等。

【用法用量】煎服，3～10g。

【药用举隅】

1. 治面瘫。秦艽15g，独活、川芎、当归、白芍各10g，羌活、白芷、防风、黄芩、生地黄、熟地黄、茯苓、白术、甘草各6g，细辛3g，水煎取汁400ml，每日1剂，分早晚2次温服，再结合中医针刺疗法，能加速急性期周围性面瘫患者面神经功能恢复［吉林中医药，2019,39(10):1381-1384］。

2. 治湿疹。用复方秦艽丸（由秦艽、苦参、乌蛇肉、防风、大黄、黄柏、白鲜皮组成），每日2次，每次1丸（9g），早、晚水送服，对湿热内蕴型慢性湿疹有治疗作用［中国中西医结合皮肤性病学杂志，2005(2):103-104］。

【现代研究】含龙胆宁碱、天山龙胆碱、龙胆黄碱、龙胆次碱、秦艽碱丙、挥发油及糖类。有抗炎、增强戊巴比妥的催眠 - 麻醉、降压、升高血糖和抗菌作用。

【药性歌括】秦艽微寒，除湿荣筋，肢节风痛，下血骨蒸。

防己
Fángjǐ

【来源】首载于《神农本草经》，"主风寒湿证，热气诸痫，除邪，利大小便。"

为防己科植物粉防己 *Stephania tetrandra* S. Moore 的干燥根。主产于安徽、浙江、江西等地。秋季采挖，洗净，除去粗皮，晒干。切片，生用。

【药性】苦，寒。归膀胱、肺经。

【功效】祛风止痛，利水消肿。

【应用】

1. 风湿痹证　本品功善祛风除湿、清热止痛，为风湿痹证常用药，尤宜于风湿热痹。治湿热偏盛，肢体酸重、关节红肿疼痛及湿热身痛者，常配滑石、薏苡仁、蚕沙等，如宣痹汤；治风寒湿痹，四肢挛急者，配伍温散寒湿药，如麻黄、肉桂等，如防己饮。

2. 水肿，小便不利　本品能清热利湿，为治水肿、小便不利之常用药，无论风水、皮水或腹水均可配用，尤宜于湿热壅盛者。治湿热腹胀水肿，配伍椒目、葶苈子、大黄，如己椒苈黄丸；治脚气足胫肿痛、重着、麻木，常配吴茱萸、槟榔、木瓜等。

此外，本品又能清热燥湿，可治湿疹疮毒。

【用法用量】煎服，5 ~ 10g。

【使用注意】胃纳不佳及阴虚体弱者慎服。

【药用举隅】

1. 辅助治疗肾病综合征。防己 15g、黄芪 20g、茯苓 30g、徐长卿 20g、丹参 15g、白术 12g、生姜皮 10g、甘草 8g、大枣 5 枚。每日 1 剂，水煎，分早、晚 2 次温服，可有效提高血浆白蛋白含量，减少尿蛋白量，稳定肾功能 [内蒙古中医药，2019,38(12):52-53]。

2. 治疗下肢深静脉血栓后遗症。防己 20g、茯苓 15g、黄芪 30g、桂枝 10g、甘草 6g。每日 1 剂，水煎 2 次共取汁 300ml，分早、晚 2 次温服 [河北中医，2012,34(4):537-538]。

【现代研究】含生物碱、黄酮苷、酚类、有机酸、挥发油等，其中生物碱有汉防己碱、防己诺林碱、门尼新碱、门尼定及轮环藤酚碱等。有镇痛、抗炎、解热、抗过敏性休克、增加冠脉血流量、抗菌、抗原虫、抗肿瘤作用。

【药性歌括】防己气寒，风湿脚痛，热积膀胱，消痈散肿。

知识链接

木防己非粉防己

马兜铃科木质藤本植物木防己的根，习称"广防己"，曾与本品并列为防己正品，过去两者是混用不分的。木防己因含马兜铃酸，有与关木通类似的毒性，原国家食品药品监督管理局下发通知，2004 年 9 月 30 日起，广防己不再用作药品生产。2005 年修订的《中国药典》中也禁用了广防己。根据通知要求，凡含广防己的中成药品种，生产企业必须将处方中的广防己用防己替换。通过临床和实验研究表明，马兜铃酸是一类具有致癌性和肾毒性的硝基菲羧酸，过量的马兜铃酸致内脏血管发生病变，导致肾脏供血障碍，引起肾小球坏死。除广防己外，马兜铃、关木通等中药也含有马兜铃酸成分。

其他祛风湿热药药性功用见表 4-3。

表4-3　其他祛风湿热药药性功用简表

药名	药性	功效	主治	用法用量	使用注意
桑枝	微苦,平 归肝经	祛风湿,利关节	风湿痹病,肩臂、关节酸痛麻木	9～15g	－
豨莶草	辛、苦,寒 归肝、肾经	祛风湿,利关节,清热解毒	风湿痹痛,筋骨无力,腰膝酸软,四肢麻木,中风半身不遂,风疹,湿疮,痈肿疮毒	9～12g	阴血不足者慎用
络石藤	苦,微寒 归心、肝、肾经	祛风通络,凉血消肿	风湿热痹,筋脉拘挛,腰膝酸痛,喉痹,痈肿,跌仆损伤	6～12g	－

第三节　祛风湿强筋骨药

五加皮
Wǔjiāpí

【来源】首载于《神农本草经》,"主心腹疝气,腹痛,益气疗躄,小儿不能行,疽疮阴蚀。"

为五加科植物细柱五加 *Acanthopanax gracilistylus* W.W. Smith 的干燥根皮。主产于湖北、河南、安徽等地。夏、秋二季采挖根部,洗净,剥取根皮,晒干。切厚片,生用。

【药性】辛、苦,温。归肝、肾经。

【功效】祛风除湿,补益肝肾,强筋壮骨,利水消肿。

【应用】

1. **风湿痹证**　本品辛能散风,苦能燥湿,祛风湿,兼补肝肾,强筋骨,尤宜于老人及久病体虚者。治风湿痹证,腰膝疼痛,筋脉拘挛,可单用或配伍当归、牛膝、地榆等,如五加皮酒。

2. **筋骨痿软,小儿行迟**　本品能补肝肾而壮骨益精,常用于肝肾不足,筋骨痿软者,以及小儿行迟。治肝肾不足,筋骨痿软,可配杜仲、牛膝等，如五加皮散；治小儿行迟，配龟甲、牛膝、木瓜等。

3. 水肿，脚气 本品尚能利水消肿，用治水肿、脚气。治水肿，小便不利，配茯苓皮、大腹皮、生姜皮，如五皮饮；治风寒湿壅滞之脚气水肿，配远志，如五加皮丸。

【用法用量】煎服，5~10g。

【药用举隅】

1. 治疗肢体疼痛症。五加皮、海风藤、透骨草各20g，当归、青皮、独活、木瓜、伸筋草各10g。煎水，每日1剂，每剂用大砂锅煎水2 000ml，先用药水热气熏蒸，待水温热适度可直接浸泡，躯干可用毛巾湿热敷擦[湖南中医杂志，1993(5):34-35]。

2. 治疗风湿痹证。用五加皮酒（五加皮、当归、牛膝各50g，高粱白酒100ml），将五加皮、当归、牛膝洗净后晾干装入罐中，倒入白酒，加盖密封浸泡7天。日服1~2次，每次30~50ml，可散寒除湿[中国民间疗法，2012,20(12):1]。

【现代研究】含丁香苷、刺五加苷 B_1、右旋芝麻素、16α-羟基-(-)-贝壳松-19-酸、β-谷甾醇、β-谷甾醇葡萄糖苷、硬脂酸、棕榈酸、亚麻酸及维生素 A、维生素 B_1 等。对中枢神经的兴奋和抑制过程均有影响，有抗疲劳、抗癌作用。

【药性歌括】五加皮温，祛痛风痹，健步坚筋，益精止沥。

桑寄生
Sāngjìshēng

【来源】首载于《神农本草经》，"主腰痛，小儿背强，痈肿，安胎，充肌肤，坚发齿，长须眉。"

为桑寄生科植物桑寄生 *Taxillus chinensis* （DC.）Danser 的干燥带叶茎枝。冬季至次春采割，除去粗茎，切段，干燥，或蒸后干燥。切片，生用。

【药性】苦、甘，平。归肝、肾经。

【功效】祛风湿，补肝肾，强筋骨，安胎元。

【应用】

1. 风湿痹证　本品苦燥甘补，祛风湿又长于补肝肾，强筋骨。治痹证日久，伤及肝肾，腰膝酸软、筋骨无力者尤宜，配杜仲、独活、牛膝等，如独活寄生汤。

2. 崩漏经多，妊娠漏血，胎动不安　本品善于补肝肾之营血，固冲任而安胎。治肝肾亏虚，月经过多、崩漏、妊娠下血、胎动不安者，配阿胶、续断、当归等，如桑寄生散。

【用法用量】煎服，9～15g。

【药用举隅】

1. 治疗先兆流产及习惯性流产。桑寄生 30g、茯苓 30g、川断 20g、菟丝子 15g、苎麻根 30g、当归 12g、艾叶炭 5g、紫苏梗 15g、煅龙骨 20g、煅牡蛎 20g。水煎 2 次合并药液，早晚分服，自妊娠 1 个月开始服用，至流产月份度过即可停药 [山西中医，2000(6):17]。

2. 治疗心痛短气。桑寄生 30g，每日 1 剂水煎，早晚分服，有显著治疗效果 [光明中医，2010,25(7):1175]。

【现代研究】含齐墩果酸、β- 香树脂醇、内消旋肌醇、黄酮类化合物，尚分离出蛇麻脂醇、β- 谷甾醇及黄酮苷。有降压、强心、利尿作用。

【药性歌括】桑上寄生，风湿腰痛，止漏安胎，疮疡亦用。

知识链接

桑寄生与槲寄生

古代所用的桑寄生，来源于桑寄生科不同属的数种植物，除钝果寄生属、梨果寄生属以外，还包括槲寄生属植物。《中国药典》已经将桑寄生科植物槲寄生 *Viscum coloratum* (Komar.) Nakai 的带叶茎枝单独收载为槲寄生，其性能、功效与应用与桑寄生相似。

其他祛风湿强筋骨药药性功用见表 4-4。

表 4-4 其他祛风湿强筋骨药药性功用简表

药名	药性	功效	主治	用法用量	使用注意
狗脊	苦、甘,温 归肝、肾经	祛风湿,补肝肾,强腰膝	风湿痹痛,腰膝酸软,下肢无力,肾虚不固,遗尿尿频,带下清稀	6 ~ 12g	肾虚有热,小便不利或短涩黄赤者慎服

第五章 化湿药

【含义】凡气味芳香，以化湿运脾为主要功效，治疗湿阻中焦证的药物，称为化湿药。

【性能特点】本类药物气味芳香，多味辛性温，主归脾、胃经。主要作用是化湿健脾、和中开胃。此外，部分药物兼有解暑、行气、止呕、止泻等作用。

【主治病证】化湿药主要用于治疗湿浊内阻，脾胃运化功能受阻而导致的脘腹胀满、呕吐泛酸、大便溏薄、食少体倦、舌苔白腻等。此外，暑温、湿温等亦可选用。

【使用注意】化湿药多为辛温香燥之品，易耗气伤阴，故气虚及阴虚血燥者宜慎用。又因其气味芳香，多含挥发油，故入汤剂不宜久煎，以免药效降低。

广藿香
Guǎnghuòxiāng

【来源】首载于《名医别录》，"疗风水毒肿，去恶气，疗霍乱，心痛。"

为唇形科广藿香 *Pogostemon cablin*（Blanco）Benth. 的干燥地上部分。主产于广东、海南等地。枝叶茂盛时采割，鲜用，或晒干。切段，生用。

【药性】辛，微温。归脾、胃、肺经。

【功效】芳香化浊，和中止呕，发表解暑。

【应用】

1. **湿阻中焦证** 本品辛温，气味芳香，为芳香化湿要药，主治湿阻中焦证。治寒湿中阻之脘腹痞满、食少、神疲体倦、大便溏薄等，配苍术、厚朴、陈皮等燥湿行气药，如不换金正气散；治湿热蕴结之痢下赤白、里急后重，配黄柏、秦皮、茵陈等清热燥湿、解毒止痢药，如茵陈白芷汤。

2. 呕吐　本品辛香而不燥烈，为和中止呕要药。呕吐之证，无论寒热虚实皆可应用。治寒湿中阻之呕吐，配半夏、丁香等，如藿香半夏汤；治胃热呕吐，配黄连、竹茹等；治脾胃虚弱、胃气上逆之呕吐，配党参、白术、橘红等，如藿香安胃散。

3. 暑湿表证，湿温初起　本品内可化湿和中，外能宣化湿浊，发表解暑。治暑月外感风寒，内伤湿滞之恶寒发热、头痛、脘腹痞满、呕恶吐泻，配白芷、紫苏叶、半夏等，如藿香正气散；治湿温初起，邪在气分，湿重于热者，配厚朴、茯苓、半夏等，如藿朴夏苓汤。

【用法用量】煎服，3～10g。鲜品加倍。

【使用注意】本品辛散温通，故阴虚及血燥者不宜用。

【类药鉴别】**广藿香与佩兰**　佩兰为菊科植物佩兰的地上部分。二者主入脾胃，均能芳香化湿，解暑发表，可用治湿阻中焦所致的脘腹胀满、食少纳呆、恶心呕吐，外感暑湿或湿温初起，暑月外感风寒，内伤生冷而致恶寒发热、头痛脘痞、呕恶泄泻等症，常相须为用。不同之处在于，**广藿香**化湿不燥热，辛散发表不峻烈，为芳化湿浊之要药，其解表之力较强，外感表证多用，并能化湿和中止呕。**佩兰**性平，发表之力不如广藿香，以化内湿、去陈腐、辟秽浊为长，又可用于脾经湿热，口中甜腻、舌苔垢腻等症。

【药用举隅】

1. 治疗夏季空调综合征。口服中成药藿香正气水，由苍术、陈皮、厚朴、白芷、茯苓、大腹皮、生半夏、甘草浸膏、广藿香油、紫苏叶油组成。每次 10ml，1 日 2 次，有外散风寒、内化湿浊、升清降浊、通畅气机之功 [浙江中西医结合杂志，2006(9):578-579]。

2. 预防性干预 COVID-19。藿香正气口服液（国药准字 Z50020409）饭前口服 10ml / 次，金蒿解热颗粒（国药准字 B20020411）饭后开水冲服，

8g/ 次，每日 2 次，服用 5 天 [中国中药杂志，2020,45(13):2993-3000]。

【现代研究】含挥发油，油中主成分为广藿香醇，α-、β- 和 γ- 藿香萜烯，α- 愈创烯，α- 布藜烯，广藿香酮，丁香烯，丁香酚及广藿香吡啶碱等。有抑菌、钙拮抗作用。

【药性歌括】藿香辛温，能止呕吐，发散风寒，霍乱为主。

苍术
Cāngzhú

【来源】首载于《神农本草经》，"主风寒湿痹，死肌痉疸。止汗除热，消食。作煎饵久服，轻身延年不饥。"

为菊科植物茅苍术 *Atractylodes lancea*（Thunb.）DC. 或北苍术 *Atractylodes chinensis*（DC.）Koidz. 的干燥根茎。前者主产于江苏、湖北、河南等地，以产于江苏茅山一带者质量最佳，故名茅苍术；后者主产于内蒙古、山西等地。春、秋二季采挖，除去泥沙，晒干，摘去须根。切片，生用或炒用。

【药性】辛、苦，温。归脾、胃、肝经。

【功效】燥湿健脾，祛风散寒，明目。

【应用】

1. **湿阻中焦证** 本品辛温苦燥，为燥湿健脾要药。治湿阻中焦，脾失健运之脘腹胀满、呕恶食少、吐泻乏力、肢体倦怠、舌苔白腻等，配厚朴、陈皮，如平胃散。

2. **风湿痹证** 本品辛散苦燥性温，能祛风散寒。治痹证湿邪偏盛之关节重着、屈伸不利者，常配羌活、独活、薏苡仁等，如薏苡仁汤；治湿热痹痛，配伍石膏、知母等，如白虎加苍术汤；治湿热下注之脚膝肿痛或痿软无力，常配黄柏，如二妙散。

3. **风寒夹湿表证** 本品既化内外湿浊，又能祛风散寒。治外感风寒表证夹湿所致恶寒发热、头身疼痛、无汗鼻塞，常配防风、羌活、白芷等，如神术散。

4. 夜盲症　本品能明目，治夜盲症及眼目昏涩，可单用，或与羊肝、猪肝等煎煮同食，如抵圣散。

【**用法用量**】煎服，3～9g。

【**使用注意**】本品性温苦燥，故阴虚内燥、气虚多汗者忌用。

【**药用举隅**】

1. 治疗儿童功能性便秘。苍术、决明子、白芍各 10g，制成颗粒制剂，1 剂药用 60ml 开水冲化，视患儿（18 个月～8 岁 2 个月）年龄大小给予适宜剂量，每日 2 次，连服 2 周 [陕西中医，2019,40(9):1199-1201]。

2. 治疗胃下垂。苍术 15～20g，煎汤或用滚开水浸泡，每次煎药 2 次或冲泡 2～3 杯，坚持服用 1～3 个月 [上海中医药杂志，2001(9):39]。

【**现代研究**】含挥发油，油的主要成分为苍术醇、茅术醇、β- 桉叶醇、苍术呋喃烃、苍术酮。有促进胃肠运动、降血糖、排钠、排钾、灭菌作用。苍术浸膏小量静脉注射能够引起兔血压轻度上升，大量则降压。

【**药性歌括**】苍术苦温，健脾燥湿，发汗宽中，更去瘴翳。

知识链接

苍术运脾疗夜盲

《太平圣惠方》最早记载了苍术可以治疗雀目："治雀目，不计时月，用苍术二两捣罗为散，每服一钱，不计时候，以好羊子肝一个……以粟米泔一大盏，煮熟为度。"中医认为，目疾除与肝有关外，与脾的升清功能也密切相关。苍术主入中焦，可燥湿运脾，助升清阳，而有明目之功。现代药理研究表明，苍术含有维生素 A 原，口服后可在肠道转化为维生素 A，但维生素 A 是脂溶性物质，煎煮溶出率低。因此单用苍术治疗夜盲症时用量宜大，与猪肝、羊肝同用为宜。

厚朴
Hòupò

【来源】首载于《神农本草经》，"主中风伤寒，头痛，寒热，惊悸，气血痹，死肌，去三虫。"

为木兰科植物厚朴 *Magnolia officinalis* Rehd. et Wils. 或凹叶厚朴 *Magnolia officinalis* Rehd. et Wils. var. *biloba* Rehd. et Wils. 的干燥干皮、根皮及枝皮。主产于四川、湖北、浙江等地。4—6月剥皮，阴干。切丝，生用或姜汁炙用。

【药性】苦、辛，温。归脾、胃、肺、大肠经。

【功效】燥湿消痰，下气除满。

【应用】

1. 湿阻中焦证　本品善燥湿行气。治湿阻中焦，脾胃气滞之脘腹胀满、不思饮食、嗳气吞酸、倦怠便溏等，常配苍术、陈皮，如平胃散。

2. 胃肠气滞证　本品味辛行散，善疏理气机，为消胀除满之要药。治脾胃气滞，脘腹胀满，大便不通，常配枳实、大黄，如厚朴三物汤；治食积不化，脘腹胀痛，嗳腐吞酸，常配枳实、麦芽等，如枳实消痞丸。

3. 痰饮喘咳　本品味苦降泄，入肺经能燥湿消痰，降气平喘。治痰饮阻肺，咳喘短气，胸膈满闷，配紫苏子、半夏、陈皮等，如苏子降气汤；治寒饮化热，胸闷气喘，喉间痰声漉漉，烦躁不安者，常配石膏、麻黄、苦杏仁等，如厚朴麻黄汤。

此外，还可治痰气互结咽喉之梅核气，咽中如有物阻，咯吐不出，吞咽不下，常配半夏、茯苓、紫苏叶等，如半夏厚朴汤。

【用法用量】煎服，3～10g。

【使用注意】本品性温苦燥，故气虚津亏者及孕妇慎用。

【药用举隅】

1. 治疗老年性便秘。用中成药厚朴排气合剂，由厚朴（姜制）、木香、枳实（麸炒）、大黄组成，50ml，每日1次，服用时摇匀，稍加热后温服，有行气导滞，促进胃肠蠕动之功 [中国老年学杂志，2014,34(12):3487-3488]。

2. 治疗慢性咽喉炎。厚朴 12g，桔梗 20g，柴胡、射干、玄参、紫苏叶、茯苓、甘草各 10g，法半夏 9g。若患者血瘀，加赤芍、红花、桃仁各 10g；若患者咽痒，加防风、荆芥各 10g。用水煎服，每日 1 剂，分早、晚 2 次服用。临床治疗效果显著 [光明中医，2018,33(13):1895-1897]。

【现代研究】含厚朴酚、四氢厚朴酚、异厚朴酚、木兰箭毒碱和挥发油，油中主要成分为 β- 桉叶醇。有抗菌、兴奋支气管平滑肌作用。

【药性歌括】厚朴苦温，消胀泄满，痰气泻痢，其功不缓。

[砂仁
Shārén]

【来源】首载于《药性论》，"主冷气腹痛，止休息气痢劳损，消化水谷，温暖脾胃，治冷滑下痢不禁。"

为姜科植物阳春砂 *Amomum villosum* Lour.、绿壳砂 *Amomum villosum* Lour. var. *xanthioides* T. L. Wu et Senjen 或海南砂 *Amomum longiligulare* T. L. Wu 的干燥成熟果实。阳春砂主产于广东、广西、云南等地，绿壳砂主产于广东、云南等地，海南砂主产于海南、广东等地。夏、秋二季果实成熟时采收，晒干或低温干燥。生用，用时捣碎。

【药性】辛，温。归脾、胃、肾经。

【功效】化湿开胃，温脾止泻，理气安胎。

【应用】

1. **湿浊中阻，脾胃气滞**　本品味辛性温，主入脾、胃经，善于化湿行气。治寒湿中阻之脘腹胀满冷痛、食少腹泻，常配木香、枳实等，如香砂枳术丸；治中焦寒湿气滞兼脾胃气虚者，常配人参、白术、茯苓等，如香砂六君子汤。

2. **脾胃虚寒，呕吐泄泻**　本品辛香性温，能温中健脾，止呕止泻。治脾胃虚寒之呕吐泄泻，可单用研末吞服，如缩砂散。

3. **妊娠恶阻，胎动不安**　本品能行气和中安胎。治妊娠气滞恶阻及胎动不安，常配紫苏梗、白术等安胎之品。

【用法用量】煎服，3～6g，后下。

【使用注意】本品辛散温燥，故阴虚血燥、火热内炽者慎用。

【类药鉴别】**砂仁与豆蔻** 豆蔻为姜科植物白豆蔻或爪哇白豆蔻的成熟果实。二者皆味辛性温，主入脾胃，气味芳香，均能化湿、行气、温中，用治湿阻中焦，脾胃气滞及脾胃虚寒所致脘腹胀痛、不思饮食、呕吐泄泻等症，常相须为用。入汤剂均宜后下。不同之处在于：**砂仁**作用偏于中、下二焦，善理脾胃气滞，长于温脾止泻，并能理气安胎，常用于脾寒泄泻、妊娠恶阻、气滞胎动不安等。**豆蔻**则作用偏中、上二焦，善理脾肺气滞，长于温胃止呕，常用于胃寒湿阻气滞的呕吐，以及湿温初起胸闷不饥、舌苔浊腻等。

【药用举隅】

1. 防治妊娠剧吐。每天辰时（7：00—9：00），取砂仁生姜散（砂仁5g、生姜10g研磨成粉）6g加适量白醋调成膏状，置于纱布上，贴敷中脘、内关、足三里及天枢穴，并固定，每天1次，每次8小时[中国医疗前沿，2010,5(15):73]。

2. 治疗遗尿症。每天晚上用白酒将患者脐眼部擦干净，再取砂仁研末（约0.2g）放在脐眼中央部位，用大于脐眼10倍的胶布把脐眼部封好，不要透空气，再用热水袋压在胶布上12小时即可，早上起床时将胶布取下[人民军医，1992(6):59]。

【现代研究】主要含挥发油，成分有乙酰龙脑酯、樟脑、柠檬烯、樟烯、α-蒎烯、β-蒎烯、龙脑、β-榄香烯、β-丁香烯、β-香柑油烯、α-侧柏烯、月桂烯、α-水芹烯、芳樟醇、α-金合欢烯、β-金合欢烯、荜草烯、γ-荜澄茄烯、棕榈酸等，还含有多种微量元素。有拮抗肠管兴奋或痉挛、增加肠道蠕动、抑制血小板聚集作用，对花生四烯酸和胶原与肾上腺素混合剂诱发的小鼠急性死亡有明显保护作用。

【药性歌括】砂仁性温，养胃进食，止痛安胎，行气破滞。
其他化湿药药性功用见表5-1。

表 5-1　其他化湿药药性功用简表

药名	药性	功效	主治	用法用量	使用注意
豆蔻	辛,温 归肺、脾、胃经	化湿行气,温中止呕,开胃消食	湿浊中阻,脾胃气滞,不思饮食,胸腹胀痛,食积不消,湿温初起,胸闷不饥,寒湿呕逆	3～6g,后下	阴虚血燥者慎用
草豆蔻	辛,温 归脾、胃经	燥湿行气,温中止呕	寒湿内阻,脾胃气滞,脘腹胀满冷痛,不思饮食,嗳气呕逆	3～6g	阴虚血燥者慎用

第六章 利水渗湿药

【含义】凡以通利水道，渗泄水湿为主要功效，治疗水湿内停证的药物，称为利水渗湿药。

【性能特点】本类药物味多甘淡，性平或寒凉，主归膀胱、肾及小肠经。主要作用是利水渗湿，使小便通畅，尿量增加，促进体内水湿之邪排泄；或利水消肿；或清利下焦湿热，利尿通淋；或利湿退黄。

【主治病证】利水渗湿药主要用于水湿内停所致的水肿、小便不利、淋证、黄疸、痰饮、泄泻、带下、湿疮、湿温、湿痹等病证。

【药物分类】根据利水渗湿药的药性、功效特点，一般将其分为利水消肿药、利尿通淋药和利湿退黄药三类（表6-1）。

表6-1 利水渗湿药分类表

分类	药性	主要功效	主治病证
利水消肿药	多甘、淡或苦,性平或微寒	利水消肿	水湿内停之水肿、小便不利、痰饮及泄泻等
利尿通淋药	多甘、淡或苦,性寒凉	利尿通淋	湿热蕴结下焦之热淋、血淋、石淋等
利湿退黄药	多苦,性寒,归肝胆经	清热利湿,利胆退黄	黄疸、湿疹湿疮等

【使用注意】利水渗湿药易耗伤津液，阴亏津少者应慎用或忌用；部分药物通利作用较强，孕妇慎用或忌用。

第一节 利水消肿药

$$\left[\begin{array}{c} 茯苓 \\ Fúlíng \end{array}\right]$$

【来源】首载于《神农本草经》，"主胸胁逆气，忧恚惊邪恐悸，心下结痛，寒热烦满，咳逆，口焦舌干，利小便。"

为多孔菌科真菌茯苓 *Poria cocos*（Schw.）Wolf 的干燥菌核。多寄生于松科植物赤松或马尾松等树根上。主产于云南、安徽、湖北等地，产于云南者称为"云苓"，质较优。7—9 月采挖，挖出后除去泥沙，堆置"发汗"后，摊开晾至表面干燥，再"发汗"，反复数次至出现皱纹、内部水分大部散失后，阴干。切片或块，生用。

【药性】甘、淡，平。归心、肺、脾、肾经。

【功效】利水渗湿，健脾，宁心。

【应用】

1. **水肿，小便不利** 本品淡渗甘补，药性平和，既能渗湿利水以祛邪，又能健脾以扶正，利水而不伤正气，为利水消肿要药，可用于寒热虚实各种水肿。治水湿内停所致之水肿、小便不利，常配泽泻、猪苓、白术等，如五苓散；治脾肾阳虚水肿，常配附子、生姜温阳利水，如真武汤；治水热互结，阴虚之小便不利、水肿，常配滑石、泽泻、阿胶等泻热滋阴，如猪苓汤。

2. **痰饮，泄泻** 本品善能渗湿健脾，可治脾虚诸证，对痰饮、泄泻有标本兼治之功。治湿痰，常配半夏、陈皮，如二陈汤；治痰饮之目眩心悸，常配桂枝、白术，如苓桂术甘汤。治脾虚湿盛泄泻，常配山药、白术、薏苡仁补脾益气，除湿止泻，如参苓白术散；治脾胃虚弱，倦怠无力、食少便溏等，常配人参、白术，如四君子汤。

3. **心悸失眠** 本品入心经，善能宁心安神，为治心悸失眠良药。治心脾两虚，气血不足之心悸、失眠、健忘，常配黄芪、当归、远志等，如归脾汤。

【用法用量】煎服，10～15g。

【类药鉴别】茯苓与猪苓　猪苓为多孔菌科真菌猪苓的菌核。二者均味甘淡，皆能利水渗湿，用治水肿、小便不利、泄泻、带下、淋浊等水湿为患，临床常相须为用。不同之处在于，**茯苓**性平和缓，祛邪而不猛烈，扶正而不峻补，为利中有补之品，并能健脾和中，宁心安神；**猪苓**但泻无补，且利水作用较茯苓为强。

【药用举隅】

1. 治疗慢性胃炎。茯苓、炒白术、党参各15g，炙甘草10g。加水500ml，煎取200ml，分早晚温服，对脾胃虚寒型胃炎效果显著并可减少复发率[光明中医，2019,34(16):2447-2449]。

2. 治疗妊娠期高血压。茯苓18g、防己9g、桂枝9g、泽泻9g、黄芪25g、炙甘草6g、白术20g，大腹皮、车前子各12g，水煎内服，效果显著[中国中医药现代远程教育，2020,18(10):72-74]。

【现代研究】主要含 β-茯苓聚糖和乙酰茯苓酸、茯苓酸、3β-羟基羊毛甾三烯酸等三萜类化合物，还含树胶、甲壳质、蛋白质、脂肪、甾醇、卵磷脂、葡萄糖、腺嘌呤、组氨酸、胆碱、β-茯苓聚糖分解酶、脂肪酶、蛋白酶等。有利尿、抗菌、预防溃疡、减少胃酸、降低血糖的作用。其乙醚或乙醇提取物能增强心肌收缩力。

【药性歌括】茯苓味淡，渗湿利窍，白化痰涎，赤通水道。

知识链接

延年抗癌话"福灵"

药食两用的茯苓自古以来就是人们的养生良药，北宋著名的文学家苏辙所写的《服茯苓赋并引》中言："茯苓千岁……庶几可以固形养气，延年而却老者，因为之赋以道之。"意思是常吃茯苓，人的身体可以保持年轻健康状态，寿命也可以增加。现代研究表明，茯苓中的茯苓多糖、茯苓三萜等活性成分有增强免疫功能的作用，可通过激活机体免疫系统杀伤肿瘤细胞，抑制肿瘤细胞转移，控制癌细胞周期，诱导癌细胞凋亡等途径，对胃癌、肺癌、膀胱癌、胰腺癌、前列腺癌等肿瘤细胞的增殖和侵袭都有显著抑制作用，是一味抗癌良药。

薏苡仁
Yìyǐrén

【来源】首载于《神农本草经》，"主筋急拘挛，不可屈伸，风湿痹，下气。"

为禾本科植物薏米 *Coix lacryma-jobi* L. var. *ma-yuen*（Roman.）Stapf 的干燥成熟种仁。主产于福建、河北、辽宁等地。秋季果实成熟时采割植株，晒干，打下果实，再晒干，除去外壳、黄褐色种皮及杂质，收集种仁。生用或炒用。

【药性】甘、淡，凉。归脾、胃、肺经。

【功效】利水渗湿，健脾止泻，除痹，排脓，解毒散结。

【应用】

1. **水肿，小便不利**　本品甘淡渗利，既能利水又能健脾，功似茯苓而性凉，为淡渗清补之佳品。治水湿内停之水肿、小便不利，常配茯苓、猪苓、泽泻等；治脾虚湿盛之水肿腹胀、小便不利，常配茯苓、白术、黄芪等益气健脾利水。

2. **脾虚泄泻**　本品渗湿健脾止泻，治脾虚湿盛之泄泻，常配人参、茯苓、白术等，如参苓白术散。

3. **痹证**　本品具有渗湿与除痹之功，可舒筋脉，缓拘挛。治湿痹之筋脉拘挛疼痛，常配独活、防风、苍术，如薏苡仁汤；治风湿热痹，多配伍防己、滑石、栀子等，如宣痹汤。

4. 肺痈，肠痈 本品性凉，善清肺肠之热，排脓消痈。治肺痈胸痛，咳吐腥臭脓痰者，常配苇茎、冬瓜仁、桃仁等，如苇茎汤；治肠痈腹痛，可配附子、败酱草，如薏苡附子败酱散。

此外，尚能解毒散结，用治赘疣，癌肿。

【用法用量】煎服，9～30g。清热利湿宜生用，健脾止泻宜炒用。

【使用注意】本品性质滑利，孕妇慎用。

【药用举隅】

1. 治疗类风湿性膝关节炎。薏苡仁 30g、白芍 15g、川芎 15g、苍术 15g、当归 15g、麻黄 10g、桂枝 10g、甘草 6g，水煎，每日 1 剂，分 2 次服用，结合针灸，治疗寒湿闭阻型患者有较好疗效 [黑龙江中医药，2012,41(5):39-40]。

2. 辅助治疗脾虚湿滞型糖尿病。薏苡仁 30g，煎煮后取汁服用，能够缩短血糖控制所需时间 [世界最新医学信息文摘，2019,19(97):211-212]。

【现代研究】含蛋白质、脂肪、糖类、少量维生素 B_1、氨基酸（亮氨酸、赖氨酸、精氨酸、酪氨酸等）、薏苡素、薏苡酯、三萜化合物等。有减少横纹肌收缩、降血糖、抗利尿、解热和抑制癌细胞增长作用。

【药性歌括】薏苡味甘，专除湿痹，筋节拘挛，肺痈肺痿。

[泽泻 Zéxiè]

【来源】首载于《神农本草经》，"主风寒湿痹，乳难消水，养五脏，益气力，肥健。"

为泽泻科多年生沼泽植物东方泽泻 *Alisma orientale* (Sam.) Juzep. 或泽泻 *A. plantago-aquatica* Linn. 的干燥块茎。主产于福建、四川、江西等地。冬季茎叶开始枯萎时采挖，洗净，干燥，除去须根及粗皮，晒干。切片，生用、麸炒或盐水炒用。

【药性】甘、淡，寒。归肾、膀胱经。

148

【**功效**】利水渗湿，泻热，化浊降脂。

【**应用**】

1. 水肿，痰饮，泄泻 本品淡渗利水作用较强。治水湿内停之水肿、小便不利，常配茯苓、猪苓、桂枝等，如五苓散；治痰饮停聚，清阳不升之头目昏眩，常与白术同用，如泽泻汤。

2. 淋证，带下 本品性寒，渗湿下行，善清下焦、膀胱之湿热。治湿热淋证，常配木通、车前子；治湿热下注，妇人带下，常配木通、车前子、龙胆等，如龙胆泻肝汤。

3. 遗精 本品能泄下焦肾之虚火。治肾阴不足，相火亢盛之遗精盗汗、耳鸣腰酸，常配熟地黄、山茱萸、山药等滋补肾阴药，如六味地黄丸。

此外，本品具化浊降脂之功，可治高脂血症。

【**用法用量**】煎服，6～10g。

【**使用注意**】本品性寒通利，故肾虚精滑无湿热者忌用。

【**药用举隅**】

1. 治疗高脂血症。泽泻、白术各35g，先浸泡药材30分钟后开大火煮沸，再调小火慢煎15分钟，煎取500ml，每日1剂，早、晚各服用250ml，临床疗效确切，可有效改善患者的临床症状及血脂指标，且安全性高[临床合理用药杂志，2018,11(36):114-115]。

2. 治疗痰浊上扰型梅尼埃病眩晕。丹参30g、泽泻50g、茯苓15g、白术20g，姜半夏、天麻、陈皮、生姜各10g，甘草6g，每日1剂，水煎，早、晚分两次温服[广西中医药，2018,41(1):17-18]。

【**现代研究**】主要含有三萜类化合物：泽泻醇A、泽泻醇B、乙酸泽泻醇A酯、乙酸泽泻醇B酯和表泽泻醇A；另含挥发油、小量生物碱、天冬素、脂肪酸（棕榈酸、硬脂酸、油酸、亚油酸）、树脂、蛋白质和多量淀粉等。有利尿、降血脂、降血糖和抗菌作用。

【**药性歌括**】泽泻甘寒，消肿止渴，除湿通淋，阴汗自遏。

其他利水消肿药药性功用见表6-2。

表6-2 其他利水消肿药药性功用简表

药名	药性	功效	主治	用法用量
猪苓	甘、淡,平 归肾、膀胱经	利水渗湿	小便不利,水肿,泄泻, 淋浊,带下	6 ~ 12g
冬瓜皮	甘,凉 归脾、小肠经	利尿消肿,清热解暑	水肿胀满,小便不利, 暑热口渴,小便短赤	9 ~ 30g

第二节　利尿通淋药

车前子
Chēqiánzǐ

【来源】首载于《神农本草经》,"主气癃、止痛,利水道小便,除湿痹。"

为车前科植物车前 *Plantago asiatica* L. 或平车前 *Plantago depressa* Willd. 的干燥成熟种子。前者中国大部分地区均产,后者分布于北方各省。夏、秋二季种子成熟时采收果穗,晒干,搓出种子,除去杂质。生用或盐水炙用。

【药性】甘,寒。归肝、肾、肺、小肠经。

【功效】清热利尿通淋,渗湿止泻,明目,祛痰。

【应用】

1. 淋证,水肿　本品甘寒滑利,善通利水道,清膀胱热结,能导湿热之邪从小便而出,宜于湿热下注之淋证、水肿胀满、小便不利,为热淋涩痛之要药。治湿热淋证,常配木通、滑石、瞿麦等,如八正散;治肾虚腰重脚肿,常配牛膝、熟地黄、肉桂等药,如济生肾气丸。

2. 泄泻　本品归小肠经,能渗湿利水,分清泌浊,利小便实大便而奏止泻之功,尤宜于湿盛小便不利之水泻。可单用本品研末,米饮送服;或配伍白术同用,如分水神丹。

3. 目赤肿痛,目暗昏花　本品性寒,入肝经,善清肝泻热明目,为疗目疾之常用药，宜于治疗肝热之目赤涩痛，常配菊花、决明子等；治肝肾亏虚之目暗昏花，须配伍熟地黄、菟丝子等养肝明目药，如驻景丸。

4. 痰热咳嗽　本品性寒，入肺经，能清肺泻热，化痰止咳。治肺热咳嗽、痰多黄稠，常配黄芩、瓜蒌、浙贝母等清肺化痰药。

【**用法用量**】煎服，9～15g，包煎。

【**药用举隅**】

1. 治疗老年人功能性便秘。车前子40～60g，布包文火水煎30分钟，煎至400ml，早晚各服200ml[中国中医药信息杂志，2001(11):70]。

2. 治疗小儿阴茎红肿疼痛。车前子50g、青葙子50g，水煎外洗，每日1剂。待药液适温后，用软净纱布或消毒脱脂棉蘸药水频洗患处，不拘次数，此法治疗多种原因所致者，疗效可靠[中医杂志，1998(11):3-5]。

【**现代研究**】含有桃叶珊瑚苷、车前黏多糖、消旋车前子苷、都楒子苷酸、车前子酸、琥珀酸、腺嘌呤、胆碱及脂肪油、β-谷甾醇、β-谷甾醇-3-O-β-D-吡喃葡萄糖苷。有利尿、降低血清胆固醇、降压、拟胆碱和祛痰镇咳作用。

【**药性歌括**】车前子寒，溺涩眼赤，小便能通，大便能实。

滑石
Huáshí

【**来源**】首载于《神农本草经》，"主身热泄澼，女子乳难，癃闭，利小便，荡胃中积聚寒热。"

为硅酸盐类矿物滑石族滑石，主要含含水硅酸镁[$Mg_3(Si_4O_{10})(OH)_2$]。主产于山东、江西、辽宁等地。全年可采，采挖后，除去泥沙及杂石，洗净，砸成碎块，研成细粉用或水飞晾干用。

【**药性**】甘、淡，寒。归膀胱、肺、胃经。

【**功效**】利尿通淋，清热解暑；外用祛湿敛疮。

【应用】

1. 热淋，石淋，尿热涩痛　本品甘寒滑利，寒能清热，滑能利窍，善清膀胱湿热而通利水道，利尿通淋作用显著，为治淋证常用药，尤宜于热淋、石淋。治热淋、尿热涩痛，常配木通、车前子、瞿麦等，如八正散；治石淋，常配海金沙、金钱草、木通等。

2. 暑温，湿温，湿热水泻　本品甘淡而寒，既能利水湿，又可清热解暑，为治暑湿烦渴、湿温初起之常用药。治暑热烦渴、小便短赤，可配甘草，如六一散；治湿温初起及暑温夹湿，头痛恶寒、身重胸闷，常配薏苡仁、豆蔻、苦杏仁等，如三仁汤。

3. 湿疮，湿疹，痱子　本品外用有清热收湿敛疮作用，可用于皮肤湿疮、湿疹、痱子等证。治湿疮、湿疹，可单用或与枯矾、黄柏为末敷撒患处；治痱子，常与薄荷、甘草等制成痱子粉外用。

【用法用量】10～20g，先煎。滑石粉宜包煎。外用适量。

【药用举隅】

1. 治疗带状疱疹。按照每100g滑石粉加入75%乙醇150ml的比例，先将滑石粉装入烧杯中，再倒入乙醇搅拌均匀，用无菌棉签涂抹在疱疹表面，待干后再加涂一层，反复多次，直至形成较厚的保护膜，可以减少渗出、促进结痂、缓解疼痛、有效防止痂下感染 [北京中医，2007(1):43]。

2. 治疗泌尿系结石。滑石、金钱草、海金沙、鸡内金、郁金、猪苓、泽泻、牛膝、王不留行、冬葵子、大黄，水煎，每日1剂，分3次服用。服药半小时后饮水并行跳跃活动，疗效较为显著，且对本病所出现的主要症状如腰痛、镜下血尿、肾积水等改善明显 [中国中医药现代远程教育，2010,8(23):175]。

【现代研究】主要含硅酸镁、氧化镁、氧化硅、水。有保护皮肤和黏膜以及抗菌作用。

【药性歌括】滑石沉寒，滑能利窍，解渴除烦，湿热可疗。
其他利尿通淋药药性功用见表6-3。

表 6-3　其他利尿通淋药药性功用简表

药名	药性	功效	主治	用法用量	使用注意
木通	苦,寒 归心、小肠、膀胱经	利尿通淋, 清心除烦, 通经下乳	淋证,水肿,心烦尿赤, 口舌生疮,经闭乳少, 湿热痹痛	3 ~ 6g	不宜长期或大量服用; 孕妇慎用
瞿麦	苦,寒 归心、小肠经	利尿通淋, 活血通经	热淋,血淋,石淋, 小便不通,淋沥涩痛, 瘀阻经闭,月经不调	9 ~ 15g	孕妇慎用
地肤子	辛、苦,寒 归肾、膀胱经	清热利湿, 祛风止痒	小便不利,淋沥涩痛, 阴痒带下,风疹,湿疹, 皮肤瘙痒	9 ~ 15g	-
海金沙	甘、咸,寒 归膀胱、小肠经	清利湿热, 通淋止痛	热淋,石淋,血淋, 膏淋,尿道涩痛	6 ~ 15g 包煎	-
石韦	甘、苦,微寒 归肺、膀胱经	利尿通淋, 清肺止咳, 凉血止血	热淋,血淋,石淋,小便 不通,肺热喘咳,吐血, 衄血,尿血,崩漏	6 ~ 12g	-
萆薢	苦,平 归肾、胃经	利湿去浊, 祛风除痹	膏淋,白浊,白带过多, 风湿痹痛,关节不利, 腰膝疼痛	9 ~ 15g	肾阴亏虚、遗精滑精者慎用

第三节　利湿退黄药

茵陈
Yīnchén

【来源】首载于《神农本草经》,"主风湿寒热邪气,热结黄疸。"

为菊科植物滨蒿 *Artemisia scoparia* Waldst. et Kit. 或茵陈蒿 *Artemisia capillaris* Thunb. 的干燥地上部分。主产于陕西、山西、河北等地。春季幼苗高 6 ~ 10cm 时采收或秋季花蕾长成至花初开时采割,除去杂质及老茎,晒干。春季采收的习称"绵茵陈",秋季采割的称"花茵陈"。生用。

【药性】苦、辛,微寒。归脾、胃、肝、胆经。

【**功效**】清利湿热，利胆退黄。

【**应用**】

1. **黄疸尿少**　本品苦以燥湿，寒能清热，主入肝、胆经，尤善清利肝胆湿热从小便而出，退黄效佳，为治黄疸之要药，无论湿热之阳黄、寒湿之阴黄，均可使用。治阳黄湿热并重者，常配栀子、大黄，如茵陈蒿汤；治寒湿郁滞，黄色晦暗之阴黄，则配伍附子、干姜等温化寒湿，如茵陈四逆汤。

2. **湿温暑湿**　本品苦寒中禀清香芳化之性，既能导湿热从小便而出，又能芳化湿浊之邪出表，善治湿热并重之湿温暑湿，常配滑石、黄芩等，如甘露消毒丹。

3. **湿疮瘙痒**　本品苦燥辛散，性寒而清，善清利肌表之湿热而解毒疗疮，故可用于肌表湿热蕴结之湿疮、湿疹瘙痒，内服外用均可。可单用或配伍苦参、白鲜皮、地肤子等。

【**用法用量**】煎服，6～15g。外用适量，煎汤熏洗。

【**药用举隅**】

1. 治疗慢性乙型肝炎属肝胆湿热证者。茵陈 15g、酒大黄 10g、栀子 10g、板蓝根 15g、叶下珠 15g、白花蛇舌草 15g、茯苓 10g、苍术 10g、厚朴 10g、炒莱菔子 10g、五味子 10g、甘草 10g，每日 1 剂。加水适量，浸药 2 小时后，连续煎药 2 次。每次煎药 20 分钟，两次滤取药液 400ml，早、晚饭后各服 200ml[光明中医，2015,30(2):283-285]。

2. 治疗肝胆湿热型慢性胆囊炎。大黄 10g、栀子 12g、茵陈 10g，水煎，每日 1 剂（400ml），早、晚分 2 次服用 [中医临床研究，2018,10(21):51-52]。

【**现代研究**】含 6,7- 二甲基七叶树内酯及挥发油，油中主要为 α- 蒎烯、茵陈二炔酮、茵陈烯炔、茵陈醇、茵陈色原酮、绿原酸等。具有利胆、解热、镇痛、抗炎、抗肿瘤、抑菌、抗病毒和降压作用。

【**药性歌括**】茵陈味苦，退疸除黄，泻湿利水，清热为凉。

知识链接

秋季茵陈效更高

"三月茵陈四月蒿，五月六月当柴烧"，这一流传甚广的顺口溜，至今仍被医药界不少人士作为评价茵陈质量好坏的标准，其实这种认识是不完全正确的。《中国药典》茵陈的植物来源规定为菊科植物滨蒿或茵陈蒿的干燥地上部分。春季幼苗高 6～10cm 时采收或秋季花蕾长成至花初开时采割，除去杂质及老茎，晒干。春季采收的习称"绵茵陈"，秋季采割的称"花茵陈"。绵茵陈与花茵陈可同等入药，均具有清湿热，退黄疸的功效。据《中药大辞典》记载，茵陈蒿具有利胆作用的有效成分蒿属香豆素含量因部位和季节而异，花期最高达 1.98%～2.6%，而滨蒿的幼苗中不含蒿属香豆素。由此可见，秋季茵陈不仅没有失去疗效，而且它的有效成分含量比春季茵陈还要高。

$$\left[\begin{array}{c}\text{金钱草}\\ \text{Jīnqiáncǎo}\end{array}\right]$$

【来源】首载于《本草纲目拾遗》，"祛风，治湿热。《百草镜》：跌打损伤，疟疾，产后惊风，肚痛便毒痔漏，擦鹅掌风。汁漱牙疼。"

为报春花科植物过路黄 *Lysimachia christinae* Hance 的干燥全草。江南各省均有分布。夏、秋二季采收，除去杂质，晒干。切段，生用。

【药性】甘、咸，微寒。归肝、胆、肾、膀胱经。

【功效】利湿退黄，利尿通淋，解毒消肿。

【应用】

1. 湿热黄疸，胆胀胁痛　本品寒以清热，善入肝胆经，既能清肝胆之火，又能除下焦湿热，有清热利湿退黄之效，为治湿热黄疸常用。治湿热黄疸，常与茵陈、栀子、大黄等同用。

2. 石淋，热淋，小便涩痛 本品咸寒，其性通利，有清热利尿、通淋排石之功，善消结石，为治疗石淋、热淋之要药。治石淋可单用大剂量煎汤代茶，或与海金沙、鸡内金等同用。

3. 痈肿疔疮，蛇虫咬伤 本品有清热解毒消肿之功，用于恶疮肿毒，毒蛇咬伤等证，可用鲜品捣汁内服或捣烂外敷，或与蒲公英、野菊花等同用。

【用法用量】煎服，15～60g。外用适量。

【药用举隅】

1. 治疗肝胆结石。金钱草50g、鸡内金20g、郁金20g、柴胡20g、青皮20g、茵陈20g、栀子20g、香附15g、砂仁15g、木香10g、延胡索10g、甘草5g、大黄10g（后下），水煎服，每日1剂，早晚分服，每次100ml，对胆囊结石、胆总管结石及肝内胆管结石均有疗效[辽宁中医药大学学报，2009,11(2):123-124]。

2. 治疗无症状性高尿酸血症。金钱草15g，煎服，每日1次，能降低血尿酸水平[河南中医，2016,36(4):724-725]。

【现代研究】含l-蒎莰酮、l-薄荷酮、l-胡薄荷酮、α-蒎烯、β-蒎烯、柠檬烯、对-聚伞花素、异薄荷酮、异蒎莰酮、芳樟醇、薄荷醇、α-松油醇、熊果酸、β-谷甾醇、棕榈酸、琥珀酸、多种氨基酸、鞣质、苦味质、胆碱、硝酸钾等。有显著的利尿和保肝利胆作用。

【药性歌括】金钱草咸，利尿软坚，通淋消肿，结石可痊。

其他利湿退黄药药性功用见表6-4。

表6-4 其他利湿退黄药药性功用简表

药名	药性	功效	主治	用法用量	使用注意
虎杖	微苦，微寒 归肝、胆、肺经	利湿退黄，清热解毒，散瘀止痛，止咳化痰	湿热黄疸，淋浊，带下，痈肿疮毒，水火烫伤，毒蛇咬伤，经闭，癥瘕，风湿痹痛，跌打损伤，肺热咳嗽	9～15g	孕妇慎用

第七章 温里药

【含义】凡以温里散寒为主要功效，治疗里寒证的药物，称为温里药。

【性能特点】本类药物均味辛，性温热，多归脾、胃经，部分兼入肾、肝、心、肺经。主要作用是温里祛寒、温经止痛，个别药物还有助阳、回阳之功。

【主治病证】温里药主要用于脾胃寒证。部分药物可暖肝散寒，用于肝经受寒之少腹冷痛；或温肾助阳，用于肾阳不足证；或温阳通脉，用于心肾阳虚；或温肺化饮，用于肺寒痰饮证。少数药可回阳救逆，用于亡阳四肢厥逆证。

【使用注意】本类药物性多辛热燥烈，易耗阴助火，凡实热证、阴虚火旺、津血亏虚者忌用；孕妇及气候炎热时慎用。部分药物有毒，应注意炮制、剂量和用法，以免中毒。

附子
Fùzǐ

【来源】首载于《神农本草经》，"主风寒，咳逆邪气，温中，金疮，破癥坚积聚血瘕，寒湿痿躄，拘挛膝痛，不能行步。"

为毛茛科植物乌头 Aconitum carmichaeli Debx. 的子根的加工品。主产于四川、湖北、湖南等地。6月下旬至8月上旬采挖，除去母根、须根及泥沙，习称"泥附子"。加工成"盐附子""黑顺片""白附片"3个品种。

【药性】辛、甘，大热；有毒。归心、肾、脾经。

【功效】回阳救逆，补火助阳，散寒止痛。

【应用】

1. 亡阳证　本品辛甘大热，能上助心阳，中温脾阳，下补肾阳，走而不守，为回阳救逆第一品药。治大病久病，阳气亏虚，阴寒内盛，或大汗、大吐、大泻所致四肢厥冷、脉微欲绝之亡阳证，常与干姜同用，如四逆汤。

2. 阳虚证　本品主归肾、脾、心经，能补一身之阳气。治肾阳虚之阳痿遗精、宫冷不孕、腰膝冷痛、夜尿频多，常与肉桂、鹿角胶、杜仲等同用，如右归丸；治脾胃虚寒较甚，或脾肾阳虚之脘腹冷痛、恶心呕吐、大便溏泄，常与党参、白术、干姜等同用，如附子理中丸；治心阳不足之胸痹心痛、心悸气短，可与桂枝、人参等同用，以增温阳益气宽胸之效；治阳虚外感风寒，常配麻黄、细辛，以助阳解表，如麻黄附子细辛汤。

3. 寒湿痹证　本品又可散寒止痛，风寒湿痹、周身关节疼痛均可用之，尤善治寒痹痛甚者，常与桂枝、白术、甘草等同用，以温经散寒除湿，如甘草附子汤。

【用法用量】煎服，3～15g，先煎，久煎，至口尝无麻辣感为度。

【使用注意】孕妇慎用。不宜与半夏、瓜蒌类、贝母类、白蔹、白及同用。

【类药鉴别】**附子与川乌**　附子与川乌同出一源，皆辛热有毒，均能温里祛寒止痛，用治心腹冷痛、寒湿痹痛等证，但因其药用部位及品种不同，故作用有异。**附子**为毛茛科植物乌头子根的加工品，其回阳救逆、补火助阳作用明显，常用于亡阳证和肾、脾、心阳不足之证。**川乌**为毛茛科植物乌头的块根入药，长于祛风除寒湿，其通痹止痛之力较强，故寒湿痹痛、心腹冷痛、跌打伤痛及麻醉止痛等多用。二者均反半夏、贝母、瓜蒌、白及、白蔹，不宜同用。

【药用举隅】

1. 辅助治疗慢性肾病。附子30g（先煎、久煎、酌情减量），白术、丹参各20g，白芍、茯苓、炙甘草、泽兰、白茅根各10g，生姜3片。水煎服，每日服用1剂，分早晚2次服用。可有效缓解患者肾纤维化的程度，改善肾功能 [当代医药论丛，2020,18(10):202-203]。

2. 治疗慢性心力衰竭。制附子（先煎 1 小时）50g、茯苓 30g、白芍 30g、炒白术 20g、生姜 30g、桂枝 20g、猪苓 10g、泽泻 15g、泽兰 15g。5 剂，每日 1 剂，水煎分两次服 [河南中医，2014,34(8):1457-1458]。

【现代研究】主要含有双酯型生物碱，如乌头碱、新乌头碱、次乌头碱、去甲乌头碱等，还含有单酯型生物碱，如苯甲酰乌头原碱、苯甲酰新乌头原碱、苯甲酰次乌头原碱等。有强心、扩血管、抗炎、镇痛、抗溃疡、抗衰老和抗肿瘤作用。

【药性歌括】附子辛热，性走不守，四肢厥冷，回阳功有。

知识链接

附子多毒不久服

附子是临床常见中药，在我国第一部药学专著《神农本草经》中就有载录，列为"多毒，不可久服"之下品。乌头碱是存在于附子中的主要有毒成分。它主要使迷走神经兴奋，损害周围神经。中毒症状以神经系统和循环系统症状为主，其次是消化系统症状。临床主要表现为口舌及四肢麻木，全身紧束感等，通过兴奋迷走神经而降低窦房结的自律性，引起异位起搏点的自律性增高而导致心律失常，损害心肌。口服纯乌头碱 0.2mg 即可中毒，3～5mg 可致死。而附子需要先煎、久煎的原因就在于附子经长时间煎煮后，乌头碱水解为乌头原碱，毒性大减，而强心成分经煎煮、炮制之后不被破坏，故呈明显的强心作用。

干姜
Gānjiāng

【来源】首载于《神农本草经》，"主胸闷咳逆上气，温中，止血，出汗，逐风湿痹，肠澼下利，生者尤良。"

为姜科植物姜 *Zingiber officinale* Rosc. 的干燥根茎。主产于四川、贵州、湖北等地。冬季采挖，除去须根及泥沙，晒干或低温干燥。切片，生用。

【药性】辛，热。归脾、胃、肾、心、肺经。

【功效】温中散寒，回阳通脉，温肺化饮。

【应用】

1. 脾胃寒证 本品辛热燥烈，主入脾胃，善除脾胃寒证。治脾胃虚寒之脘腹冷痛，呕吐泄泻，常配党参、白术等温中散寒，补气健脾，如理中丸。

2. 亡阳证 本品又归肾、心经，守而不走，回阳通脉。治心肾阳气衰微，阴寒内盛之四肢厥冷、脉微欲绝，与附子相须为用，既助附子回阳救逆之功，又可降低附子之毒，如四逆汤。

3. 寒饮喘咳 本品归肺经，又善温肺散寒化饮。治寒饮伏肺之咳喘、痰多清稀、形寒背冷，常配细辛、麻黄、五味子等，如小青龙汤。

【用法用量】煎服，3～10g。

【使用注意】血热妄行、阴虚内热者忌用。孕妇慎用。

【类药鉴别】**干姜与生姜、炮姜** 姜，原为民间常用药物，亦为佐餐之品，由于治疗需要，经过不同加工炮制而成生姜、干姜、炮姜。**生姜**为姜之新鲜者切片入药，味辛性温，长于发汗解表，温中止呕，为呕家圣药，外感风寒，呕吐者多用；又能温肺止咳，解毒，用于风寒咳嗽，还可解半夏、天南星、鱼蟹之毒。**干姜**为姜之干品，其辛散之性已减而燥性更强，偏治里寒证，长于温中散寒，回阳通脉，温肺化饮，用治脾胃虚寒、亡阳证及寒饮咳喘。**炮姜**为干姜砂烫入药，无辛散作用，善于温经止血，温中止痛，主治中焦虚寒性出血、腹痛泻痢等。

【药用举隅】

1. 治疗慢性胃炎。干姜、半夏、黄连、黄芩、甘草、大枣、党参、厚朴组成半夏泻心汤加减方，水煎内服，能够有效改善胃黏膜损伤 [临床医药文献电子杂志，2020,7(48):16-17]。

2. 治疗胆热脾寒型肝炎。由柴胡、桂枝、干姜、瓜蒌根、黄芩、牡蛎、炙甘草组成的柴胡桂枝干姜汤，水煎服，每日1剂，早晚分服，每次约100ml[中国民间疗法，2012,20(5):25-26]。

【现代研究】含挥发性成分：α- 姜烯、牻牛儿醇、β- 甜没药烯、橙花醇、1,8- 桉叶素、α- 松油醇、龙脑、β- 水芹烯、芳樟醇、甲基壬基酮、樟烯、柠檬烯、倍半水芹烯、α- 姜黄烯及乙酸孟酯等；辛辣成分：6- 姜辣醇、6- 姜辣酮、8- 姜辣烯酮、5- 去氧 -6- 姜辣醇、6- 姜辣二醇、6- 姜辣二醇 -5- 乙酸酯、6- 姜辣二醇 -3- 乙酸酯、6- 姜辣二醇双乙酸酯及 6- 甲基姜辣二醇双乙酸酯等；二芳基庚烷类成分：姜烯酮A、B、C、异姜烯酮B、六氢姜黄素等。有保护胃黏膜、抗胃溃疡、阻碍淀粉糖化、修复肝脏功能、利胆、升压、扩张血管、促进血液循环、抗惊厥、镇痛、解热、抑制血小板聚集、抗变态反应作用。

【药性歌括】干姜味辛，表解风寒，炮苦逐冷，虚寒尤堪。

[肉桂
Ròuguì]

【来源】首载于《神农本草经》，"主上气咳逆，结气喉痹吐吸，利关节，补中益气。"

为樟科植物肉桂 *Cinnamomum cassia* Presl 的干燥树皮。主产于广东、广西、海南等地。多于秋季剥取，刮去栓皮，阴干。生用。

【药性】辛、甘，大热。归肾、脾、心、肝经。

【功效】补火助阳，引火归原，散寒止痛，温经通脉。

【应用】

1. **肾阳虚证** 本品辛甘大热，能补火助阳，益阳消阴，引火归原，为治命门火衰之要药。治肾阳不足，命门火衰之腰膝冷痛、阳痿宫寒、夜尿频多等，常配鹿角胶、杜仲、附子等同用以温肾补阳，如右归丸；治肾阳亏虚，虚阳上浮之面赤、虚喘、汗出、心悸，常配山茱萸、人参、五味子等以益肾引火归原。

2. 寒凝诸痛证　本品辛散温通，可散寒止痛，尤善祛沉寒痼冷。用治寒性诸痛，如脘腹冷痛、寒湿痹痛、腰痛等。治脘腹冷痛，呕吐泄泻，轻者可单用；治寒疝腹痛，常配小茴香、吴茱萸、乌药等；治风寒湿痹，寒痹腰痛，常配独活、桑寄生、杜仲等，如独活寄生汤。

3. 寒凝血瘀证　本品辛散温通，兼入血分，能温通经脉，散寒止痛。治冲任虚寒，寒凝血瘀之月经不调、痛经、闭经或产后恶露不尽，常配川芎、赤芍、小茴香等，如少腹逐瘀汤。

此外，久病体弱，气血不足者，在补益气血方中加入少量肉桂，有宣导百药，鼓舞气血生长之效，如十全大补汤。

【用法用量】煎服，1～5g。

【使用注意】阴虚火旺者忌服，有出血倾向者及孕妇慎用，不宜与赤石脂同用。

【药用举隅】

1. 治疗小儿腹泻。肉桂3g、丁香1.5g，共研细末备用。使用时取药粉少许用水调成糊状，摊在伤湿止痛膏上，然后稍加热，将膏药贴于脐上，每12小时换药1次 [中国民间疗法，1998(6):3-5]。

2. 治疗痛经。肉桂20g、当归10g、川芎10g、桃仁6g、炮姜15g、延胡索6g、香附6g、丹参10g，全方加水1 000ml，文火再浓缩成480ml，每次服160ml，一天3次，有活血养血，温经止痛之功 [江苏中医药，2005(2):27]。

【现代研究】含挥发油（桂皮油），主要成分为桂皮醛，并含少量乙酸桂皮酯、乙酸苯丙酯等。本品还含丁香油酚，尚含黏液、鞣质等。具有镇静、降温、降压、预防血吸虫病、杀菌作用。外敷可治疗胃痛、胃肠胀气及绞痛等，内服可作健胃剂和祛风剂。

【药性歌括】肉桂辛热，善通血脉，腹痛虚寒，温补可得。

吴茱萸
Wúzhūyú

【来源】首载于《神农本草经》，"主温中下气，止痛，咳逆寒热，除湿，血痹，逐风邪，开腠理。"

为芸香科植物吴茱萸 *Evodia rutaecarpa*（Juss.）Benth.、石虎 *Evodia rutaecarpa* (Juss.) Benth. var. *officinalis* (Dode) Huang 或疏毛吴茱萸 *Evodia rutaecarpa* (Juss.) Benth. var. *bodinieri* (Dode) Huang 的干燥近成熟果实。主产于贵州、湖南、四川等地。8—11 月果实尚未开裂时采集。晒干或低温烘干。生用或制用。

【药性】辛、苦，热；有小毒。归肝、脾、胃、肾经。

【功效】散寒止痛，降逆止呕，助阳止泻。

【应用】

1. 寒滞肝经诸痛证 本品辛散苦泄，性热，主归肝经，可散肝经之寒凝，又解肝经之郁滞，为治寒滞肝经诸痛之要药。治肝胃虚寒，浊阴上逆之厥阴头痛、呕吐涎沫，常配生姜、人参等，如吴茱萸汤；治冲任虚寒，瘀血阻滞之痛经，常配桂枝、当归、川芎等，如温经汤。

2. 呕吐吞酸 本品既能散寒止痛，又可疏理肝气，降逆止呕，制酸止痛，为治肝胃不和呕吐吞酸之要药。治肝火犯胃之胁痛口苦、呕吐吞酸，常配黄连，如左金丸。

3. 虚寒泄泻 本品辛热苦燥，能助阳止泻。治脾肾阳虚之五更泄泻，常配补骨脂、肉豆蔻、五味子等，如四神丸。

【用法用量】煎服，2~5g。外用适量。

【使用注意】本品有小毒，不宜多用、久用。阴虚有热者忌用。孕妇慎用。

【药用举隅】

1. 治疗厥阴头痛。吴茱萸 10g、党参 15g、生姜 6g、细辛 5g、姜半夏 10g、茯苓 20g、胆南星 6g、赭石 30g、大枣 3 枚。上方水煎两次，共取液 300ml，早晚各温服 150ml[世界最新医学信息文摘，2018,18(66):157-158]。

2. 治疗高血压。吴茱萸 12g、川芎 10g、牛膝 10g，取患者的神阙及双侧涌泉穴进行敷贴，每次 24 小时，疗效显著，能持续稳定患者血压水平 [黑龙江医药，2019,32(5):1026-1028]。

【现代研究】果实所含的挥发油为吴茱萸烯、罗勒烯、吴茱萸内酯、吴茱萸内酯醇等，还含吴茱萸酸；又含生物碱：吴茱萸碱、吴茱萸次碱、吴茱萸因碱、羟基吴茱萸碱、吴茱萸卡品碱；还含吴茱萸啶酮、吴茱萸苦素。有驱蛔、抗菌、镇痛、抗惊厥、升高体温与血压、收缩子宫、抗病毒作用。

【药性歌括】吴萸辛热，能调疝气，脐腹寒疼，酸水能治。
其他温里药药性功用见表 7-1。

表 7-1 其他温里药药性功用简表

药名	药性	功效	主治	用法用量	使用注意
小茴香	辛,温 归肝、肾、脾、胃经	散寒止痛，理气和胃	寒疝腹痛,睾丸偏坠胀痛,痛经,少腹冷痛,脾胃虚寒气滞,脘腹胀痛,食少吐泻	3 ~ 6g	阴虚火旺者慎用
丁香	辛,温 归脾、胃、肺、肾经	温中降逆，散寒止痛，温肾助阳	脾胃虚寒,呃逆呕吐,食少吐泻,心腹冷痛,肾虚阳痿,宫冷	1 ~ 3g	不宜与郁金同用
高良姜	辛,热 归脾、胃经	温中止呕，散寒止痛	脘腹冷痛,胃寒呕吐,嗳气吞酸	3 ~ 6g	—
花椒	辛,温 归脾、胃、肾经	温中止痛，杀虫止痒	脘腹冷痛,呕吐泄泻,虫积腹痛;湿疹,阴痒	3 ~ 6g	—

第八章 理气药

【含义】凡以疏畅气机为主要功效，治疗气滞或气逆证的药物，称为理气药。其中理气作用强者，又称破气药。

【性能特点】本类药物多辛香苦温，辛香行散，味苦降泄，性温通行，主归肝、脾、胃、肺经。善调畅气机，具有行气之功，部分药物还兼有降气作用。

【主治病证】理气药主要用于气机失调之气滞或气逆证。用于肝郁气滞之胁肋胀痛、情志不舒、月经失调等；脾胃气滞之脘腹胀痛、嗳气呕恶、大便秘结或泻痢不爽等；肺气壅滞之咳嗽气喘、胸痹心痛等。

【使用注意】本类药物多属辛温香燥之品，有耗气伤阴之弊，故气阴不足者忌用。破气药作用峻猛而更易耗气，故孕妇慎用。

陈皮
Chénpí

【来源】首载于《神农本草经》，"主胸中瘕热逆气，利水谷。久服去臭，下气通神。"

为芸香科植物橘 *Citrus reticulata* Blanco 及其栽培变种的干燥成熟果皮。主产于广东、福建、四川等地，产于广东新会者称为新会皮、广陈皮。秋季果实成熟时采收，晒干或低温干燥。切丝，生用。以陈者为佳。

【药性】苦、辛，温。归肺、脾经。

【功效】理气健脾，燥湿化痰。

【应用】

1. 脘腹胀痛，食少泄泻 本品辛苦气香，有行气止痛、健脾和中之功，对寒湿阻滞中焦者最为适宜。治脾胃气滞，脘腹胀痛，常配伍木香、枳壳等行气止痛药；治寒湿中阻之脾胃气滞，脘腹胀痛、恶心呕吐，常配伍苍术、厚朴等，以燥湿行气，运脾和胃，如平胃散。

2. **呕吐，呃逆** 本品苦能降泄，辛散温通，入脾胃经，能健脾理气调中，而有良好的和胃止呕之功。治痰湿阻滞，胃失和降之恶心呕哕，可配生姜同用，如橘皮汤；治胃虚有热之呕逆或干呕、虚烦少气，常配竹茹、人参等，如橘皮竹茹汤。

3. **湿痰寒痰咳喘** 本品入脾经，能燥湿健脾；又入肺经，能宽胸化痰，为治湿痰、寒痰之要药。治湿痰咳嗽、痰多色白，常配伍半夏、茯苓等，如二陈汤；治寒痰咳嗽，可与细辛、干姜等同用。

【用法用量】煎服，3～10g。

【类药鉴别】**陈皮与青皮** 二者同出一物，均来源于芸香科植物橘树的果实，皆辛苦性温，行气除胀，同可用治食积气滞，脘腹胀痛、食少吐泻等，常相须为用。不同之处在于，**陈皮**为成熟果实的果皮，其性较缓，温和不峻，主理脾肺之气，长于理气调中，燥湿化痰，为脾、肺二经的气分药。**青皮**为未成熟果实的果皮或幼果，其性较猛，主疏肝胆之气，偏于疏肝破气，消积化滞，主治肝气郁滞，胁肋胀痛、疝气疼痛；食积气滞，脘腹胀痛；气滞血瘀，癥瘕积聚、久疟痞块等症。

【药用举隅】

1. 治疗乳腺增生。陈皮80g，夏枯草、王不留行、丝瓜络各30g。水煎内服，每日1剂，分早晚2次服，随症加减药味[北京中医，1996(2):40]。

2. 治疗咳嗽变异性哮喘。陈皮12g、枳壳10g、桔梗10g、法半夏10g、茯苓10g、射干12g、僵蚕10g、莱菔子10g、甘草6g，水煎2次，取汁100ml，日1剂，分早晚2次温服，随症加减[实用中医药杂志，2017,33(5):507-508]。

【现代研究】主要含有挥发油，油中主要为柠檬烯、柠檬醛等。还含有橙皮苷、新橙皮苷、橙皮素、肌醇、维生素B、维生素C等。有抑制胃肠平滑肌、抑制子宫平滑肌、镇咳、祛痰、强心、抗菌和抗血小板聚集作用。

【药性歌括】陈皮辛温，顺气宽膈，留白和胃，消痰去白。

知识链接

"一两陈皮一两金，百年陈皮胜黄金"

陈皮，以陈者为贵。在广东流传着这样一句谚语，"一两陈皮一两金，百年陈皮胜黄金"，陈皮的年代影响了它的价值，甚至上升到了高价收藏品的地位。1~3年陈皮外皮呈鲜红色或暗红色，内表面雪白，带刺激香味，果酸味重，一般不适宜食用，需要多收藏一段时间。5~8年陈皮外皮呈浅棕色，果皮细纹凹凸明显，光泽鲜亮，内瓣自然泛黄带白，有轻微脱落现象；气味方面，带清新的陈香味，入味辛不甚苦。10~15年陈皮外皮呈浅棕带黄色，果皮细纹清晰可见，带光泽，内瓣微黄中带暗白，岁月感明显；淡淡陈香味，入口味辛且醇。16~20年陈皮外皮呈棕色，果皮细纹细细可见，微光泽，内瓣微黄，厚度渐薄，纯纯陈香味；入口味辛，醇香味更浓。21~30年陈皮外皮深褐色，果皮细纹已无痕迹，光泽暗沉，内瓣深黄，与果皮渐近，更薄更轻；陈香味悠然而绵长，淡淡飘香。30年以上外皮呈褐黑色，轻薄，自然卷曲。

［ 枳实 ］
Zhǐshí

【来源】首载于《神农本草经》，"主大风在皮肤中如麻豆苦痒，除寒热结，止痢，长肌肉，利五脏，益气轻身。"

为芸香科植物酸橙 *Citrus aurantium* L. 及其栽培变种或甜橙 *Citrus sinensis* Osbeck 的干燥幼果。主产于四川、江西、福建等地。5—6 月采收自落的果实，横剖成两半，晒干或低温干燥。切片，生用或麸炒。

【药性】苦、辛、酸，微寒。归脾、胃经。

【功效】破气消积，化痰散痞。

【应用】

1. 胃肠积滞，湿热泻痢　本品辛行苦降，善破气除痞、消积导滞，凡气滞脘腹痞满者，无论寒热虚实均可应用。治饮食积滞，脘腹胀痛，嗳腐吞酸，常配莱菔子、山楂、神曲等，如枳实散；治脾胃虚弱，脘腹痞满胀闷，常配白术，如枳术丸；治热结便秘，痞满胀痛，常配大黄、芒硝、厚朴以行气破结，泻热通便，如大承气汤。

2. 痰阻气滞，胸痹，结胸　本品行滞降泄力强，长于化痰消痞，破气除满。治痰浊闭阻，胸阳不振，胸痹心痛，常配薤白、桂枝、瓜蒌等，如枳实薤白桂枝汤；治痰热结胸，常配瓜蒌、半夏、黄连等，以清热化痰、消痞散结。

此外，本品尚可用于中气下陷之胃下垂、子宫脱垂、脱肛等脏器下垂证，常配补气、升阳之黄芪、柴胡、升麻等，以增强升提之力。

【用法用量】煎服，3～10g。炒后药性较平和。

【使用注意】孕妇慎用。

【类药鉴别】**枳实与枳壳**　二者同出一物，都来源于芸香科植物酸橙及其栽培变种的果实，李时珍虽谓二者"性味功用俱同"，但"大者为壳，小者为实"，临床使用有区别。**枳实**气锐力猛，作用强烈，善于破气消积，化痰除痞。主治积滞内停，便秘或泻痢后重及痰阻气滞，胸痹结胸等。**枳壳**力缓而长于理气宽中，消除胀满，气滞、胸胁脘腹胀满及食积之轻证多用。

【药用举隅】

1. 治疗功能性消化不良。脾胃虚弱证用枳实消痞丸 6g／次，每日 3 次；联合黄芪建中汤（黄芪 60g，大枣 30g，白芍 20g，桂枝 15g，生姜 10g，饴糖 30g，炙甘草 10g）水煎 200ml，早、晚两次温服 [实用中医内科杂志，2021,35(1):121-123]。

2. 治疗腰椎间盘突出症。用枳壳甘草汤，由当归、丹参、三棱、莪术、牵牛子、枳壳、甘草7味药组成，每日1剂，水煎取汁300ml，分早、晚2次服，连续服用4周[河北中医，2014,36(3):358-359]。

【现代研究】含挥发油、黄酮苷、生物碱、维生素C。其未熟果实的果皮中含新橙皮苷、柚皮苷、野漆树苷和忍冬苷等黄酮苷。有抑制肠平滑肌、抑制乙酰胆碱、升压、降低胆固醇、抑制结核分枝杆菌H27Rv和健胃作用。从枳实果皮中分离出的橙皮苷，能抑制卵巢周围透明质酸酶的活性。

【药性歌括】枳实味苦，消食除痞，破积化痰，冲墙倒壁。

木香
Mùxiāng

【来源】首载于《神农本草经》，"主邪气，辟毒疫，强志，主淋露。"

本品为菊科多年生草本植物木香 *Aucklandia lappa* Decne. 的干燥根。主产于云南、广西、四川等地。秋、冬二季采挖，晒干或烘干后去粗皮。切片，生用或煨用。

【药性】辛、苦，温。归脾、胃、大肠、三焦、胆经。

【功效】行气止痛，健脾消食。

【应用】

1. **脾胃气滞证** 本品辛香温通，善行脾胃之气滞，为行气调中止痛之佳品，善治中焦气滞诸证。治脾胃气滞，脘腹胀痛，常配枳壳、厚朴、陈皮等；治脾虚气滞，脘腹胀满，食少便溏，常配伍陈皮、白术、党参等，如香砂六君子汤。

2. **大肠气滞，泻痢后重** 本品辛行苦降，又行大肠之气滞，使肠腑气机畅通，大便通调，后重自除，为治湿热泻痢里急后重之要药。治湿热壅滞大肠，泻痢后重，常与黄连配伍，如香连丸。

169

3. 胁肋疼痛，黄疸 本品具行气调中之功，可助利胆疏肝。用治肝胆失疏，湿热郁蒸引起的胁痛黄疸，常配伍柴胡、郁金、枳实等同用。

【用法用量】煎服，3～6g。生用行气力强，煨用实肠止泻。

【药用举隅】

1. 治疗功能性便秘。用中成药木香理气片，由木香、槟榔、陈皮、大黄、莪术（醋煮）、甘松、厚朴（姜汁制）等组成，有行气宽中、化滞通便之功 [河南中医，2015,35(10):2545-2547]。

2. 治疗恶性腹腔积液腹胀。用中成药木香顺气丸，由木香、砂仁、醋香附、槟榔、甘草、陈皮、厚朴、枳壳（炒）、苍术（炒）、青皮（炒）、生姜组成，具有行气化湿，健脾和胃作用 [中医学报，2012,27(8):999-1000]。

【现代研究】主要含挥发油，包括去氢木香内酯、木香烯内酯、4β-甲氧基去氢木香内酯、木香内酯、二氢木香内酯、α-环木香烯内酯、β-环木香烯内酯、土木香内酯、异土木香内酯、异去氢木香内酯、异中美菊素、12-甲氧基二氢去氢木香内酯、二氢木香烯内酯、木香烯、单紫杉烯、月桂烯、β-榄香烯、柏木烯、木香醇、榄香醇、白桦脂醇；还含天冬氨酸、谷氨酸、甘氨酸、天冬酰胺等氨基酸。有解痉、扩张支气管、抑制迷走中枢、扩张血管、降压和抗菌作用。木香水提液、挥发油和总生物碱对乙酰胆碱、组胺与氯化钡所致的肠肌痉挛有对抗作用。

【药性歌括】木香微温，散滞和胃，诸风能调，行肝泻肺。

香附
Xiāngfù

【来源】首载于《名医别录》，"主除胸中热，充皮毛，久服利人，益气，长须眉。"

本品为莎草科植物莎草 *Cyperus rotundus* L. 的干燥根茎。主产于广东、河南、山东等地。秋季采挖，晒干。切厚片或碾碎。生用或醋炙用。

【药性】辛、微苦、微甘，平。归肝、脾、三焦经。

【功效】疏肝解郁，理气宽中，调经止痛。

【应用】

1. 肝郁气滞证 本品辛香行散，味苦疏泄，主入肝经，善于疏肝解郁并止痛，为治气郁诸痛之要药。治肝气郁结，胁肋胀痛，常配伍柴胡、白芍、川芎等，如柴胡疏肝散；治气、血、痰、火、湿、食等六郁所致之胸膈痞闷、脘腹胀痛、嗳腐吞酸，常配伍苍术、栀子、川芎等，如越鞠丸。

2. 月经不调，痛经，乳房胀痛 本品善于疏肝理气，调经止痛，为妇科调经止痛之要药。治肝郁气滞之月经不调、痛经，常配伍柴胡、当归、川芎等，如香附芎归汤。

【用法用量】煎服，6～10g。

【药用举隅】

1. 治疗月经失调、经行腹痛。用中成药四制香附丸，由香附、当归、白芍、川芎、熟地黄、泽兰、白术、黄柏、陈皮、甘草等 10 味药组成，有理气和血、补血调经之效 [上海医学，1978(3):60]。

2. 治疗慢性盆腔炎。香附 10g、丹参 15g、川芎 10g、当归 10g、红花 10g、三棱 10g、制乳香 10g、莪术 10g、炒没药 10g、益母草 15g、生姜 10 片，每日 1 剂，水煎分 3 次服 [湖南中医药大学学报，2018,38(3):242-244]。

【现代研究】含葡萄糖、果糖、淀粉、挥发油。挥发油中含：β- 蒎烯、莰烯、1,8- 桉叶素、柠檬烯、对 - 聚伞花素、香附子烯、芹子三烯、β- 芹子烯、α- 香附酮、β- 香附酮、绿叶萜烯酮、α- 莎草醇、β- 莎草醇、香附醇、异香附醇、环氧莎草奠、香附醇酮、莎草奠酮。有抑制子宫收缩、雌激素样、镇痛和抗菌作用。

【药性歌括】香附味甘，快气开郁，止痛调经，更消宿食。

薤白
Xièbái

【来源】首载于《神农本草经》,"主金疮溃败。"

本品为百合科植物小根蒜 *Allium macrostemon* Bge. 或薤 *Allium chinense* G.Don 的干燥鳞茎。中国各地均有分布,主产于江苏、浙江、吉林等地。夏、秋二季采挖,蒸透或置沸水中烫透,晒干。生用。

【药性】辛、苦,温。归心、肺、胃、大肠经。

【功效】通阳散结,行气导滞。

【应用】

1. 胸痹证　本品辛开苦降温通,主入心、肺经,善散阴寒之凝滞,通胸阳之闭结,为治胸痹之要药。治寒痰阻滞,胸阳不振之胸闷胸痛,常配伍瓜蒌、半夏、桂枝等行气化痰温阳药,如瓜蒌薤白白酒汤、瓜蒌薤白半夏汤、瓜蒌薤白桂枝汤。

2. 脘腹痞满,泻痢后重　本品又入胃肠经,有行气导滞,消胀止痛之功。治胃寒气滞之脘腹痞满胀痛,可配伍木香、砂仁、高良姜等;治湿热内蕴,胃肠气滞之泻痢后重,可配伍黄连、黄柏、枳实等。

【用法用量】煎服,5~10g。

【使用注意】气虚无滞及胃弱纳呆者不宜用。

【药用举隅】

1. 治疗冠心病心绞痛。基本方:薤白、瓜蒌各 20g,黄芪 30g,丹参、白术、茯苓各 15g,陈皮、半夏各 10g。每日 1 剂,加水煎煮,取汁300ml,早晚分服,有通阳益气、化痰燥湿、宽胸散结之功 [内蒙古中医药,2019,38(9):69-70]。

2. 治疗带状疱疹。基本方:薤白 15g、瓜蒌仁 30g、瓜蒌壳 20g、威灵仙 20g、金银花 15g、红花 10g、甘草 10g。病变在头面部者加用白芷 10g、升麻 10g;病变在腰以下者加用牛膝 15g,水煎内服,每日 1 剂,具有较好疗效,且后遗神经痛少 [中国民族民间医药,2012,21(21):105-106]。

【现代研究】含薤白苷 A、D、E、F,胡萝卜苷,腺苷,*β*-谷甾醇,

21-甲基二十三（烷）酸，琥珀酸，前列腺素 A_1 及 B_1；并含具特异臭气的挥发油，主要有二甲基三硫化物、甲基丙基三硫化物、甲基丙基二硫化物、丙基异丙基二硫化物、甲基烯丙基三硫化物、二甲基二硫化物、烯丙基异丙基硫醚等。有抑菌、降压、利尿、抗癌、收缩血管、防治血栓性血管疾病、预防动脉粥样硬化、降低过氧化脂质、抗血小板聚集作用。

【药性歌括】薤白苦温，辛滑通阳，下气散结，胸痹宜尝。

其他理气药药性功用见表 8-1。

表 8-1 其他理气药药性功用简表

药名	药性	功效	主治	用法用量	使用注意
青皮	苦、辛，温 归肝、胆、胃经	疏肝破气，消积化滞	肝郁气滞,胸胁胀痛,疝气疼痛,乳癖,乳痈,食积气滞,脘腹胀痛,癥瘕积聚,久疟痞块	3～10g,醋炙增强疏肝止痛之力	性烈耗气,气虚者慎用
沉香	辛、苦，微温 归脾、胃、肾经	行气止痛，温中止呕，纳气平喘	寒凝气滞,胸腹胀闷疼痛,胃寒呕吐呃逆,肾虚气逆喘急	1～5g,后下	阴虚火旺者慎用
川楝子*	苦，寒;有小毒 归肝、小肠、膀胱经	疏肝泄热，行气止痛，杀虫	肝郁化火,胸胁、脘腹胀痛,疝气疼痛,虫积腹痛	5～10g	不宜过量或持续服用,脾胃虚寒者慎用
乌药	辛，温 归肺、脾、肾、膀胱经	行气止痛，温肾散寒	寒凝气滞,胸腹胀痛,气逆喘急,疝气疼痛,经寒腹痛,肾阳不足,膀胱虚冷,遗尿尿频	6～10g	－
荔枝核	甘、微苦，温 归肝、肾经	行气散结，祛寒止痛	寒疝腹痛,睾丸肿痛,胃脘胀痛,痛经,产后腹痛	5～10g	－
佛手	辛、苦、酸，温 归肝、脾、胃、肺经	疏肝理气，和胃止痛，燥湿化痰	肝胃气滞,胸胁胀痛,脾胃气滞,胃脘痞满,食少呕吐,咳嗽痰多	3～10g	－

药名	药性	功效	主治	用法用量	使用注意
大腹皮	辛,微温 归脾、胃、大肠、小肠经	行气宽中,行水消肿	湿阻气滞,脘腹胀闷,大便不爽,水肿胀满,脚气浮肿,小便不利	5～10g	—
柿蒂	苦、涩,平 归胃经	降逆止呃	呃逆	5～10g	—

第九章　消食药

【含义】凡以消食化积为主要功效，治疗饮食积滞证的药物，称为消食药。

【性能特点】本类药物多味甘性平，主归脾、胃经，具有消积导滞，运脾开胃作用。

【主治病证】消食药主要用于饮食积滞引起的脘腹胀痛、嗳腐吞酸、恶心呕吐、不思饮食、大便不调等症。

【使用注意】本类药物多药性平和，作用和缓，但毕竟属消磨之品，也有耗气之弊，对于气虚食积者当以调养脾胃为主，消食药不宜多用久服，以免耗伤正气。对于食积而致其他急重病症者，消食药不仅缓不济急，而且不能兼顾病情，当选用相应的药物或方法予以治疗。

山楂
Shānzhā

【来源】首载于《本草经集注》，"煮之洗漆疮多瘥。"

为蔷薇科植物山里红 *Crataegus pinnatifida* Bge. var. *major* N. E. Br. 或山楂 *Crataegus pinnatifida* Bge. 的干燥成熟果实。主产于山东、河南、河北等地，以山东产量最大。秋季果实成熟时采收，切片，干燥。生用或炒黄、炒焦用。

【药性】酸、甘，微温。归脾、胃、肝经。

【功效】消食健胃，行气散瘀，化浊降脂。

【应用】

1. 食积证　本品味酸而甘，微温不热，功能行气健脾，消食化积，可治疗多种食积证。尤善于消油腻肉食积滞，单用即可奏效。临床常用本品配伍神曲、麦芽等，以增强消食之力，用治一切食积证，如保和丸。

2. 泄泻痢疾　本品可行气散瘀以化积止痛，炒用兼有止泻止痢之功。用治泻痢腹痛初起，可单用本品，生用、炒用均可奏效。

3. 瘀血证　本品兼入肝经血分，可通行气血，广泛用于血瘀证。治妇人产后瘀阻腹痛及恶露不尽，可单用本品煎熬，加入砂糖适量口服；治痛经、经闭，常配伍当归、红花、香附等，以增强活血行气，调经止痛之功，如通瘀煎。

4. 高脂血症　本品有良好的化浊降脂作用，用于高脂血症、高血压、冠心病等，可单用制成各种剂型，也可入复方煎汤服用。

【用法用量】煎服，9～12g。消食散瘀，多生用；止泻止痢，生用、炒用均可；消食导滞，多炒焦用。

【药用举隅】

1. 治疗高脂血症。用山楂制成的中成药山楂精降脂片口服，2片/次，每日3次，饭后服用，安全有效[医学信息（中旬刊），2010,5(4):877-878]。

2. 辅助治疗非急性期冠心病。用山楂、大黄制成山楂消脂胶囊，每粒含生药各0.35g，可减少非急性期冠心病痰瘀证患者急性心血管事件的发生率[中药材，2012,35(1):164-167]。

【现代研究】含山楂酸、酒石酸、柠檬酸、黄酮类、内酯、苷类、解脂酶及糖类。有促进胃中酶类分泌、促进消化、扩张血管、增加冠脉血流量、降压、降低胆固醇、收缩子宫、强心和抑菌作用。

【药性歌括】山楂味甘，磨消肉食，疗疝催疮，消膨健胃。

知识链接

山楂与山里红

在日常生活中我们对山楂是较为了解的，是不是有很多人以为山里红和山楂就是一回事儿？其实在植物学上，二者还是有区别的：山楂的植株比较矮小，属于野生品种，对环境的适应能力比较强，而山里红可生长达 6m 左右，大多是人工栽植，没有山楂的生命力强。山楂与山里红叶片极相似，但山楂叶片较小，羽裂较深。山楂开出来的花朵比山里红的花朵鲜艳，不过成熟的果皮比较薄且个头小，而山里红的果皮比较厚，而且果实也比山楂的大。山里红的果肉发白，味道多是酸甜味。而山楂果肉较薄，味道只酸不甜，口感整体很酸涩。中药房中贮藏的全是山楂，而做糖葫芦的红果子块头很大，大多是山里红。

神曲
Shénqū

【来源】首载于《药性论》，"化水谷宿食，癥结积滞，健脾暖胃。"

为面粉和其他药物混合后经发酵而成的制品。全国各地均有生产，但规格、工艺略有差异。其基本制法是：用面粉或麸皮与苦杏仁泥、赤小豆粉，以及鲜青蒿、鲜苍耳、鲜辣蓼汁为原料，混合拌匀，使干湿适宜，放入筐内，覆以麻叶或楮叶，保温发酵一周，长出黄菌丝时取出，切成小块，晒干即可。生用或炒用。

【药性】甘、辛，温。归脾、胃经。

【功效】健脾和胃，消食化积。

【应用】

食积证　本品味甘而辛，气香性温，有消食化滞、和胃调中之效，尤善消化谷麦酒食积滞。治食积不化，脘腹胀满、食少纳呆、肠鸣腹泻，常配麦芽、山楂等，如保和丸；兼有脾胃虚弱者，可配伍人参、白术等，以补气消积，如健脾丸。

【用法用量】煎服，5～15g。

【药用举隅】

1. 治疗小儿功能性消化不良。用中成药神曲消食口服液，由焦神曲、焦山楂、焦麦芽、白芍、党参、茯苓、麸炒白术、木香、砂仁、醋延胡索、炙甘草组成，有消食健胃，健脾理气之功 [北方药学，2019,16(10):70-71]。

2. 治疗胃肠型感冒。神曲 20g，儿童减半。将药溶于开水中，一次服完，并休息约 2 小时更佳 [医学理论与实践，1995(9):433]。

【现代研究】神曲中有酵母菌。化学成分有挥发油、苷类、脂肪油及维生素 B 等。有增进食欲、维持正常消化功能等作用。

【药性歌括】神曲味甘，开胃进食，破结逐痰，调中下气。

[麦芽]
Màiyá

【来源】首载于《药性论》，"消化宿食，破冷气，去心腹胀满。"

本品为禾本科植物大麦 *Hordeum vulgare* L. 的成熟果实经发芽干燥的炮制加工品。全国各地均生产。将麦粒用水浸泡后，保持适宜温、湿度，待幼芽长至约 0.5cm 时，晒干或低温干燥。生用、炒黄或炒焦用。

【药性】甘，平。归脾、胃经。

【功效】行气消食，健脾开胃，回乳消胀。

【应用】

1. **食积证**　本品味甘性平，气味俱薄，甘能健脾而益气，性平和胃而调中，有消食除胀之效，为消补兼施之剂，尤能促进淀粉类食物的消化，主治米面、薯芋、果实等积滞证，常配伍山楂、神曲等。治小儿乳食积滞，可单用本品煎服或研末冲服；治脾胃虚弱，运化无力而致食积不消，食后腹胀者，可配伍党参、白术、陈皮等健脾行气药，如健脾丸。

2. 乳汁郁积，乳房胀痛　本品入肝经，能解郁宽胸，消积除胀，有回乳之效。用于妇女断乳或乳汁郁积之乳房胀痛，可单用炒麦芽60～120g煎服。

3. 肝郁胁痛，肝胃气痛　本品生用有疏肝行气作用，可用治肝郁气滞、肝胃不和之胁痛、脘腹胀痛等症。但其疏肝力弱，仅作辅助药使用，常须配伍柴胡、香附等。

【用法用量】煎服，10～15g。回乳可用至60g。

【使用注意】哺乳期妇女不宜使用。

【药用举隅】

1. 用于回乳。生麦芽60g、炒麦芽60g，预先用水浸泡20分钟，第1次煎煮30分钟，第2次煎煮25分钟，取2次煎煮药汁共300ml，分2次空腹服用[中医研究，2012,25(7):18-19]。

2. 治疗乳腺增生症。生麦芽、山楂、生牡蛎、王不留行、半夏、浙贝母、白芍、柴胡、郁金、香附、青皮、丹参、甘草组成麦芽舒郁汤方，每日1剂，每剂煎2次，文火煎煮，饭后服，月经期停用，疗效显著[四川中医，2014,32(6):115-116]。

【现代研究】含淀粉酶、转化糖酶、维生素B、脂肪、磷脂、糊精、麦芽糖、葡萄糖等。因含消化酶及维生素B，有助消化作用。

【药性歌括】麦芽甘温，能消宿食，心腹膨胀，行血散滞。

其他消食药药性功用见表9-1。

表 9-1　其他消食药药性功用简表

药名	药性	功效	主治	用法用量	使用注意
莱菔子	辛、甘,平 归脾、胃、肺经	消食除胀,降气化痰	饮食停滞,脘腹胀痛,大便秘结,积滞泻痢,痰壅气逆,喘咳痰多,胸闷食少	5～12g	气虚及无食积、痰滞者慎用。不宜与人参同用
鸡内金	甘,平 归脾、胃、小肠、膀胱经	健胃消食,涩精止遗,通淋化石	食积不消,呕吐泻痢,小儿疳积,遗尿,遗精,石淋涩痛,胆胀胁痛	3～10g	脾虚无积滞者慎用

第十章　止血药

【含义】凡以制止体内外出血为主要功效，用于治疗各种出血证的药物，称为止血药。

【性能特点】止血药均入血分，药性有寒、温之别，作用趋向以沉降为主，主归心、肝、脾经。

【主治病证】止血药主要用于血液不循常道，或上溢于口鼻诸窍，或下泄于前后二阴，或渗于肌肤所导致的咯血、咳血、衄血、吐血、便血、尿血、崩漏、紫癜以及外伤出血等体内外各种出血。

【药物分类】根据止血药的药性、功效及临床应用的不同，一般将其分为凉血止血药、化瘀止血药、收敛止血药和温经止血药四类（表10-1）。

表10-1　止血药分类表

分类	药性	主要功效	主治病证
凉血止血药	多甘苦,寒凉,入血分	止血,兼清泻血热	热伤血络,迫血妄行之出血
化瘀止血药	多味辛	止血,兼活血化瘀	瘀血内阻,血不循经之出血
收敛止血药	多味涩,或为炭类,或质黏	收敛止血	各种出血证,无瘀滞者尤宜
温经止血药	性温热	温经止血	虚寒性出血证

【使用注意】止血不留瘀，这是运用止血药必须始终注意的问题。尤其是大剂量使用凉血止血药和收敛止血药，易凉遏涩滞恋邪，有止血留瘀之弊，故出血兼有瘀滞者不宜单独使用。对于出血过多，气随血脱者，若单用止血药恐缓不济急，卒难取效，则需急投大补元气之药，以益气固脱，益气摄血，即所谓"有形之血不能速生，无形之气所当急固"之意。

第一节　凉血止血药

小蓟
Xiǎojì

【来源】首载于《名医别录》，"主养精保血。大蓟主治女子赤白沃，安胎，止吐血、衄鼻，令人肥健。"

为菊科植物刺儿菜 *Cirsium setosum*（Willd.）MB. 的干燥地上部分。全国大部分地区均产。夏、秋二季花开时采割，除去杂质，晒干。生用或炒炭用。

【药性】甘、苦，凉。归心、肝经。

【功效】凉血止血，散瘀解毒消痈。

【应用】

1. 血热出血　本品寒凉入血，以凉血止血见长，兼能活血散瘀，为治血热出血常用之品。又能利尿通淋，故以治尿血、血淋最为适宜。治尿血、血淋，可单味应用，或配伍生地黄、滑石、栀子等药，如小蓟饮子；治吐血、咯血、衄血等，与大蓟、侧柏叶、茜草等药同用，如十灰散；治便血、痔血、崩漏下血，可单用捣汁服；治外伤出血，可单用捣烂外涂。

2. 痈肿疮毒　本品苦凉，既能清解热毒，又能散瘀消肿。治热毒疮疡初起肿痛，可单用鲜品捣烂敷患处，也可与乳香、没药等活血消肿止痛药同用，如神效方。

【用法用量】煎服，5 ~ 12g。外用鲜品适量，捣烂敷患处。

【类药鉴别】**大蓟与小蓟**　大蓟为菊科多年生草本植物蓟的地上部分。二者均能凉血止血，散瘀解毒消痈，广泛用治血热出血诸证及热毒疮疡。然**大蓟**散瘀消痈力强，止血作用广泛，对吐血、咯血及崩漏下血尤为适宜；**小蓟**兼能利尿通淋，故以治尿血、血淋为佳。

【药用举隅】

1. 治疗肾性血尿。生地黄 30g、小蓟 15g、蒲黄炭 10g、藕节炭

10g、淡竹叶 10g、当归 10g、丹参 20g、栀子 10g、鸡血藤 30g、仙鹤草 30g、白茅根 30g、生甘草 5g，为小蓟饮子加减方，每日 1 剂，水煎，分两次口服，临床疗效明显 [内蒙古中医药，2013,32(20):19,3]。

2. 治疗热淋。鲜小蓟 80g，加水 250ml，煎沸 3 分钟，取汁温服，每日 3 次 [中国中医药信息杂志，2010,17(8):65]。

【现代研究】主要含蒙花苷、芸香苷、原儿茶酸、绿原酸、咖啡酸、蒲公英甾醇、蒲公英甾醇乙酸酯和豆甾醇。有止血、升压、强心、消炎、镇静和抑菌作用。

【药性歌括】大小蓟苦，消肿破血，吐衄咯唾，崩漏可啜。

知识链接

路边杂草"刺儿菜"

小蓟各处皆有，俗名刺儿菜（小蓟原名刺蓟），又名青青菜，山东俗名萋萋菜，枪刀菜，因其多刺如枪刀故名。其叶长二寸许，宽不足一寸，叶边多刺，叶上微有绒毛，其叶皆在茎上，其茎紫色高尺许，茎端开紫花，花瓣如绒丝，其大如钱作圆形状，若小绒球，其花叶皆与红花相似，嫩时可作羹，其根与茎叶皆可用，而根之性尤良。剖取鲜者捣烂，取其自然汁冲开水服之。若入煎剂不可久煎，宜保存其新鲜之性，约煎四五沸即取汤饮之。又其茎中生虫即结成疙瘩，状如小枣，其凉血之力尤胜，若取其鲜者十余枚捣烂，开水冲服，以治吐血、衄血之因热者尤效。

[地榆
Dìyú]

【来源】首载于《神农本草经》，"主妇人乳痓痛，七伤带下病，止痛。除恶肉，止汗，疗金创。"

为蔷薇科植物地榆 *Sanguisorba officinalis* L. 或长叶地榆 *Sanguisorba officinalis* L. var. *longifolia*（Bert.）Yü et Li 的干燥根。前者产于全国南北各地，后者习称"绵地榆"，主产于安徽、浙江、江苏等地。春季将发芽时或秋季植株枯萎后采挖，除去须根，洗净，干燥，或趁鲜切片，干燥。生用或炒炭用。

【药性】苦、酸、涩，微寒。归肝、大肠经。

【功效】凉血止血，解毒敛疮。

【应用】

1. **血热出血** 本品既能凉血止血，又能收敛止血，沉降下行，以治下焦之血热出血擅长。治便血，与生地黄、黄芩等凉血止血药配伍，如约营煎；治痔疮出血，血色鲜红者，与槐角、防风等祛风清肠，凉血止血药配伍，如槐角丸；治血热甚，崩漏量多色红者，与清热凉血之生地黄、黄芩、牡丹皮等同用，如崩证极验方；治血痢不止者，与甘缓解毒之甘草同用，如地榆散。

2. **水火烫伤，湿疹，痈肿疮毒** 本品苦寒能泻火解毒，味酸涩又能敛疮生肌，为疡科外治常用药，尤为治烧烫伤要药。治水火烫伤，可单用末或配大黄粉，以麻油调敷，能使渗出减少，疼痛减轻，愈合加速；治湿疹及皮肤溃烂，以本品浓煎外洗，或用纱布浸药外敷；治疮疡痈肿初起未成脓者，可单用地榆煎汁浸洗，或湿敷患处。

【用法用量】煎服，9～15g。外用适量，研末涂敷患处。止血多炒炭用，解毒敛疮多生用。

【使用注意】本品性寒酸涩，凡虚寒性便血、下痢、崩漏及出血有瘀者慎用。所含鞣质大量吸收易引起中毒性肝炎，故治烧烫伤时忌大面积外用。

【类药鉴别】地榆与槐花　槐花为豆科落叶乔木植物槐的花及花蕾。二者均能凉血止血，用治血热妄行之出血诸证，因其性下行，故以治下部出血证为宜。然**地榆**凉血之中兼能收涩，凡下部之血热出血，诸如便血、痔血、崩漏、血痢等皆宜；又可解毒敛疮，善治水火烫伤。**槐花**无收涩之性，其止血功在大肠，故以治便血、痔血为佳；尚能清肝泻火，降压。

【药用举隅】

1. 治疗烧烫伤。复方地榆酊外用（取地榆、虎杖、黄连各等分碾成粗粉，置渗滤缸内，压平，用75%乙醇密封浸泡48小时，乙醇液面高出药粉面3cm，按渗滤法制备成药液，加入少许冰片，使溶解混匀，制成酊剂）喷药于创面，初期未结痂前，每小时1次，结痂后每3小时1次或每6小时1次，保持创面湿润，暴露创面，必要时包扎固定 [中国实验方剂学杂志，2011,17(6):241-243]。

2. 治疗白细胞减少症。中成药地榆升白片由地榆组成，具有升高白细胞的功效 [陕西中医，2016,37(4):470]。

【现代研究】根含鞣质、地榆糖苷Ⅰ、地榆皂苷B等。有止血、抗炎、促进伤口愈合、抗菌、镇吐、抗肿瘤作用。

【药性歌括】地榆沉寒，血热堪用，血痢带崩，金疮止痛。

侧柏叶
Cèbǎiyè

【来源】首载于《名医别录》，"主吐血，衄血，痢血，崩中赤白，轻身益气，令人耐风寒，去湿痹，生肌。"

为柏科植物侧柏 *Platycladus orientalis*（L.）Franco 的干燥枝梢和叶。全国各地均有产。多在夏、秋二季采收，阴干。生用或炒炭用。

【药性】苦、涩，寒。归肺、肝、脾经。

【功效】凉血止血，化痰止咳，生发乌发。

【应用】

1. **血热出血**　本品苦涩性寒，入血分，凉血涩血并举，主治血热出血。治吐血、衄血，与荷叶、地黄、艾叶同用，如四生丸；治尿血、血淋，与蒲黄、小蓟、白茅根等药配伍；治肠风、痔血或血痢，配槐花、地榆；治崩漏下血，与芍药同用以固经止血，如芍药汤。

2. 肺热咳嗽 本品苦能泄降，寒能清热，入肺经，能清降肺气，化痰止咳。适用于肺热咳喘，痰黄稠黏，咳之不爽者，可单用，或与黄芩、贝母、瓜蒌等药同用。

3. 血热脱发，须发早白 本品入肝，能凉血祛风而生发乌发。治头发不生，可单用粉末和麻油涂患处；治脱发、斑秃，可与地黄、女贞子、枸杞子等药配伍，如生发丸。

【用法用量】煎服，6～12g，外用适量。止血多炒炭用，化痰止咳宜生用。

【药用举隅】

1. 治疗脂溢性脱发。侧柏叶30g、透骨草30g、蒲公英30g、制何首乌30g、葛根30g、薄荷30g，煎煮成汤剂，150ml/袋，每日1包，兑1倍温水外洗，每日1次[广州中医药大学学报，2019,36(3):349-352]。

2. 治疗汗疱疹。每晚用侧柏叶300g，煎汁，待汁稍温浸泡患处。15分钟后移出患处，加温药物，再熏、浸泡、擦干。4天为1个疗程[光明中医，2011,26(6):1274-1275]。

【现代研究】含挥发油，主要为侧柏烯、侧柏酮、小茴香酮、蒎烯、石竹烯等；黄酮类，主要为香橙素、槲皮素、杨梅树皮素、扁柏双黄酮、穗花杉双黄酮等；还含鞣质、树脂、维生素C等。有镇咳、祛痰、解除肠痉挛、扩张血管、降压和抑菌作用。

【药性歌括】侧柏叶苦，吐衄崩痢，能生须眉，除湿之剂。
其他凉血止血药药性功用见表10-2。

表 10-2　其他凉血止血药药性功用简表

药名	药性	功效	主治	用法用量	使用注意
大蓟	甘、苦,凉 归心、肝经	凉血止血,散 瘀解毒消痈	血热吐血,衄血,尿血, 血淋,便血,崩漏,外伤 出血,痈肿疮毒	9 ~ 15g	–
槐花	苦,微寒 归肝、大肠经	凉血止血,清 肝泻火	血热便血,痔血,血痢, 崩漏,吐血,衄血,肝热 目赤,头痛眩晕	5 ~ 10g	脾胃虚寒 及阴虚发 热而无实 火者慎用
白茅根	甘,寒 归肺、胃、膀 胱经	凉血止血,清 热利尿	血热咳血,吐血,衄血, 尿血,热病烦渴,肺热咳 嗽,胃热呕吐,湿热黄 疸,水肿尿少,热淋涩痛	9 ~ 30g, 鲜品加倍	–

第二节　化瘀止血药

［ 三七 ］
Sānqī

【来源】首载于《本草纲目》,"止血,散血,定痛,金刃箭伤,跌扑杖疮,血出不止者,嚼烂涂,或为末掺之,其血即止。亦主吐血,衄血,下血,血痢,崩中经水不止,产后恶血不下,血晕血痛,赤目痛肿,虎咬蛇伤。"

为五加科植物三七 *Panax notoginseng*(Burk.)F. H. Chen 的干燥根和根茎。主产于云南、广西等地。秋季花开前采挖,洗净,分开主根、支根及根茎,干燥。支根习称"筋条",根茎习称"剪口"。晒干,切片。生用,或捣碎,或碾细粉用。

【药性】甘、微苦,温。归肝、胃经。

【功效】散瘀止血,消肿定痛。

【应用】

1. 吐血，衄血，便血，崩漏，外伤出血　本品味甘、微苦，性温，入肝经血分，功善止血，又能化瘀生新，有止血不留瘀、化瘀不伤正的特点，对人体内外各种出血，无论有无瘀滞均可应用，尤以有瘀滞者为宜。治吐血、衄血、崩漏，单用本品，米汤调服；治各种外伤出血，单用本品研末外掺，或配龙骨、血竭等同用，如七宝散。

2. 胸腹刺痛，跌仆肿痛　本品善化瘀血，以通为用，能促进血行，散瘀定痛，为治瘀血诸痛之佳品，外伤科之要药。凡跌打损伤，或筋骨折伤，瘀血肿痛等，本品皆为首选药物，可单用，或与当归、红花等同用，如跌打丸；治血瘀经闭痛经，胸痹刺痛，产后瘀阻腹痛，与当归、川芎、桃仁等配伍；治疮痈初起，疼痛不已，以本品研末，米醋调涂。

此外，本品尚有补虚强壮的作用，民间用治虚损劳伤，常与猪肉炖服。

【用法用量】煎服，3～9g；研粉吞服，一次1～3g。外用适量。

【使用注意】孕妇慎用。

【药用举隅】

1. 辅助治疗高脂血症。三七粉使用剂量为3g，1天1次，可以改善高血脂 [中国医药指南，2018,16(36):201-202]。

2. 辅助治疗心血管疾病。将三七通过干燥处理后研磨为药粉，将10g融入100ml水中作为混合药剂，用于高血压、冠心病、肺源性心脏病等 [中医临床研究，2019,11(9):29-30]。

【现代研究】块根主要含人参皂苷 Rb_1、Rd、Re、Rg_1、Rg_2、Rh_1，三七皂苷 R_1～R_7，七叶胆苷，三七皂苷 A～J 等，尚含三七素、槲皮素及多糖等。人参有促凝血和抗凝血的双向调节作用，还有增加冠脉血流量、减慢心率、减少心肌耗氧量、抗血栓形成、抗脑缺血、抗心肌损伤、抗心律失常、抗炎、改善学习记忆、抗疲劳、抗衰老、调节免疫、抗肿瘤及预防治疗实验性"关节炎"、促进肝糖原积累等作用。

【药性歌括】三七性温，止血行瘀，消肿定痛，内服外敷。

知识链接

春季滑头三七好

三七作为多年生草本植物，至少需要生长 3 年方可采挖，而采收过的土地要过至少 20 年才能再次用于种植三七。这是因为三七在土壤里留下了代谢物和病原菌，会严重抑制下一批三七的成长。漫长的生长周期以及对土壤的严苛要求，使得高品质的三七稀有和珍贵。春三七在花期摘了花苔，营养成分全部供给根部，块根长得好，有效成分含量自然就高。冬三七不摘除花苔，花在结籽和成熟过程中吸收大量养分，根部吸收的养分减少，有效成分不足。滑头三七是三七采挖后去须根、枝叉，去芽（剪口），只留主根晾晒至干。戴帽三七是三七采挖后去须根、枝叉，留主根和芽（剪口）晾晒至干。两者比较，滑头三七品质要好一些。研究表明，三七剪口虽是三七皂苷含量最高的部分，但不易被人体吸收。在同等重量内，三七头数越少，有效成分含量就越高，价值越大，且价格也越高。

蒲黄
Púhuáng

【来源】首载于《神农本草经》，"主心腹膀胱寒热，利小便，止血，消瘀血。"

为香蒲科植物水烛香蒲 *Typha angustifolia* L.、东方香蒲 *Typha orientalis* Presl 或同属植物的干燥花粉。主产于江苏、浙江、安徽、山东等地。夏季采收蒲棒上部的黄色雄花序，晒干后碾轧，筛取花粉。生用或炒炭用。

【药性】甘，平。归肝、心包经。

【功效】止血，化瘀，通淋。

【应用】

1. 出血诸证 本品性平，既能止血，又能化瘀，对出血证无论属寒属热，有无瘀血，皆可随证配伍使用，但以属实夹瘀者尤宜。用于吐血、衄血、咯血、尿血、外伤出血，可单用冲服，或与其他止血药同用；治月经过多，漏下不止，可配合龙骨、艾叶同用，如蒲黄丸；治外伤出血，可单用外掺伤口。

2. 瘀血痛证 本品活血通经，祛瘀止痛。治瘀血阻滞，心腹刺痛、月经不调、少腹急痛，常与五灵脂相须为用，如失笑散；治跌打损伤，瘀肿疼痛，可单用蒲黄末，温酒服。

3. 血淋尿血 本品既能止血，又能利尿通淋，故可用治血淋尿血，常配生地黄、冬葵子同用，如蒲黄散。

【用法用量】5～10g，包煎。外用适量，敷患处。止血多炒炭用，化瘀、利尿多生用。

【使用注意】孕妇慎用。

【药用举隅】

1. 治疗眼底出血。生蒲黄15g、白茅根15g、仙鹤草12g、墨旱莲12g、牡丹皮12g、荆芥炭12g、当归9g、丹参9g、郁金9g、甘草6g，加适量清水煎熬，每日1剂，分2次口服[深圳中西医结合杂志，2014,24(4):100-101]。

2. 治疗压疮。取等量生蒲黄粉、生白及粉混匀，疮面用生理盐水清洗后外扑药粉适量，每日3～5次，有活血化瘀、托毒生肌的功能[中国民间疗法，2009,17(5):12]。

【现代研究】主要含异鼠李素-3-O-新橙皮苷、香蒲新苷、柚皮素等。尚含甾类、挥发油及脂肪油、烷类等。有兴奋子宫、降压、扩张家兔耳血管、增强离体兔肠蠕动、解痉、缩短凝血时间、止血、抗血栓形成、抗心肌缺血、抗脑缺血、抗炎、镇痛、降血脂和抗结核等作用。

【药性歌括】蒲黄味甘，逐瘀止崩，止血须炒，破血用生。

其他化瘀止血药药性功用见表 10-3。

表 10-3　其他化瘀止血药药性功用简表

药名	药性	功效	主治	用法用量	使用注意
茜草	苦,寒 归肝经	凉血,祛瘀,止血, 通经	吐血,衄血,崩漏,外伤 出血,瘀阻经闭,风湿 痹痛,跌仆肿痛	6～10g	孕妇慎用

第三节　收敛止血药

白及
Báijí

【来源】首载于《神农本草经》，"主痈肿，恶疮，败疽，伤阴死肌，胃中邪气。"

为兰科植物白及 *Bletilla striata*（Thunb.）Reichb. f. 的干燥块茎。主产于贵州、四川、湖南、湖北等地。夏、秋二季采挖，除去须根，洗净，置沸水中煮或蒸至无白心，晒至半干，除去外皮，晒干。切薄片，生用。

【药性】苦、甘、涩，微寒。归肺、肝、胃经。

【功效】收敛止血，消肿生肌。

【应用】

1. 咯血，吐血，外伤出血　本品质黏味涩，为收敛止血之要药，可用于体内外多种出血证，尤多用治肺胃出血。治咳血、咯血，可单用为末，与蔗糖粉混匀服，如白及散；治吐血，与蜂蜜、甘草为伍，如溃疡丸；治外伤出血，可单味研末，或与煅石膏研末外敷。

2. 疮疡肿毒，皮肤皲裂，水火烫伤　本品味苦气寒能泄，可消散血热之痈肿；质黏味涩，能收湿祛腐，敛疮生肌。治疮疡初起，可单用本品研末外敷，或与金银花、皂角刺等同用，如内消散；治疮痈已溃，久不收口者，以之与黄连、贝母等为末外敷，如生肌干脓散；治手足皲裂、水火烫伤，可以本品研末，用油调敷，或与煅石膏粉、凡士林调膏外用。

【用法用量】6~15g；研末吞服3~6g。外用适量。

【使用注意】不宜与川乌、制川乌、草乌、制草乌、附子同用。

【药用举隅】

1. 治疗消化性溃疡。白及、黄芪、乌贼骨、肉桂、浙贝母、枳实、延胡索制成溃疡散，服用时可加等量红糖服下，每次6g，每日3次，饭前空腹服下，具有疏肝理气、清热燥湿、健脾温胃、敛酸生肌之功效 [陕西中医，2001(1):13]。

2. 外用治疗乳头皲裂。白及50g（干品）碾成细粉装瓶备用，用时取白及粉、凡士林各适量调和成膏。先用温水清洗乳头，再用棉棒蘸膏药涂患处，每日3~4次。渗液多可直接撒白及粉，待渗液减少后再涂膏药 [中国民间疗法，2011,19(8):26-27]。

【现代研究】主要含联苄类、二氢菲类、联菲类、蒽醌类、酚酸类成分、黏液质、白及甘露聚糖等。有止血、保护胃黏膜、预防肠粘连、抗菌、抗癌、维持血容量及升高血压作用。

【药性歌括】白及味苦，功专收敛，肿毒疮疡，外科最善。

仙鹤草
Xiānhècǎo

【来源】首载于《本草图经》，"治赤白痢无所忌。"

为蔷薇科植物龙芽草 *Agrimonia pilosa* Ledeb. 的干燥地上部分。主产于浙江、江苏、湖南、湖北等地。夏、秋二季茎叶茂盛时采割，除去杂质，干燥。切段，生用。

【药性】苦、涩，平。归心、肝经。

【功效】收敛止血，截疟，止痢，解毒，补虚。

【应用】

1. 咯血，吐血，崩漏下血　本品味涩性平，长于收敛止血，广泛用治身体各部位出血。因其药性平和，凡出血无瘀滞者，寒热虚实皆可。治吐血、咯血，与侧柏叶、藕节同用；治尿血，可与大蓟、白茅根同用；治外伤出血，可单用捣敷伤口。

2. 疟疾　本品有截疟之功。治疟疾寒热，可单以本品研末，于疟发前2小时吞服。

3. 久泻久痢　本品味涩，又有涩肠止泻止痢之功，且兼能补虚。治久泻久痢，可单用本品煎服。

4. 痈肿疮毒，阴痒带下　本品味苦，略有清泄燥湿之功。治疮疖痈肿，可单用熬膏调蜜外涂，或以之与酒、水炖服；治阴痒带下，可单用煎汤熏洗。

5. 脱力劳伤　本品有补虚强壮作用，可用于虚证。治劳力过度所致的脱力劳伤，症见神疲乏力、面色萎黄而纳食正常者，与大枣同煮，食枣饮汁；治气血亏虚，神疲乏力、头晕目眩者，与益气养血之党参、熟地黄、龙眼肉等同用。

【用法用量】6～12g。外用适量。

【药用举隅】

1. 治疗溃疡性结肠炎。仙鹤草、黄芪各30g，白术、乌梅、五倍子各15g，细辛3g，水煎服，每日1剂，分2次温服，有补气健脾、温阳涩肠、止泻止痛、兼以活血之功 [浙江中医杂志，2016,51(4):255]。

2. 治疗梅尼埃病。以大剂量的仙鹤草治疗，每天200g，加水500ml，煎30分钟，分3次口服 [新中医，2008(5):82-83]。

【现代研究】主要含仙鹤草素、仙鹤草内酯、鞣质（为焦性儿茶酚鞣质、没食子鞣质等）、甾醇、有机酸、酚性成分、皂苷、木犀草素 -7-*O*-β-D- 葡萄糖苷和芹菜素 -7-*O*-β-D- 葡萄糖苷。有杀虫、杀精、抗肿瘤、止血、松弛肠平滑肌、抗炎、抗菌、镇痛、降血糖及抗病毒作用。

【药性歌括】仙鹤草涩，收敛补虚，出血可止，劳伤能愈。

知识链接

补虚勿忘仙鹤草

仙鹤草别名脱力草，江浙民间用此品治脱力劳伤有效，足证其有强壮之功。单用本品治疗气血虚弱之眩晕有一定效果，即从其强壮作用引申而来。朱良春常以仙鹤草配黄芪、大枣为基本方，治疗血小板减少性紫癜、过敏性紫癜，其效颇佳。

其他收敛止血药药性功用见表 10-4。

表 10-4　其他收敛止血药药性功用简表

药名	药性	功效	主治	用法用量	使用注意
棕榈炭	苦、涩、平 归肝、肺、大肠经	收敛止血	吐血，衄血，尿血，便血，崩漏	3～9g	出血兼有瘀滞者不宜使用
血余炭	苦，平 归肝、胃经	收敛止血，化瘀，利尿	吐血，咯血，衄血，血淋，尿血，便血，崩漏，外伤出血，小便不利	5～10g	－

第四节　温经止血药

艾叶
Àiyè

【来源】首载于《名医别录》，"主灸百病。可作煎，止下痢，吐血，下部䘌疮，妇人漏血。利阴气，生肌肉，辟风寒，使人有子。"

为菊科植物艾 *Artemisia argyi* Levi. et Vant. 的干燥叶。全国大部分地

区均产，传统以湖北蕲州产者为佳，称"蕲艾"。夏季花未开时采摘，除去杂质，晒干。生用或炒炭用。

【药性】辛、苦，温；有小毒。归肝、脾、肾经。

【功效】温经止血，散寒止痛；外用祛湿止痒。

【应用】

1. 出血证　本品性温入血，能暖气血而温经脉，为温经止血之要药，多用治虚寒性出血，尤宜于崩漏。治下元虚冷，冲任不固所致的崩漏下血、月经过多，可单用本品，或配阿胶、芍药、干地黄等，如胶艾汤；治血热妄行所致的吐血、衄血、咯血等，须配生地黄、生荷叶、生侧柏叶等药同用，如四生丸。

2. 少腹冷痛，经寒不调，宫冷不孕　本品温可散寒，专入下焦，长于祛寒理血，止痛调经，暖宫助孕，尤善调经止痛。治少腹冷痛、产后感寒腹痛，可用本品炒热熨敷脐腹；治下焦虚寒，月经不调、经行腹痛及带下清稀等证，常配吴茱萸、肉桂、当归等品，如艾附暖宫丸。

3. 胎动不安，胎漏下血　本品又为妇科止血安胎之要药。治下焦虚寒，冲任不固，血不养胎所致胎动不安或胎漏下血，与阿胶、芍药、当归等同用。

4. 皮肤瘙痒　本品煎汤外洗，能祛湿杀虫止痒。治湿疹、疥癣，皮肤瘙痒，可单味外用，或与黄柏、花椒等煎水熏洗。

此外，将本品捣绒制成艾条、艾炷等，用于熏灸体表穴位，能温煦气血，透达经络，为温灸的主要原料。

【用法用量】3～9g。外用适量，供灸治或熏洗用。温经止血宜炒炭用，余生用。

【药用举隅】

1. 治疗手足口病皮疹。艾叶50g、食盐10g，加水1 000ml，煎10～20分钟，稍冷却，将皮疹手足浸泡20分钟左右，臀部皮疹可坐浴20分钟左右，每日1次 [中国中医急症，2013,22(12):2119]。

2. 治疗寒湿凝滞型痛经。艾叶20g、生姜15g、红糖适量，水煎半小时，取汁当茶饮。每次月经前期或经期服用 [安徽中医临床杂志，2002(6):448]。

【**现代研究**】含挥发油类、黄酮类和糖类成分，主要为桉油精、香叶烯、α- 及 β- 蒎烯芳樟醇、樟脑、异龙脑、柠檬烯、喹诺酸、羊齿烯醇、异泽兰黄素等。有止血、抗炎、镇咳、平喘、抑菌、抗虫、抗氧化、抗过敏作用。

【**药性歌括**】艾叶温平，温经散寒，漏血安胎，心痛即安。

知识链接

辟瘟防疫闻艾香

　　民谚说："清明插柳，端午插艾。"据了解，早在晋代人们已经开始把艾草挂在门上。到了南北朝，挂艾草发展为挂艾人。端午节要挂艾草其实是为了辟邪、防瘟疫疾病，艾草代表招百福，是一种可以治病的药草，插在门口可使身体健康。艾叶在古代就一直是药用植物，针灸中的灸法就是用艾草作为主要原料，通过灼烧产生的艾热刺激特定穴位达到治病效果。现代医学研究表明：艾叶中的挥发油（香味成分）对多种致病细菌及病毒均有抑制或杀灭作用。艾叶的挥发油挥发出来后，还可分布于人的口鼻呼吸道中，能杀灭进入口鼻呼吸道中的细菌、病毒，在口鼻中形成一道微膜屏障，阻止细菌、病毒的侵害。若燃烧艾叶烟熏或煎煮艾叶洗浴，通过高温作用可使其香味成分挥发更彻底，效果会更好。

其他温经止血药药性功用见表 10-5。

表 10-5　其他温经止血药药性功用简表

药名	药性	功效	主治	用法用量
炮姜	辛,热 归脾、胃、肾经	温经止血,温中止痛	阳虚失血,吐衄崩漏,脾胃虚寒,腹痛吐泻	3 ~ 9g

第十一章　活血化瘀药

【含义】凡以通利血脉，促进血行，消散瘀血为主要功效，常用于治疗瘀血证的药物，称为活血化瘀药，又称活血祛瘀药，简称活血药或化瘀药。其中作用较强者，又称破血逐瘀药，或破血药、逐瘀药。

【性能特点】本类药味多辛、苦，性多偏温，部分药物性偏寒凉，主归肝、心二经。辛散行滞，苦泄温通，使血脉通畅，瘀血消散。通过活血化瘀这一基本作用，又可达到止痛、调经、通痹、消肿、疗伤、消痈、消癥等多种不同功效。

【主治病证】活血化瘀药主要用于瘀血证。由于瘀血可停留于人体各处，故其主治范围广泛，遍及内、妇、外、伤等临床各科。如内科的胸、胁、脘、腹、头诸痛，癥瘕积聚，中风后半身不遂，肢体麻木及关节痹痛日久不愈；妇科的经闭、痛经、月经不调、产后腹痛等；伤科的跌打损伤、瘀滞肿痛；外科的疮疡肿痛等，凡属瘀血阻滞者皆可运用。

【药物分类】根据活血化瘀药作用特点和主治不同，一般分为活血止痛药、活血调经药、活血疗伤药、破血消癥药四类（表 11-1）。

表 11-1　活血化瘀药分类表

分类	药性	主要功效	主治病证
活血止痛药	多味辛，既入血分，又入气分	活血行气止痛	气滞血瘀所致诸痛证
活血调经药	多辛散苦泄，主归肝经血分	活血散瘀调经	血行不畅所致经产瘀滞；亦常用于其他瘀血证
活血疗伤药	多辛、苦、咸，主归肝、肾经	活血续筋接骨	跌打损伤，骨折筋损等
破血消癥药	多辛苦，兼有咸味，归肝经血分	破血逐瘀消癥	癥瘕积聚，血瘀经闭等重证

【使用注意】活血化瘀药易耗血动血，出血证而无瘀血阻滞者及妇女月经过多均当慎用，孕妇慎用或禁用。破血逐瘀之品易伤正气，宜中病即止，不可过服，体虚者应慎用。

第一节　活血止痛药

川芎
Chuānxiōng

【来源】首载于《神农本草经》，"主中风入脑头痛，寒痹，筋挛缓急，金疮，妇人血闭无子。"

为伞形科植物川芎 *Ligusticum chuanxiong* Hort. 的干燥根茎。主产于四川、贵州、云南，以四川产者质优。系人工栽培。夏季当茎上的节盘显著突出，并略带紫色时采挖，除去泥沙，晒后烘干，再去须根。切片，生用。

【药性】辛，温。归肝、胆、心包经。

【功效】活血行气，祛风止痛。

【应用】

1. 血瘀气滞诸证　本品辛香行散，温通血脉，既能活血祛瘀以通脉，又可行气化滞以止痛，能"下调经水，中开郁结"，为"血中气药"，凡气滞血瘀所致诸痛，如胸痹心痛、胸胁刺痛、跌仆肿痛、经闭痛经、癥瘕腹痛等皆为要药。治瘀血阻滞之月经不调、经闭痛经等，常与当归、桃仁、红花等配伍，如桃红四物汤；治心脉瘀阻，胸痹心痛，常与丹参、红花、延胡索等配伍；治肝郁胁痛，常与柴胡、白芍、香附等配伍，如柴胡疏肝散；治跌仆肿痛，可与三七、乳香、没药等同用。

2. 头痛　本品禀升散之性，能"上行头目"，既活血行气，又祛风止痛，为治头痛要药。凡头痛，无论风寒、风湿、风热、血瘀、血虚，均可配伍应用。治风寒头痛，常与白芷、细辛等配伍，如川芎茶调散；治风热头痛，可与菊花、石膏等同用，如川芎散；治风湿头痛，宜配伍羌活、防风等，如羌活胜湿汤；治血瘀头痛，可与天麻配伍，如天舒胶囊；治血虚头痛，常与当归、熟地黄等养血之品同用。

3. 风湿痹痛 本品辛散温通，又能"旁通络脉"而活血祛风止痛，为风湿痹痛所常用。治风寒湿痹，肢体疼痛，常与独活、肉桂、防风等配伍，如独活寄生汤。

【用法用量】煎服，3～10g。

【使用注意】阴虚火旺，多汗，热盛及无瘀之出血证者，不宜使用。孕妇慎用。

【药用举隅】

1. 治疗偏头痛。由川芎、羌活、细辛、菊花、防风、薄荷、赤芍、天麻、白芷、甘草、茶叶11味制成的通天口服液，有活血化瘀、祛风止痛之功，治疗瘀血阻滞，风邪上扰所致的偏头痛（《中国药典》）。

2. 治疗冠心病稳定型心绞痛属心血瘀阻证者。用复方川芎胶囊（由川芎、当归组成），功能活血化瘀，通脉止痛，能抑制血管内血栓形成，改善局部血流供应[中国药业，2008(3):60-61]。

【现代研究】含川芎嗪、黑麦草碱、川芎酚、藁本内酯、川芎萘呋内酯、3-亚丁基苯酞、3-亚丁基-7-羟基苯酞、丁基苯酞、新川芎内酯、洋川芎内酯、香草酸、咖啡酸、原儿茶酸、阿魏酸、大黄酚、瑟丹酮酸和蔗糖等。有镇静、强心、扩张冠状动脉和血管、改善心肌缺氧状况、降压、抑制血小板聚集、抗菌、抗辐射和利尿作用。

【药性歌括】川芎辛温，活血通经，除寒行气，散风止痛。

[**延胡索**
Yánhúsuǒ]

【来源】首载于《雷公炮炙论》，"心痛欲死，速觅延胡。"

为罂粟科植物延胡索 *Corydalis yanhusuo* W. T. Wang 的干燥块茎。主产于浙江。夏初茎叶枯萎时采挖，除去须根，洗净，置沸水中煮或蒸至恰无白心时，取出，晒干。切厚片或捣碎，生用或醋炙用。

【药性】辛、苦，温。归肝、脾经。

【功效】活血，行气，止痛。

【应用】

血瘀气滞诸痛证　本品辛散温通，既活血又行气，功善止痛，能"行血中气滞，气中血滞，故专治一身上下诸痛"，尤多用于血瘀气滞所致肝、胃、胸腹等内脏诸痛。治胸痹心痛，属心脉瘀阻者，可与丹参、川芎、三七等配伍；治胃痛，属肝胃郁热者，常与川楝子配伍，如金铃子散；属寒者，可与桂枝、高良姜等同用；治肝郁气滞，胁肋胀痛，可与柴胡、郁金等疏肝药配伍；治妇女痛经、产后瘀阻腹痛，可与当归、川芎、香附等配伍；治风湿痹痛，可与秦艽、桂枝等配伍；治跌仆肿痛，可单用为末，酒调服。

【用法用量】煎服，3～10g；研末吞服，一次1.5～3g。

【药用举隅】

1. 元胡止痛方。由延胡索、白芷二味中药组成，是治疗气滞血瘀之胃痛、胁痛、头痛及痛经等常用方，具有理气、活血、止痛之功效 [时珍国医国药，2015,26(12):2993-2996]。

2. 治疗血栓性外痔。制延胡索、川楝子、制大黄、丹参、茜草、鱼腥草各30g，甘草、赤芍各20g，煎至2 000ml，趁热坐浴熏洗20分钟，每日2次，10日为1个疗程，适用于年纪较大或不愿意行手术治疗者 [浙江中医学院学报，1996(6):28]。

【现代研究】主要含生物碱类成分：紫堇碱、dl-四氢掌叶防己碱、原阿片碱、l-四氢黄连碱、dl-四氢黄连碱、l-四氢非洲防己碱、紫堇鳞茎碱、β-高白屈菜碱、黄连碱、去氢紫堇碱、紫堇达明碱、去氢紫堇达明碱；还含羟链霉素、豆甾醇、油酸、亚油酸、亚麻酸等。有止痛、镇静、催眠、抗惊厥作用。

【药性歌括】延胡气温，心腹卒痛，通经活血，跌扑血崩。

知识链接

延胡醋制效更良

延胡索，原名延胡（《雷公炮炙论》），至唐代陈藏器《本草拾遗》始名延胡索，后因避讳而有玄胡索、玄胡、元胡索、元胡等异名。一般经醋制后捣碎入药，原因是延胡索所含的生物碱难溶于水，而经醋制后，延胡索中的生物碱与醋中的醋酸结合成盐，使难溶于水的生物碱变成了生物碱盐，大大提高了延胡索有效成分在煎液中的溶解度，从而增强疗效。另据报道，酒炒延胡索能使其中部分生物碱破坏损失，因此延胡索"酒炒行血"的传统说法有待进一步研究。

$$\left[\ 郁金\ \atop Yùjīn\ \right]$$

【来源】首载于《本草纲目》，"治血气心腹痛，产后败血冲心欲死，失心颠狂，蛊毒。"

为姜科植物温郁金 *Curcuma wenyujin* Y. H. Chen et C. Ling、姜黄 *Curcuma longa* L.、广西莪术 *Curcuma kwangsiensis* S. G. Lee et C. F. Liang 或蓬莪术 *Curcuma phaeocaulis* Val. 的干燥块根。主产于浙江、四川、广西、云南等地。前两者分别习称"温郁金"和"黄丝郁金"，其余按性状不同习称"桂郁金"或"绿丝郁金"。冬季茎叶枯萎后采挖，除去泥沙和细根，蒸或煮至透心，干燥。切薄片，生用。

【药性】辛、苦，寒。归肝、心、肺经。

【功效】活血止痛，行气解郁，清心凉血，利胆退黄。

【应用】

1. 血瘀气滞诸痛 本品味辛能散能行，既能活血止痛，又能行气解郁，故可用治气血瘀滞之胸腹胁肋部诸痛。因其性偏寒凉，尤宜于兼郁热者。常配木香同用，偏气郁胀痛者倍木香，偏血郁刺痛者倍郁金，即《医宗金鉴》颠倒木金散。治肝郁有热，气血瘀阻之痛经、乳胀，常配柴胡、栀子等，如宣郁通经汤。

2. 热病神昏，癫痫发狂 本品入心、肝经，辛散苦泄，能解郁开窍，且其性寒，兼清心经之热。治湿温病痰蒙心窍之神志不清，配石菖蒲、栀子等，如菖蒲郁金汤；治痰火蒙心之癫痫发狂者，配白矾，如白金丸。

3. 血热吐衄，妇女倒经 本品苦寒能泄，辛散解郁，既能清肝经血分之热，又能顺气降火而凉血止血。常配生地黄、栀子等，如生地黄汤。

4. 黄疸尿赤，胆胀胁痛 本品性寒入肝胆经，能清利肝胆湿热而退黄，排石。治湿热黄疸，配茵陈、栀子等；治肝胆结石，胆胀胁痛，常配金钱草、鸡内金等以利胆排石。

【用法用量】煎服，3～10g。

【使用注意】不宜与丁香、母丁香同用。

【类药鉴别】**郁金与姜黄** 姜黄为姜科植物姜黄的根茎。二者为同一植物的不同药用部位，均能活血散瘀，行气止痛，用于气滞血瘀诸痛证。但**姜黄**药用其根茎，辛温行散，祛瘀力强，以治寒凝气滞血瘀之证为佳，且可祛风通痹而用于风湿痹痛。**郁金**药用块根，苦寒降泄，行气力强且凉血，以治血热瘀滞之证为宜，又能利胆退黄，清心解郁，凉血止血而用于湿热黄疸、热病神昏、血热出血等症。

【药用举隅】

1. 治疗慢性胆囊炎胆石症。由猪胆汁酸、郁金、连钱草、陈皮、山楂制成的胆乐胶囊，具有理气止痛，利胆排石的作用，可用于肝郁气滞型，有效缓解右胁腹痛、胃脘痞胀、腹部压痛等症状，对胆总管结石具有较好的排石疗效 [环球中医药，2013,6(5):383-387]。

2. 治疗银屑病（牛皮癣）。由郁金、桃仁、红花、乳香、莪术、当归等十九味中药制成的郁金银屑片，具有疏通气血、软坚消积、清热解毒、燥湿杀虫的功效，具有较好疗效 [世界最新医学信息文摘，2017,17(93):187]。

【现代研究】含挥发油，其中有莰烯、樟脑、倍半萜烯、姜黄烯、倍半萜烯醇等；还含姜黄素、脱甲氧基姜黄素、双脱甲氧基姜黄素、姜黄酮和芳基姜黄酮；另含淀粉、脂肪油等。有保肝、利胆、助消化、抗凝血、抑菌、抗炎和止痛作用。

【药性歌括】郁金味苦，破血行气，血淋溺血，郁结能舒。

知识链接

丁香莫与郁金见

"十九畏"中有"丁香莫与郁金见"。宋代之前，诸本草无"丁香畏郁金"之说，至金、元时期，"十九畏"始有记载，其后的本草著作如《药鉴》《本草纲目》《本草从新》等，均遵此说。现代研究并未发现二者配伍后的不良反应，有药理研究显示可协同增效，但也有部分实验发现郁金减弱了丁香的药效，这与郁金的不同来源及不同的药理效应有关。师古而不泥古，二药的应用方面如病机相合，病性相符，亦可起到较好的疗效。如丁香与郁金均有行气之功，对于气郁窍闭昏厥，或气滞疼痛，两药似可配伍同用，且古方也有同用者，值得进一步研究。

其他活血止痛药药性功用见表 11-2。

表 11-2　其他活血止痛药药性功用简表

药名	药性	功效	主治	用法用量	使用注意
姜黄	辛、苦,温 归肝、脾经	破血行气, 通经止痛	胸胁刺痛,胸痹心痛, 痛经经闭,癥瘕,跌仆 肿痛,风湿肩臂疼痛	3～10g	孕妇慎用
乳香	辛、苦,温 归心、肝、脾经	活血定痛, 消肿生肌	胸痹心痛,胃脘疼痛, 痛经经闭,产后瘀阻, 癥瘕腹痛,风湿痹痛, 筋脉拘挛,跌打损伤, 痈肿疮疡	煎汤或入 丸、散,3～ 5g,宜炮制 去油	孕妇及胃 弱者慎用
没药	辛、苦,平 归心、肝、脾经	散瘀定痛, 消肿生肌	胸痹心痛,胃脘疼痛, 痛经经闭,产后瘀阻, 癥瘕腹痛,风湿痹痛, 跌打损伤,痈肿疮疡	3～5g, 炮制去油, 多入丸、散	孕妇及胃 弱者慎用

第二节　活血调经药

丹参
Dānshēn

【来源】首载于《神农本草经》,"治心腹邪气,肠鸣幽幽如走水, 寒热积聚,破癥除瘕,止烦满,益气。"

为唇形科植物丹参 *Salvia miltiorrhiza* Bge. 的干燥根和根茎。主产于 四川、山东、河北等地。春、秋二季采挖,除去泥沙,干燥。切厚片, 生用或酒炙用。

【药性】苦,微寒。归心、肝经。

【功效】活血祛瘀,通经止痛,清心除烦,凉血消痈。

【应用】

1. 月经不调,经闭痛经　本品苦泄,专入血分,功善活血化瘀,调 经止痛,且作用平和,祛瘀生新而不伤正,前人有"一味丹参散,功同 四物汤"之说,为治妇科血行不畅、瘀血阻滞之月经不调、经闭痛经、产后腹痛等经产病要药。因性偏寒凉，尤宜于血热瘀滞之证。可单用研末酒调服，或配川芎、当归、益母草等药，如宁坤至宝丹。

2. 胸痹心痛等瘀血诸证　本品苦寒降泄，入心、肝经，善于通行，能活血祛瘀，通经止痛，广泛用于胸痹心痛、脘腹胁痛、跌仆伤痛等各种瘀血病证，为治瘀血证之要药。治血脉瘀阻之胸痹心痛、脘腹疼痛，可配伍砂仁、檀香，如丹参饮；治跌打损伤，肢体瘀血作痛，常与当归、乳香、没药等同用，如活络效灵丹。

3. 心烦不眠　本品入心经，既可凉血清心安神，又能活血养血以定志。用于温热病邪入心营之高热神昏、烦躁不寐，可配生地黄、玄参、黄连等；用于血不养心之心神不安、失眠心悸，常与生地黄、酸枣仁、柏子仁等同用，如天王补心丹。

4. 疮疡肿痛　本品性寒，能凉血活血解毒，清热散瘀消痈。用于热毒瘀阻之疮疡肿痛，常配金银花、连翘等药同用。

【用法用量】煎服，10～15g。活血化瘀宜酒炙用。

【使用注意】不宜与藜芦同用。

【药用举隅】

1. 丹参饮。由丹参、砂仁和檀香三味中药组成，具有活血化瘀、行气止痛的功效，主治血瘀气滞，心胃诸痛。其疗效确切，被历代医家用于心血管系统和胃肠道系统疾病的治疗 [中国药理学与毒理学杂志，2019,33(9):709]。

2. 复方丹参滴丸。由丹参、三七、冰片组成，用于心血管系统疾病的治疗，具有降低心肌细胞耗氧、保护心肌细胞、抗氧化、抗炎、保护血管内皮功能、抑制内膜增生和斑块生成、抑制血小板的黏附聚集和改善微循环等作用 [药物评价研究，2020,43(2):287-292]。

【现代研究】含丹参酮Ⅰ、ⅡA、ⅡB，异丹参酮Ⅰ、ⅡA，隐丹参酮，异隐丹参酮，甲基丹参酮，羟基丹参酮，丹参素，丹参酸甲，原儿茶酸和原儿茶醛等。有改善心肌缺血、提高耐缺氧能力、改善微循环、抗胃溃疡、镇静、镇痛、抗炎、抗过敏、降压和调节血脂作用。

【药性歌括】丹参味苦，破积调经，生新去恶，祛除带崩。

知识链接

丹参的不良反应

目前经国家药品监督管理局批准上市的以丹参或其有效成分为主的药物有40多种，用于心脑血管疾病的治疗和辅助治疗。丹参作为一个沿用上千年的活血化瘀类中药，临床实践证实确有疗效，但同时也不能忽视药物使用过程中可能发生的不良反应。长期服用会对肠胃有刺激作用，会引起不同程度的胃痛、食欲减退、反酸等；个别患者出现皮疹、胸闷、呼吸困难，甚至血压下降、休克等各种过敏反应。长期服用复方丹参片容易出现血钾降低；丹参有抗凝血作用，应注意患者凝血情况，有出血倾向者慎用。丹参不能和阿司匹林，维生素 C 注射液，维生素 K、B_6、B_1，钙剂等药物同时使用。因此在使用过程中应密切监测用药情况，以减少不良反应的发生。

红花
Hónghuā

【来源】首载于《新修本草》，"治口噤不语，血结，产后诸疾。"
为菊科植物红花 *Carthamus tinctorius* L. 的干燥花。主产于河南、浙江、四川等地。夏季花由黄变红时采摘，阴干或晒干。生用。

【药性】辛，温。归心、肝经。

【功效】活血通经，散瘀止痛。

【应用】

1. 经闭痛经，恶露不行 本品辛散温通，为活血祛瘀、通经止痛之要药，善治妇科瘀血所致各种经产病证。治经闭、痛经，可单用本品与酒煎服，如红蓝花酒；或配伍当归、赤芍、桃仁等，如桃红四物汤。治产后瘀滞腹痛、恶露不行，可与蒲黄、牡丹皮等配伍，如红花散。

2. 瘀阻诸痛 本品具活血通经止痛之功，亦可用治瘀血阻滞之心腹胸胁刺痛及疮疡肿痛等。治胸痹心痛，常配桂枝、瓜蒌、丹参等药用；治瘀滞胸腹痛，常与桃仁、川芎、牛膝等同用，如血府逐瘀汤；治跌打损伤，胁肋刺痛，可与桃仁、柴胡、大黄等同用，如复元活血汤；治痈肿疮疡，可与金银花、连翘等清热解毒药配伍。

3. 斑疹紫黯 本品又能活血通脉以化滞消斑，为活血化斑常用之品。可与当归、紫草、大青叶等配伍，治因热郁血滞所致斑疹紫黯者，如当归红花散。

【用法用量】煎服，3～10g。

【使用注意】孕妇慎用。

【药用举隅】

1. 丹红化瘀口服液。以丹参、当归、红花、桃仁、川芎、柴胡、枳壳制成，具有活血化瘀、行气通络之功效，用于治疗气滞血瘀引起的视物不清；视网膜中央静脉阻塞症吸收期见上述证候者 [中国实验方剂学杂志，2015,21(10):104-108]。

2. 治疗腕关节扭挫伤。将红花30g，制乳香、当归、黄柏、制没药、桑枝、侧柏叶、宽筋藤各15g，薄荷、泽兰各10g，甘草5g，研磨成粉，加入0.5g冰片，以凡士林、水调成糊状，制成活血止痛膏，于患处外敷，采用绷带缠绕固定，共治疗21天，具有改善微循环，抑制炎症渗出，进而抗炎止痛的作用，可配合冷疗及弹性固定 [黑龙江医药，2016,29(3):481-483]。

【现代研究】含红花黄色素及红花苷；还含脂肪油，称为红花油，是棕榈酸、硬脂酸、花生酸、油酸、亚油酸、亚麻酸等的甘油酯类。有降压，抑制心脏，提高耐缺氧能力，降低血清中总胆固醇、甘油三酯及非酯化脂肪酸水平，拮抗乙酰胆碱所引起的肠管痉挛，抗炎和改善心肌缺血等作用。

【药性歌括】红花辛温，最消瘀热，多则通经，少则养血。

知识链接

红花食疗多妙用

在食疗方面，红花可作为调味品添加到菜肴中，与其他食材一起烹煮，使人们既可受益于其活血化瘀之功，又不必服用苦涩药物，简便易行，两全其美。红花山楂酒适用于血瘀证月经过少等。红花炖牛肉可活血，消除疲劳，强壮身体，适用于疲劳过度，产后血瘀、血虚及跌打损伤等。红花酒具有养血养肤、活血通经功能，适用于妇女血虚、血瘀、痛经等。蒸红花鹌鹑蛋可补五脏，祛瘀止痛，通经活血，适用于月经不调、瘀血作痛、痛经等。红花乌鸡汤可活血通经，适用于虚劳骨蒸羸瘦，脾虚，闭经，痛经，带下，崩中等。红花炒茄片可活络通经，祛瘀消肿，适用于热毒疮痛，瘀血作痛，肠风下血，腹部肿块，痛经闭经，皮肤溃疡等。红花檀香茶偏于甘温，可缓解冠心病患者心胸窒闷、隐痛等症状。

另，**西红花**为鸢尾科植物番红花 *Crocus sativus* L. 的花柱头。又称"藏红花""番红花"。主产于西班牙。甘、平，归心、肝经。功能活血化瘀，凉血解毒，解郁安神。用于经闭癥瘕，产后瘀阻，温毒发斑，忧郁痞闷，惊悸发狂。煎服或沸水泡服，1～3g。孕妇慎用。

桃仁
Táorén

【来源】首载于《神农本草经》，"主治瘀血，血闭癥邪气，杀小虫。"为蔷薇科植物桃 *Prunus persica*（L.）Batsch 或山桃 *Prunus davidiana*（Carr.）Franch. 的干燥成熟种子。前者中国各地均产，多为栽培；后者主产于辽宁、河北、河南等地，野生。果实成熟后采收，除去果肉和核壳，取出种子，晒干。生用或炒用，用时捣碎。

【**药性**】苦、甘，平。归心、肝、大肠经。

【**功效**】活血祛瘀，润肠通便，止咳平喘。

【**应用**】

1. 瘀血阻滞，肺痈，肠痈 本品味苦，入心肝血分，善泄血滞，祛瘀力强，又称破血药，临床应用颇为广泛，为治经闭痛经、产后腹痛、癥瘕痞块，跌仆损伤等多种瘀血阻滞证的常用药。治经闭痛经，常与红花相须为用，并配伍当归、川芎、赤芍等，如桃红四物汤；治产后瘀滞腹痛，常配伍炮姜、川芎等，如生化汤；治癥瘕痞块，常配伍桂枝、牡丹皮、赤芍等药，如桂枝茯苓丸。另可用治热壅血瘀之肺痈、肠痈，前者可与苇茎、冬瓜仁等配伍，如苇茎汤；后者可与大黄、牡丹皮等同用，如大黄牡丹汤。

2. 肠燥便秘 本品为植物种仁，富含油脂，能润燥滑肠，故可用于肠燥津亏便秘。常配伍当归、火麻仁、瓜蒌仁等，如润肠丸。

3. 咳嗽气喘 本品苦能降泄，有降肺气，止咳平喘之功。治咳嗽气喘，可单用煮粥，或与苦杏仁同用，如双仁丸。

【**用法用量**】煎服，5～10g。

【**使用注意**】孕妇慎用。

【**药用举隅**】

1. 治疗血栓性外痔。大黄、桃仁、黄连、夏枯草各30g，红花、芒硝各20g。前5味药煎水去渣，加芒硝入煎液中拌匀。先用蒸气熏洗肛门2～3分钟，待药液不烫时，坐入其内20～30分钟，每天1～2次，2～3天即可痊愈 [四川中医，1987(3):51]。

2. 桃核承气汤。由桃仁、桂枝、大黄、芒硝、炙甘草组成，具有泻热破结逐瘀之功效。主治少腹急结，小便自利，至夜发热，其人如狂，甚则谵语烦躁；以及血瘀经闭，痛经者。现代临床还用于治疗脑出血、下肢深静脉血栓等心、脑血管疾病，三叉神经痛等神经系统疾病，肠痈、便秘等消化系统疾病 [浙江中医杂志，2010,45(7):531]。

【**现代研究**】含苦杏仁苷、挥发油、脂肪油，油中主要为油酸甘油酯、少量亚油酸甘油酯；另含苦杏仁酶等。有抗凝血、抗血栓、降低血管阻力、改善血流动力学、镇痛、抗炎、抗过敏、镇咳、平喘和抗纤维化等作用。

【**药性歌括**】桃仁甘平，能润大肠，通经破瘀，血瘕堪尝。

益母草
Yìmǔcǎo

【**来源**】首载于《神农本草经》，"主瘾疹痒，可作浴汤。"

为唇形科植物益母草 *Leonurus japonicus* Houtt. 的新鲜或干燥地上部分。中国大部分地区均产。鲜品春季幼苗期至初夏花前期采割；干品夏季茎叶茂盛、花未开或初开时采割，晒干，或切段晒干。鲜用或生用。

【**药性**】苦、辛，微寒。归肝、心包、膀胱经。

【**功效**】活血调经，利尿消肿，清热解毒。

【**应用**】

1. 瘀血阻滞　本品辛行苦泄，微寒清热，入心肝，行血分，功善活血调经，且作用和缓，为妇产科多用，故名"益母"。治瘀血阻滞之经闭痛经、经行不畅、产后恶露不尽等，可单用熬膏服，如益母草膏；亦可与当归、川芎、赤芍等配伍，如益母丸。其活血化瘀之功亦可用治跌打损伤，瘀血肿痛，内服、外敷均可。

2. 水肿尿少　本品苦降下行，入膀胱经，有利尿消肿之功，对水瘀互阻之水肿尤为适宜。可单用，亦可与白茅根、泽兰等同用。近代用治肾炎有效。

3. 疮疡肿毒　本品苦寒能清热解毒以消肿，味辛可活血散瘀以止痛，对瘀热阻滞之热毒疮肿，皮肤痒疹用之皆宜。可单用鲜品捣敷，或与黄柏、苦参、蒲公英等同用。

【**用法用量**】煎服，9～30g；鲜品 12～40g。

【**使用注意**】孕妇慎用。

【**药用举隅**】

1. 益母草制剂。是妇产科最常用的药物，目前以益母草为原料的单味制剂主要有 7 种，分别是益母草注射液、益母草颗粒、益母草胶囊、益母草口服液、益母草片、益母草膏和鲜益母草胶囊，不仅用于痛经、药物流产后阴道出血、产后子宫修复不全、子宫异常出血、产后组织残留等的治疗，同时也应用于泌尿系统疾病以及心脑血管疾病方面 [世界中医药，2020,15(9):1247-1252]。

2. 产妇康颗粒。由益母草、当归、桃仁、蒲黄、人参、黄芪、白术、何首乌、熟地黄、醋香附、昆布等有效成分精制而成的中成药，具有补气养血、祛瘀生新之效，临床用于治疗气虚血瘀所致的产后恶露不尽 [世界最新医学信息文摘，2017,17(38):96-104]。

【现代研究】含益母草碱、水苏碱、益母草定、益母草宁等多种生物碱，苯甲酸，多量氯化钾，月桂酸，亚麻酸，油酸，甾醇，维生素 A，以及芸香苷等黄酮类。有兴奋子宫、增加子宫张力、降压、抗肾上腺素、兴奋呼吸中枢和抗菌作用。

【药性歌括】益母草苦，女科为主，产后胎前，生新去瘀。

知识链接

益母草膏保坤安

益母草膏为中成药，主要成分为益母草，具有活血调经的功效，常用于血瘀所致的月经不调、月经量少的治疗。在临床上医生已经将益母草作为习惯性用药，用于流产后或正常分娩后的促子宫收缩药物使用，可促进恶露排出，达到恢复子宫之目的。在服用益母草膏时建议要避开月经期，因为经期服用容易导致月经过多或经期延长，一般在月经干净 1 周左右开始服用，月经来潮后停止。

牛膝
Niúxī

【来源】首载于《神农本草经》，"主寒湿痿痹，四肢拘挛，膝痛不可屈伸，逐血气，伤热火烂，堕胎。"

为苋科植物牛膝 *Achyranthes bidentata* Bl. 的干燥根。主产于河南，又称怀牛膝。冬季茎叶枯萎时采挖，除去须根和泥沙，捆成小把，晒至干皱后，将顶端切齐，晒干。切段，生用或酒炙用。

【药性】苦、甘、酸，平。归肝、肾经。

【功效】逐瘀通经，补肝肾，强筋骨，利尿通淋，引血下行。

【应用】

1. 经闭痛经，跌打损伤 本品味苦能泄，性善下行，长于活血通经，有疏利降泄之特点，尤多用于妇科经产诸疾及跌打伤痛。治经闭痛经、产后腹痛、胞衣不下等，常与桃仁、红花、当归等配伍；治跌打损伤，腰膝瘀痛者，配伍续断、当归等同用。

2. 腰膝酸痛，筋骨无力 本品味甘能补，入肝肾，既能通血脉，利关节，又能补肝肾，强筋骨，为肝肾不足，腰膝酸软常用药。治肝肾亏虚，腰痛如折、腰膝酸软，可配伍杜仲、续断等同用，如续断丸；治痹痛日久，腰膝酸痛，常配伍独活、桑寄生等，如独活寄生汤；治湿热下肢痿软无力，常与苍术、黄柏同用，如三妙丸。

3. 淋证，水肿 本品性善下行，能利水通淋。治淋证，常配瞿麦、车前子等，如牛膝汤；治水肿、小便不利，常配地黄、泽泻，如加味肾气丸。

4. 头痛眩晕，齿痛吐衄 本品味苦泄降之功，能导热下泄，引血下行，以折上亢之阳，降上炎之火。治肝阳上亢之头痛眩晕，可与赭石、生牡蛎等配伍，如镇肝熄风汤；治胃火上炎之牙龈肿痛、口舌生疮，可配地黄、石膏、知母等引火下行，如玉女煎；治气火上逆之吐血、衄血，可配白茅根、栀子等引血下行，降火止血。

【用法用量】煎服，5～12g。

【使用注意】孕妇慎用。

【类药鉴别】**怀牛膝与川牛膝** 牛膝有川牛膝和怀牛膝之分，**川牛膝**为苋科植物川牛膝的根。两者均能活血通经，利尿通淋，引火（血）下行。但**川牛膝**长于活血通经，又通利关节；**怀牛膝**长于补肝肾、强筋骨。

【药用举隅】

1. 治疗痹证。以苍术、牛膝、盐黄柏、薏苡仁4味，粉碎成细粉，过筛混匀，用水泛丸，制成四妙丸，具有清热利湿之功效，用治湿热下注所致，症见足膝红肿、筋骨疼痛，如痛风 [中南药学，2020,18(7):1120-1126]。

2. 治疗肾虚便秘。古代经典名方济川煎为常用方，由肉苁蓉、当归、牛膝、枳壳、泽泻、升麻6味药组成，具有温肾益精、润肠通便之功效 [中草药，2020,51(15):3930-3936]。

【现代研究】含三萜皂苷、多糖、蜕皮甾酮、牛膝甾酮、红苋甾酮、精氨酸、甘氨酸、丝氨酸、天冬氨酸、谷氨酸、苏氨酸、脯氨酸、酪氨酸、色氨酸、缬氨酸，以及生物碱类及香豆素类化合物。有蛋白质同化、抗炎、镇痛、降压、抗生育、降血脂和降血糖作用。

【药性歌括】牛膝味苦，除湿痹痿，腰膝酸疼，小便淋沥。

知识链接

川牛膝与怀牛膝

牛膝作为传统中药材，有川牛膝和怀牛膝之分，国内道地产区主要有河南焦作一代的怀牛膝和产于四川的川牛膝两种，这两种牛膝不仅外形上不尽相同，功效上也有细微差别。川牛膝呈近圆柱形，微扭曲，向下略细或有少数分枝，长30～60cm，直径0.5～3cm。表面黄棕色或灰褐色，质地非常坚硬，韧性非常强，不容易折断。断面浅黄色或棕黄色，维管束点状，排列成数轮同心环。而怀牛膝颜色更加鲜艳明亮，且条子更为粗壮，油性更大。呈细长圆柱形，挺直或稍弯曲，长15～70cm，直径0.4～1cm。表面灰黄色或淡棕色，质硬脆，易折断。断面淡棕色，略呈角质样而油润，中心维管束木质部较大，黄白色，其外周散有多数黄白色点状维管束，断续排列成2～4轮。怀牛膝侧重于补肝肾和强筋骨，而川牛膝则侧重于活血化瘀。

其他活血调经药药性功用见表11-3。

表 11-3　其他活血调经药药性功用简表

药名	药性	功效	主治	用法用量
泽兰	苦、辛，微温 归肝、脾经	活血调经,祛瘀消痈,利水消肿	月经不调,经闭,痛经,产后瘀阻腹痛,跌打伤痛,疮痈肿毒,水肿,腹水	6 ~ 12g
鸡血藤	苦、甘，温 归肝、肾经	活血补血,调经止痛,舒筋活络	月经不调,痛经,闭经,风湿痹痛,麻木瘫痪,血虚萎黄	9 ~ 15g

第三节　活血疗伤药

土鳖虫
Tǔbiēchóng

【来源】首载于《神农本草经》，"主心腹寒热洗洗，血积癥瘕，破坚，下血闭。"

为鳖蠊科昆虫地鳖 *Eupolyphaga sinensis* Walker 或冀地鳖 *Steleophaga plancyi*（Boleny）的雌虫干燥体。又名䗪虫。主产于江苏、浙江、河南等地。捕捉后，置沸水中烫死，晒干或烘干。生用。

【药性】咸，寒；有小毒。归肝经。

【功效】破血逐瘀，续筋接骨。

【应用】

1. 跌打损伤，筋伤骨折　本品咸寒入血，主入肝经，性善走窜，功善逐瘀消肿止痛，续筋接骨疗伤，为伤科常用药，尤多用于跌打损伤，骨折筋伤，瘀血肿痛。可单用研末调敷，或研末黄酒冲服；骨折筋伤后期，筋骨软弱，常配续断、杜仲等，如壮筋续骨丸。

2. 经闭腹痛，癥瘕痞块　本品入肝经血分，活血力强，能破血通经，逐瘀消癥，常用治血瘀经产重证及癥瘕积聚。治血瘀经闭及产后瘀滞腹痛，常配大黄、桃仁等，如下瘀血汤；若干血成劳，经闭腹满，肌肤甲错，则与水蛭、虻虫等同用，如大黄䗪虫丸；治癥积痞块，可配柴胡、桃仁、鳖甲等，如鳖甲煎丸。

【用法用量】煎服，3～10g。

【使用注意】孕妇禁用。

【药用举隅】

1. 骨刺宁胶囊。由三七、土鳖虫二味药组成，具有活血化瘀、通络止痛的功效，用于颈椎病、腰椎骨质增生症属瘀阻脉络证，症见关节疼痛、肿胀、麻木、活动受限，具有缓解疼痛、改善活动功能的作用[中成药，2011,33(5):824-826]。

2. 腰痛宁胶囊。由马钱子、土鳖虫、僵蚕、麻黄、川牛膝、苍术、全蝎、没药、乳香、甘草组成，具有消肿止痛、疏散寒邪、温经通络之效，用于寒湿瘀阻经络所致的腰椎间盘突出症、坐骨神经痛、腰肌劳损、腰肌纤维炎、风湿性关节痛，症见腰腿痛、关节痛及肢体活动受限者[中国实用医药，2020,15(17):146-148]。

【现代研究】主要含谷氨酸、丙氨酸等多种氨基酸，还有多种微量元素、甾醇和支链脂肪族化合物。有抗血栓、抑制血小板聚集、抗心肌缺血、降血脂和抑制白血病细胞作用。

【**药性歌括**】䗪虫咸寒，行瘀通经，破癥消瘕，接骨续筋。

知识链接

伤科回生有仙丹

以活土鳖虫为主药的"回生丹"（验方），有活血化瘀，疗伤定痛，通窍回苏之功，善治跌伤、压伤、打伤、刀伤、枪伤、割喉，以及因吊、惊、溺而昏迷；如服后见大便下紫血状者，则效更著。据载：清道光十年（1830年）闰四月二十二日磁州（今河北磁县）地震，压毙甚众，以此丹救活不下百余人。抗日战争时，以此丹灌服治疗受重伤而昏厥者，活人甚多。处方：活土鳖虫（洗净，去足，放瓦上小火焙黄，研细末）15g，自然铜（放瓦上木炭火烧红，入好醋淬，片刻取出，再烧再淬，连制九次，为细末）9g，炙乳香（每30g用灯心草7.5g同炒枯，共研细，吹去灯心草，用净末），陈血竭（飞净）、飞朱砂、巴豆（去壳研，用纸包压数次，去净油，用净末）各6g，麝香0.7g（后入）。以上各药研极细末，储入小口瓷瓶，密封备用。成人每用0.5g，小儿0.25g，酒冲服。牙关不开者，鼻饲之。严重者可连服2次。苏醒后宜避风调养。若苏醒后转心腹痛者，为瘀血未净，急取白糖60g，热黄酒或开水化服，自愈。此方经实践证明效果甚好，可广泛用于外伤性急救。

其他活血疗伤药药性功用见表11-4。

表 11-4　其他活血疗伤药药性功用简表

药名	药性	功效	主治	用法用量	使用注意
自然铜	辛,平 归肝经	散瘀止痛,续筋接骨	跌打损伤,筋骨折伤,瘀肿疼痛	3～9g,多入丸、散,入煎剂宜先煎	孕妇慎用。不宜久服
骨碎补	苦,温 归肝、肾经	活血疗伤止痛,补肾强骨;外用消风祛斑	跌仆闪挫,筋骨折伤,肾虚腰痛,筋骨痿软,耳鸣耳聋,牙齿松动,久泻;斑秃,白癜风	3～9g	孕妇及阴虚火旺、血虚风燥者慎用
血竭	甘、咸,平 归心、肝经	活血定痛,化瘀止血,生肌敛疮	跌打损伤,心腹瘀痛,外伤出血,疮疡不敛	研末 1～2g或入丸剂	孕妇慎用。月经期不宜服用

第四节　破血消癥药

[莪术]
Ézhú

【来源】首载于《药性论》,"治女子血气心痛,破痃癖冷气,以酒醋摩服,效。"

本品为姜科植物蓬莪术 *Curcuma phaeocaulis* Val.、广西莪术 *Curcuma kwangsiensis* S. G. Lee et C. F. Liang 或温郁金 *Curcuma wenyujin* Y. H. Chen et C. Ling 的干燥根茎。主产于四川、广西、浙江等地,其中浙江产的习称"温莪术"。冬季茎叶枯萎后采挖,洗净,蒸或煮至透心,晒干或低温干燥后除去须根和杂质。切片,生用或醋炙用。

【药性】辛、苦,温。归肝、脾经。

【功效】行气破血,消积止痛。

【应用】

1. 癥瘕痞块,瘀血经闭　本品辛散温通,既能破血逐瘀,又能行气止痛,用于癥瘕痞块、血瘀经闭、胸痹心痛等血瘀气滞重症,常与三棱相须而用。若体虚而瘀血久留不去者，配黄芪、党参等以消补兼施。

2. 食积气滞，脘腹胀痛　本品苦泄，有较强的行气消积之功，不仅能消血瘀癥积，同时又能破气消食积。治食积腹痛常配青皮、槟榔等，如莪术丸。

【用法用量】煎服，6～9g。

【使用注意】月经过多者慎用，孕妇禁用。

【类药鉴别】**三棱与莪术**　三棱为黑三棱科植物黑三棱的块茎。二者皆为破血消坚之品，均能破血行气，消积止痛，用治血瘀气滞之重症，常相须为用，醋制均可增强止痛作用。不同之处在于：**三棱**偏入血分，以破血祛瘀之功为佳，多用于血瘀气滞所致的经闭、痛经、癥积；**莪术**偏入气分，以破气消积之力为优，多用于食积腹胀、癥积痞块等。

【药用举隅】

1. 治疗前列腺增生。中成药灵泽片由乌灵菌粉、莪术、浙贝母、泽泻组成，具有益肾活血、软坚散结、利尿除湿的功效。用于轻、中度属肾虚血瘀湿阻证，症见尿频、排尿困难、尿线变细、淋沥不尽、腰膝酸软[中成药，2015,37(8):1727-1730]。

2. 治疗大血管不通。仝小林常用莪术、三七、浙贝母三味小方，莪术是活血破瘀要药，用量多为9～30g；三七为预防血管老化的要药，三七粉冲服一般1～3g，三七块煎汤，用量最多可至30g；浙贝母是消坚散结要药，用量多为9～30g。本方是治疗大血管不通的靶方，除此之外对子宫肌瘤、乳腺增生、甲状腺结节也有较好的治疗作用[吉林中医药，2020,40(3):289-291]。

【现代研究】主要含挥发油，油中主要成分为莪术呋喃烯酮、龙脑、大牻牛儿酮、α- 和 β- 蒎烯、樟烯、柠檬烯、1,8- 桉叶素、松油烯、异龙脑、丁香烯、姜黄烯、丁香烯环氧化物、姜黄酮、芳姜黄酮、莪术二酮、莪术烯醇、异莪术烯醇等；还含姜黄素类化合物。有抗肿瘤、抗早孕、抗菌、升高白细胞、增加血流量、保肝、抗急性肾衰竭、抑制血小板聚集、抗血栓形成和抗炎作用。

【药性歌括】莪术温苦，善破疠癖，止痛消瘀，通经最宜。

水蛭
Shuǐzhì

【来源】首载于《神农本草经》，"主逐恶血瘀血，月闭，破血瘕积聚，无子，利水道。"

为水蛭科动物蚂蟥 *Whitmania pigra* Whitman、水蛭 *Hirudo nipponica* Whitman 或柳叶蚂蟥 *Whitmania acranulata* Whitman 的干燥全体。全国大部分地区均有出产，多属野生。夏、秋二季捕捉，用沸水烫死，晒干或低温干燥。生用或用滑石粉烫后用。

【药性】咸、苦，平；有小毒。归肝经。

【功效】破血通经，逐瘀消癥。

【应用】

1. 血瘀经闭，癥瘕痞块 本品咸苦入血分，功善破血逐瘀，其力峻效宏，为破血逐瘀消癥之良药，常与虻虫相须为用。治血瘀经闭、癥瘕痞块，可单用，或配大黄、桃仁等，如抵当汤。

2. 中风偏瘫，跌打损伤 本品破血逐瘀之功，可通经活络，又常用于中风偏瘫，跌打损伤，胸痹心痛等。治气虚血瘀之中风偏瘫，半身不遂，可配人参、全蝎、蜈蚣等，如通心络胶囊。

【用法用量】煎服，1～3g。

【使用注意】孕妇及月经过多者禁服。

【药用举隅】

1. 芪蛭降糖胶囊。主要成分为黄芪、水蛭、地黄、黄精，具有益气养阴、活血化瘀之效。用于气阴两虚兼血瘀所致的消渴病，症见口渴多饮、多尿易饥、倦怠乏力、自汗盗汗、面色晦暗、肢体麻木；2 型糖尿病见上述证候者。临床研究发现，芪蛭降糖胶囊可显著降低糖尿病患者空腹及餐后血糖含量，可较大程度改善患者心功能，还可显著降低糖尿病肾病患者的血肌酐和尿蛋白水平，可有效改善患者肾功能，提高临床疗效，并可改善周围神经病变患者肢体麻木或伴有疼痛症状 [糖尿病新世界，2016,19(19):45-46]。

2. 抵当汤。由水蛭、虻虫、大黄、桃仁4味药物组成，能破血祛瘀，是治疗蓄血证的经典方剂。主治下焦蓄血，少腹硬满疼痛，小便自利，喜忘发狂，大便色黑，临床主要用于治疗慢性肾衰竭、癃闭、高黏血症等病症，还可以治疗痛经、精神分裂症、丹毒等病症。研究发现抵当汤还具有抑制炎症反应、改善胰岛素抵抗、减轻糖尿病心肌损伤等作用 [江苏中医药，2018,50(3):83-85]。

【现代研究】主要含蛋白质。新鲜水蛭唾液中含有一种抗凝血物质，名为水蛭素，有抗凝血、抗血栓、降血脂、降低血清尿素氮和肌酐水平的作用。

【药性歌括】水蛭味咸，除积瘀坚，通经堕产，折伤可愈。

其他破血消癥药药性功用见表 11-5。

表 11-5　其他破血消癥药药性功用简表

药名	药性	功效	主治	用法用量	使用注意
三棱	辛、苦,平 归肝、脾经	破血行气，消积止痛	癥瘕痞块,瘀血经闭,胸痹心痛,食积气滞脘腹胀痛	5～10g	孕妇及月经过多者禁用;不宜与芒硝、玄明粉同用

第十二章　化痰止咳平喘药

【含义】凡以祛痰或消痰为主要功效，常用于治疗痰证的药物，称为化痰药。凡以制止咳嗽或平定喘息为主要功效，常用于治疗咳嗽或喘息的药物，称为止咳平喘药。因化痰药每兼止咳、平喘作用，而止咳平喘药又每兼化痰之功，且病证上痰、咳、喘三者相互兼杂，故将化痰药与止咳平喘药合并一章介绍。

【性能特点】化痰药味多苦、辛，主归肺、脾经。功能祛痰、消痰，其中性偏温燥者，可温化寒痰，燥化湿痰；性偏凉润者，能清化热痰，润化燥痰；兼味咸者，又可软坚化痰。止咳平喘药味或辛、或苦、或甘，药性或温或寒，主入肺经，具有止咳平喘之功。因其性味、质地、润燥之不同，又分别具有宣肺、清肺、润肺、泻肺、敛肺、降肺及化痰之功。

【主治病证】化痰药主要用于有形、无形之痰停积体内所形成的各种痰证。如痰阻于肺之咳喘痰多；痰蒙心窍之昏厥、癫痫；痰蒙清阳之眩晕、嗜睡；痰扰心神之失眠多梦；肝风夹痰之中风、惊厥；痰阻经络之肢体麻木、半身不遂、口眼㖞斜；痰火互结之瘰疬、瘿瘤；痰凝肌肉、骨节之阴疽、流注等。止咳平喘药用于外感、内伤等各种原因所致的咳嗽喘息之证。

【药物分类】根据化痰止咳平喘药的药性、功效及临床应用的不同，一般将其分为温化寒痰药、清化热痰药和止咳平喘药三类（表12-1）。

表 12-1　化痰止咳平喘药分类表

分类	药性	主要功效	主治病证
温化寒痰药	多辛苦，温燥	温肺祛寒，燥湿化痰	寒痰、湿痰证
清化热痰药	多苦甘，寒凉	清化热痰，润燥化痰	热痰、燥痰证
止咳平喘药	多味苦，降泄	制止咳嗽，平定喘息	咳嗽、喘息证

【使用注意】化痰药中，性温燥者，热痰、燥痰证及阴伤或出血者，慎用或忌用；性凉润者，寒痰、湿痰证慎用或忌用。止咳平喘药个别有毒，内服宜控制用法用量，孕妇、婴幼儿宜慎用；咳嗽兼咯血者，或痰中带血有出血倾向者，或肠胃出血者，不宜用刺激性强的止咳平喘药；表证、麻疹初起，不宜单投止咳药，应以疏解宣发为主，更不能过早使用敛肺止咳药，以防"闭门留寇"；个别麻醉镇咳定喘药易成瘾、敛邪，用之宜慎。

第一节　温化寒痰药

半夏
Bànxià

【来源】首载于《神农本草经》，"主伤寒寒热，心下坚，下气，喉咽肿痛，头眩，胸胀，咳逆，肠鸣，止汗。"

为天南星科植物半夏 *Pinellia ternata*（Thunb.）Breit. 的干燥块茎。主产于四川、湖北、安徽、江苏等地。夏、秋二季采挖，洗净，除去外皮和须根，晒干。生用，或用姜汁、明矾、石灰等制过用。

【药性】辛，温；有毒。归脾、胃、肺经。

【功效】燥湿化痰，降逆止呕，消痞散结。

【应用】

1. **湿痰寒痰**　本品辛温而燥，主入脾、肺经，善于燥化湿浊，温化痰饮，兼能止咳，为燥湿化痰、温化寒痰之要药，尤善治脏腑湿痰证。治痰湿壅肺，咳嗽痰多、色白质稀，常配陈皮、茯苓同用，如二陈汤；治寒饮咳喘、痰多清稀者，常与细辛、干姜同用，如小青龙汤；治风痰上犯，头眩心悸、痰厥头痛，可配天麻、白术，如半夏白术天麻汤。

2. **呕吐反胃**　本品入胃经，既能燥化中焦痰湿，以助脾胃运化；又能调中降逆和胃，有良好止呕之功。对于各种原因所致呕吐，皆可随证配伍使用，为止呕要药。因其温燥，善除胃寒，化痰饮，故对痰饮或胃寒所致呕吐尤宜，常与生姜同用，如小半夏汤；若胃热呕吐，常与黄连同用；胃阴虚者，须配石斛、麦冬；胃气虚者，则配人参、白蜜等，如大半夏汤。

3. 胸脘痞闷，梅核气 本品辛开散结，温通燥烈，能化痰燥湿，行滞消痞。治疗寒热互结之心下痞满，配干姜、黄连，如半夏泻心汤；治痰热互结，胸脘痞满，按之则痛，配黄连、瓜蒌同用，如小陷胸汤；治痰凝气滞之梅核气，咽中如有物阻，吐之不出，咽之不下，则与紫苏叶、厚朴等同用，如半夏厚朴汤。

4. 外治痈肿痰核，毒蛇咬伤 本品内服能化痰消痞散结，外用能消肿散结止痛。治瘿瘤痰核，常配昆布、海藻、贝母等；治痈疽发背、无名肿毒初起或毒蛇咬伤，可生品研末调敷或鲜品捣敷。

【用法用量】内服一般炮制后使用，3～9g。外用适量，磨汁涂或研末以酒调敷患处。

【使用注意】不宜与川乌、制川乌、草乌、制草乌、附子同用；生品内服宜慎。

【药用举隅】

1. 温胆汤。由半夏、竹茹、枳实、陈皮、甘草、茯苓，加生姜、大枣，水煎服，功能理气化痰，清胆和胃，主治胆胃不和、痰热内扰证，症见胆怯易惊，虚烦不宁，失眠多梦，或伴呕恶呃逆，眩晕，癫痫。临床主要用于治疗卒中后顽固性呃逆、更年期综合征、高尿酸血症、慢性胆囊炎、失眠、肿瘤化疗致呕吐、精神分裂症等病症[世界中医药，2020,15(14):2193-2198]。

2. 半夏白术天麻汤。为临床治疗眩晕、头痛常用方，主要由半夏、天麻、茯苓、橘红、白术、甘草，加生姜、大枣水煎服而成，功能化痰息风，健脾祛湿。自初创时起，主要用于痰厥头痛与风痰上扰之眩晕的治疗。现代临床中，广泛适用于各类以眩晕及头痛为主症的疾病，其中以高血压、急性缺血性脑卒中、椎-基底动脉供血不足、颈椎病、原发性头痛、梅尼埃病、良性阵发性位置性眩晕为多[中国实验方剂学杂志，2020,26(15):14-19]。

【现代研究】含挥发油，少量脂肪，淀粉，烟碱，黏液质，天冬氨酸、谷氨酸、精氨酸、*β*- 氨基丁酸等氨基酸，*β*- 谷甾醇，胆碱，*β*- 谷甾醇 -*β*-D- 葡萄糖苷，3,4- 二羟基苯甲醛。有镇咳、抑制腺体分泌、镇吐、催吐、抗生育、抑制胰蛋白酶、增强免疫、利尿作用。

【药性歌括】半夏味辛，健脾燥湿，痰厥头疼，嗽呕堪人。

知识链接

感觉异常半夏证

黄煌教授的药证强调半夏治"呕而不渴"：一是感觉异常样症状。半夏所主治的呕吐，本是一种异常的反射。半夏厚朴汤主治咽中如有炙脔，实无炙脔，纯属一种感觉异常。此外还有麻木感、冷感、热感、堵塞感、重压感、痛感、痒感、悸动感、失去平衡感、恐怖感、音响感。由感觉异常导致的异常反射和行为，如恶心呕吐、食欲异常、性欲异常、语言异常、睡眠异常、情感异常等，都有使用半夏的可能。二是咽喉部症状，如恶心、呕吐、咽痛失音、咽中如有炙脔，均为咽喉部的症状。咽喉是人比较敏感的部位。所以半夏证多集中在咽喉部。

[天南星 Tiānnánxīng]

【来源】首载于《神农本草经》，"主心痛寒热，结气积聚，伏梁，伤筋痿拘缓，利水道。"

本品为天南星科植物天南星 *Arisaema erubescens*（Wall.）Schott、异

叶天南星 *Arisaema heterophyllum* Bl. 或东北天南星 *Arisaema amurense* Maxim. 的干燥块茎，主产于河南、河北、四川等地。秋、冬二季茎叶枯萎时采挖，除去须根及外皮，干燥。生用，或用姜汁、明矾制后用。

【药性】 苦、辛，温；有毒。归肺、肝、脾经。

【功效】 燥湿化痰，祛风止痉，散结消肿。

【应用】

1. 顽痰咳嗽，湿痰寒痰 本品辛苦性温，温燥之性胜于半夏，能燥湿化痰，用于寒痰湿痰证。因其祛痰之力较强，故尤善治顽痰证。对顽痰阻肺，胶结胸膈而致咳嗽痰白胶黏，胸膈胀闷不适，常配半夏、枳实等，如导痰汤。

2. 风痰眩晕，中风癫痫、破伤风 本品主入肝经，长于通行经络，功善祛风痰而止痉。治风痰眩晕，配半夏、天麻等，如化痰玉壶丸；治风痰留滞经络，半身不遂，手足顽麻，口眼㖞斜，则配半夏、川乌等，如青州白丸子；治癫痫，可与半夏、全蝎、僵蚕等同用，如五痫丸；治破伤风，角弓反张，痰涎壅盛，则配白附子、天麻、防风等，如玉真散。

3. 外治痈肿痰核，蛇虫咬伤 本品外用能攻毒散结，消肿止痛。治痈疽肿痛、痰核，可研末醋调敷；治毒蛇咬伤，可配雄黄外敷。

【用法用量】 煎服，3～9g。外用生品适量，研末以醋或酒调敷患处。

【使用注意】 孕妇慎用。生品内服宜慎。

【药用举隅】

1. 玉真散。由天南星、防风、白芷、天麻、羌活、白附子组成，诸药各等分，上为末，每次服二钱（6g），热酒一盏调服，或调敷患处。可祛风止痉，止痛。临床主要用于治疗帕金森病、慢性滑膜炎、肩关节炎、面神经麻痹；还可以用于带下病、狂犬病、跌打损伤、肌筋膜炎等病症 [中华中医药杂志，2013,28(4):968-970]。

2. 马星膏外用治疗乳痈疗效较好。方法如下：取马钱子 40g，天南星 30g，蒲公英 50g，木香 20g，水蛭 20g，香油 500ml，松香 1 000g。先将马钱子、天南星、蒲公英、木香、水蛭浸于香油中 2.5 小时，然后文火炸焦，过滤取汁，再纳入松香文火煎熬成膏状，待药稍凉，摊于5cm×15cm 的纸上备用。治疗时将药膏用文火烤化，贴于患处，每2日换1贴药膏，一般用1~3贴即可治愈。若化脓则需切开引流 [中国民间疗法，2005(6):21]。

【现代研究】含三萜皂苷、甘露醇、安息香酸、秋水仙碱、β- 谷甾醇 -D- 葡萄糖苷及氨基酸。有抗肿瘤、抗惊厥、镇静、镇痛、祛痰、抗氧化和抗心律失常作用。

【药性歌括】南星性热，能治风痰，破伤强直，风搐自安。

知识链接

南星生制宜详分

　　天南星为燥湿化痰要药，但其和半夏一样辛温有毒。生天南星毒性较大，内服慎用，一般只用于外敷，如确需用生南星内服时，也只能入煎剂，并配生姜同煎，充分煎透，服后觉有舌麻时，可食糖解之。生天南星使用不当可致中毒，中毒症状有口腔黏膜糜烂，甚至坏死脱落，唇舌咽喉麻木肿胀，运动失灵，味觉消失，大量流涎；声音嘶哑，言语不清，发热，头晕，心慌，四肢麻木，严重者可出现昏迷，惊厥；窒息，呼吸停止。制天南星毒性较小，散风寒、通经络的作用较好，宜于中风患者服用。胆南星经苦寒之牛胆汁制过，其燥烈之气已大减，性味转为苦凉，有化痰息风之长，而无燥热伤阴之弊，宜于热痰惊痫者服用。

旋覆花
Xuánfùhuā

【来源】首载于《神农本草经》，"主结气，胁下满，惊悸，除水，去五脏间寒热，补中，下气。"

为菊科植物旋覆花 Inula japonica Thunb. 或欧亚旋覆花 Inula britannica L. 的干燥头状花序。全国大部分地区均产。夏、秋二季花开时采收，阴干或晒干。生用或蜜炙用。

【药性】苦、辛、咸，微温。归肺、脾、胃、大肠经。

【功效】降气，消痰，行水，止呕。

【应用】

1. 咳喘痰多，胸膈痞满 本品苦降辛开，微温不燥，入肺经，既善降肺气化痰而平咳喘，又能消痰行水而除痞满，可用于风寒咳嗽，痰饮蓄结，胸膈痞闷、咳喘痰多者，不论寒热皆可应用。因其性温，故对寒痰壅肺者尤为适宜。治外感风寒，咳嗽痰多，常配麻黄、半夏等，如金沸草散；治痰饮蓄结，胸膈痞满、咳喘痰多，常配紫苏子、半夏同用；治肺有痰热者，常与桑白皮、桔梗同用，如旋覆花汤。

2. 呕吐噫气，心下痞硬 本品入脾、胃经，善降胃气而止呕噫。治痰浊中阻，胃气上逆而噫气频作、恶心呕吐、胃脘痞硬者，配赭石、半夏等，如旋覆代赭汤。

【用法用量】煎服，3～9g，包煎。

【使用注意】本品温散，阴虚劳嗽及津伤燥咳者慎用。

【药用举隅】

1. 旋覆代赭汤。由旋覆花、赭石、党参、制半夏、炙甘草、生姜、大枣七味药组成，具有降逆化痰、益气和胃之功。常用于治疗浅表性胃炎、胃神经官能症、慢性胃炎、胃扩张、胃及十二指肠溃疡、幽门不全梗阻、神经性呃逆等属胃虚痰阻者 [实用中医内科杂志，2020,34(5):109-112]。

2. 旋覆花汤。由旋覆花、葱、新绛 3 味药组成，处方简明有效，主治肝着，常作为治疗证属肝经气滞血瘀各种病症的基础方 [环球中医药，

2019,12(5):729-731]。

【现代研究】含倍半萜内酯类、蒲公英甾醇、槲皮素、异槲皮素、绿原酸、咖啡酸。有平喘、镇咳、抗菌、杀虫、调节免疫、调节胃肠运动和抗炎作用。

【药性歌括】旋覆辛咸，苦泄温散，降逆止呕，行水消痰。

其他温化寒痰药药性功用见表12-2。

表 12-2　其他温化寒痰药药性功用简表

药名	药性	功效	主治	用法用量	使用注意
白附子*	辛,温;有毒 归胃、肝经	燥湿化痰,祛风定惊,止痛,解毒散结	中风痰壅,口眼㖞斜,语言謇涩,惊风癫痫,破伤风,痰厥头痛,偏正头痛,瘰疬痰核,毒蛇咬伤	3 ~ 6g,一般宜炮制后用	阴血亏虚或热盛动风者不宜使用;孕妇慎用;生品毒性大,内服宜慎
芥子	辛,温 归肺经	温肺豁痰利气,散结通络止痛	寒痰咳喘,悬饮胸胁胀痛,痰滞经络,关节麻木疼痛,痰湿流注,阴疽肿毒	3 ~ 9g	久咳肺虚及阴虚火旺者忌用;消化道溃疡、出血及皮肤过敏者忌用。用量不宜过大,以免引起腹泻。不宜久煎
皂荚*	辛、咸、温;有小毒 归肺、大肠经	祛痰开窍,散结消肿	中风口噤,昏迷不醒,癫痫痰盛,关窍不通,喉痹痰阻,顽痰喘咳,咳痰不爽,大便燥结;外治痈肿	1 ~ 1.5g,多入丸散	非顽痰实证体壮者不宜轻投;内服剂量不宜过大,过量易引起呕吐、腹泻。孕妇及咯血、吐血患者忌服
白前	辛、苦,微温 归肺经	降气,祛痰,止咳	肺气壅实,咳嗽痰多,胸满喘急	3 ~ 10g	—

第二节　清化热痰药

$$\boxed{\begin{array}{c}\text{川贝母}\\ \text{Chuānbèimǔ}\end{array}}$$

【来源】首载于《神农本草经》，"主伤寒烦热，淋沥邪气，疝瘕，喉痹，乳难，金疮，风痉。"

为百合科植物川贝母 *Fritillaria cirrhosa* D.Don、暗紫贝母 *Fritillaria unibracteata* Hsiao et K. C. Hsia、甘肃贝母 *Fritillaria przewalskii* Maxim.、梭砂贝母 *Fritillaria delavayi* Franch.、太白贝母 *Fritillaria taipaiensis* P. Y. Li 或瓦布贝母 *Fritillaria unibracteata* Hsiao et K. C. Hsia var. *wabuensis* (S. Y. Tang et S. C. Yue) Z. D. Liu, S. Wang et S. C. Chen 的干燥鳞茎。主产于四川、云南、甘肃等地。按性状不同分别习称"松贝""青贝""炉贝"和"栽培品"。夏、秋二季或积雪融化后采挖，除去须根、粗皮及泥沙，晒干或低温干燥。生用。

【药性】苦、甘，微寒。归肺、心经。

【功效】清热润肺，化痰止咳，散结消痈。

【应用】

1. 肺热燥咳，阴虚劳嗽　本品主入肺经，苦寒可清肺热化痰，甘润能润肺燥止咳，尤宜于内伤久咳，肺热燥咳之证。治肺热燥咳，干咳痰少、咳痰不爽者，常配知母，如二母散；治阴虚久咳劳嗽、痰中带血，常配百合、麦冬等，如百合固金汤。

2. 瘰疬，乳痈，肺痈　本品苦寒开泄，又有清热散结消痈之功。治瘰疬痰核，常配玄参、牡蛎等同用，如消瘰丸；治乳痈、肺痈、疮痈，常配蒲公英、鱼腥草等，以清热解毒消痈。

【用法用量】煎服，3～10g；研粉冲服，一次1～2g。

【使用注意】不宜与川乌、制川乌、草乌、制草乌、附子同用。

【类药鉴别】**川贝母与浙贝母**　浙贝母为百合科植物浙贝母的鳞茎。二者药性功用基本相同，皆味苦性寒凉，均能清热化痰，散结消痈，用治痰热咳嗽、疮痈、瘰疬等。不同之处在于：**川贝母**甘而微寒，长于润肺止咳，多用于肺虚久咳、阴虚燥咳、劳嗽咯血等。**浙贝母**苦寒较甚，开泄力大，清火散结力强，多用于外感风热或痰火郁结之咳嗽痰黄等。

【药用举隅】

1. 川贝雪梨膏。由梨清膏 400g、川贝母 50g、麦冬 100g、百合 50g、款冬花 25g，经热压提取，有机溶媒渗漉、真空浓缩等先进生产工艺，辅以炼制白砂糖制作而成，具有润肺止咳、生津利咽之效，用于阴虚肺热、咳嗽、喘促、口燥咽干 [中国实验方剂学杂志，2006(7):38-42]。

2. 消瘰丸。由玄参（蒸）、牡蛎（煅，醋研）、川贝母（去心，蒸）各四两（120g），共为末，炼蜜为丸，如梧桐子大，每服 9g，开水送服。具有化痰软坚散结之效，主治瘰疬、瘿瘤、痰核等。临床主要用治乳腺增生病、初发毒性弥漫性甲状腺肿、甲状腺结节、舌下腺囊肿等 [世界最新医学信息文摘，2018,18(68):146-147]。

【现代研究】含生物碱：松贝辛、川贝碱、西贝素、炉贝碱、松贝甲素；还含蔗糖、硬脂酸、棕榈酸、β- 谷甾醇。有镇咳、祛痰、抗溃疡、降压、解痉作用。

【药性歌括】贝母微寒，止嗽化痰，肺痈肺痿，开郁除烦。

知识链接

川贝枇杷念慈恩

　　京都念慈庵蜜炼川贝枇杷膏早在清代已畅销北京城，它的面世，有个母慈子孝的故事。杨孝廉是清代天府人，幼年丧父，由母亲陈氏含辛茹苦抚养成人。当他成为县宰，母亲已积劳成疾，不但肺弱痰多，更患上哮喘、咳嗽，痛苦异常。孝廉寻遍名医，均未奏效。最后找到叶天士，叶氏授他炼膏药方，才治愈母病。多年后，杨母病危，临终嘱咐孝廉按叶氏配方广制蜜炼川贝枇杷膏，让得同样疾病的患者受惠，以报答叶氏的恩德。孝廉遵母遗言生产该药，并在蜜炼川贝枇杷膏前冠以"念慈庵"，以纪念母亲。因设厂北京，再加上"京都"两字，于是便成了京都念慈庵蜜炼川贝枇杷膏。后因日军入侵，1940年杨氏举家南迁广州，1946年再迁香港，定厂名为京都念慈庵总厂。念慈庵蜜炼川贝枇杷膏不仅在亚洲各国，而且在其他十几个国家均有销售。该药由川贝、枇杷叶、桔梗、苦杏仁、瓜蒌仁、沙参、橘红、法半夏、款冬花、远志、茯神、五味子、生姜、甘草、薄荷、蜂蜜、糖浆组成，具有补肺、润心肺、清上焦火之功效，能使火降痰消，用治热咳、呕逆、气喘。

瓜蒌
Guālóu

【来源】首载于《神农本草经》，"主消渴，身热烦满，大热。补虚安中，续绝伤。"

为葫芦科植物栝楼 *Trichosanthes kirilowii* Maxim. 或双边栝楼 *Trichosanthes rosthornii* Harms 的干燥成熟果实。主产于山东、浙江、河南等地，秋季果实成熟时，连果梗剪下，置通风处阴干。生用。

【药性】甘、微苦，寒。归肺、胃、大肠经。

【功效】清热涤痰，宽胸散结，润燥滑肠。

【应用】

1. **肺热咳嗽，痰浊黄稠** 本品甘寒清润，微苦降泄，主入肺经，善清肺热，润肺燥，并有化痰导滞之功，对肺热、痰热咳嗽，痰黄质稠者效优。因能润肠通便，故上证伴大便干结者尤宜。治痰热咳嗽，痰黄质稠，常配胆南星、黄芩同用，如清气化痰丸；治咳嗽痰少，咳痰不爽者，常配贝母等，如贝母瓜蒌散。

2. 胸痹心痛，结胸痞满 本品苦寒，能清肺胃之热而涤痰，利气散结以宽胸，通利胸膈之痞塞。治痰浊痹阻，胸痹心痛，常与薤白同用，如瓜蒌薤白半夏汤；治痰热互结之结胸，心下痞闷，按之则痛，常配黄连、半夏同用，如小陷胸汤。

3. 乳痈，肺痈，肠痈 本品性寒清热，又能消痈散结，治乳痈、肺痈、肠痈等瘀热、热毒病证，对疮痈初成，未成脓者尤宜，可配蒲公英、鱼腥草、薏苡仁等同用。

4. 大便秘结 本品甘寒质润，入大肠经，能润燥滑肠通便。治肠燥津亏便秘，常配火麻仁、郁李仁等。

【用法用量】煎服，9～15g。临床瓜蒌药用分全瓜蒌、瓜蒌皮和瓜蒌仁。瓜蒌皮偏于清热化痰，宽胸理气；瓜蒌仁重在润燥化痰，润肠通便；全瓜蒌则两者兼之。

【使用注意】不宜与川乌、制川乌、草乌、制草乌、附子同用。

【类药鉴别】**瓜蒌与天花粉** 天花粉为葫芦科植物栝楼或双边栝楼的根。二者同出一源，甘微苦而寒，均可清热润燥。其中**瓜蒌**功在清除肺中有形痰热，又可润燥化痰，善治热痰、燥痰，咳喘胸闷；又宽胸利气散结，润燥滑肠，可治心下痞、结胸、乳痈、肺痈、肠燥便秘等。**天花粉**善清肺中无形之热，又能生津润燥，善治热病烦渴，燥热伤肺，内热消渴；又能消肿排脓以疗疮，用治疮疡初起，热毒炽盛，未成脓者可消散，脓已成者可溃疮排脓。

【药用举隅】

1. 小陷胸汤。由黄连、法半夏、瓜蒌3味药组成，具有清热燥湿、涤痰解郁、散结止痛的功效，治小结胸病，症见痰热互结、胸脘痞闷、按之则痛或咳痰黄稠。临床常用于治疗慢性胃炎、胸膜炎、胸膜粘连、急性支气管炎、肋间神经痛等属痰热互结者［中国新药杂志，2020,29(3):335-342]。

2. 瓜蒌薤白半夏汤。是临床上被广泛应用于治疗胸痹心痛病的常用有效方剂，由瓜蒌实、薤白、半夏、白酒组成，具有通阳散结、祛痰宽胸之效，治胸痹，痰浊较甚，心痛彻背，不能安卧者。现在主要用于治疗冠心病等 [光明中医，2019,34(5):685-687]。

【现代研究】含三萜皂苷、氨基酸、糖类、有机酸、油酸、亚油酸及甾醇类化合物。有镇咳、祛痰、扩张血管、抗溃疡、抗肿瘤、抑菌、松弛胃肠平滑肌和抗血小板聚集作用。

【药性歌括】瓜蒌仁寒，宁嗽化痰，伤寒结胸，解渴止烦。

竹茹
Zhúrú

【来源】首载于《名医别录》，"主呕呃寒热，吐血崩中。"

为禾本科植物青秆竹 *Bambusa tuldoides* Munro、大头典竹 *Sinocalamus beecheyanus*（Munro）McClure var. *pubescens* P. F. Li 或淡竹 *Phyllostachys nigra*（Lodd.）Munro var. *henonis*（Mitf.）Stapf ex Rendle 的茎秆的干燥中间层。主产于江苏、浙江、江西等地。全年均可采制，取新鲜茎，除去外皮，将稍带绿色的中间层刮成丝条，或削成薄片，捆扎成束，阴干。前者称"散竹茹"，后者称"齐竹茹"。生用或姜汁炙用。

【药性】甘，微寒。归肺、胃、心、胆经。

【功效】清热化痰，除烦，止呕。

【应用】

1. 痰热咳嗽，中风痰迷　本品甘而微寒，入肺经，功善清肺热化痰。治肺热咳嗽，痰黄黏稠者，常配瓜蒌、黄芩同用；治中风痰迷，舌强不语，可与胆南星、牛黄配伍。

2. 惊悸不宁，心烦失眠　本品入心、胆经，又能清胆火除烦。治胆火夹痰，痰热内扰，惊悸不宁、心烦失眠者，常与半夏、枳实同用，如温胆汤。

3. 胃热呕吐，妊娠恶阻　本品入胃经，专清胃腑之热以降逆止呕，为治胃热呕逆之要药。治胃虚有热而呕者，配生姜、人参等，如橘皮竹茹汤；对妊娠呕吐有热者尤为适宜，可用治妊娠恶阻，胎动不安，常配黄芩、砂仁等安胎之品。

【用法用量】煎服，5～10g。生用清化痰热作用强；姜汁炙用和胃止呕作用强。

【类药鉴别】**竹茹、竹沥与天竺黄**　**竹沥**为禾本科植物青秆竹、大头典竹或淡竹的新鲜茎秆经火烤灼而流出的淡黄色澄清液汁，**天竺黄**为禾本科植物青皮竹或华思劳竹等秆内的分泌液干燥后的块状物。三者均性味甘寒，皆能清热化痰，同可用治肺热咳嗽，痰黄黏稠等。天竺黄、竹沥又可定惊，用治痰热惊痫癫狂，中风痰迷等。不同之处在于：**竹茹**善于清热除烦，又能清胃止呕，常用治胆火夹痰之心烦失眠，惊悸不宁及胃热呕吐，妊娠恶阻。**竹沥**性寒滑利，善于清热豁痰，痰稠难咳，顽痰胶结者最宜，并能利窍，用治成人中风惊痫。**天竺黄**化痰之力较缓，凉心定惊之力尤胜，多用治小儿惊风、热病神昏，为治小儿痰热诸证之良药。

【药用举隅】

1. 橘皮竹茹汤。由陈皮、竹茹、大枣、生姜、甘草、人参组成，治久病体弱或吐下后胃虚有热，症见气逆不降，呃逆或呕吐。临床主要用于治疗妊娠恶阻、反流性食管炎、反流性胃炎、化疗引起的消化道反应、顽固性呃逆、心律失常、肾衰竭等病症[临床医学研究与实践，2018,3(20):131-132]。

2. 蒿芩清胆汤。由青蒿脑、淡竹茹、仙半夏、赤茯苓、青子芩、生枳壳、陈广皮、碧玉散组成，具有清胆利湿、和胃化痰之效，治少阳湿热痰浊证，症见寒热如疟、寒轻热重、口苦膈闷、吐酸苦水或呕黄涎而黏、胸胁胀痛。临床主要用于治疗外感发热、流行性感冒、系统性红斑狼疮、病毒性肝炎、急性阑尾炎、胆汁反流性胃炎、胆囊炎等病症[中国临床医生杂志，2018,46(9):1123-1125]。

【现代研究】含2,5-二甲氧基-对-羟基苯甲醛、丁香醛、松柏醛等。有抗氧化、增加尿中氯化物量、增高血糖、抗菌作用。

【药性歌括】竹茹止呕，能除寒热，胃热呕哕，不寐安歇。

桔梗
Jiégěng

【来源】首载于《神农本草经》，"主胸胁痛如刀刺，腹满，肠鸣幽幽，惊恐悸气。"

为桔梗科植物桔梗 *Platycodon grandiflorum*（Jacq.）A. DC. 的干燥根。主产于安徽、江苏、山东等地。春、秋二季采挖，洗净，除去须根，趁鲜剥去外皮或不去外皮，干燥。生用。

【药性】苦、辛，平。归肺经。

【功效】宣肺，利咽，祛痰，排脓。

【应用】

1. 咳嗽痰多，胸闷不畅　本品性平，辛散苦泄，善于开宣肺气，祛痰浊，利胸咽，且能载药上行，引药入肺，为肺经之要药。凡肺气不宣之咳嗽痰多，胸闷不畅，无论外感内伤、属寒属热皆可配伍应用。风寒者，可配紫苏、苦杏仁，如杏苏散；风热者，则配桑叶、菊花等，如桑菊饮。

2. 咽痛音哑　本品味辛，能宣肺散邪以利咽开音疗哑。治咽喉肿痛，音哑失音，常与黄芩、胖大海等配伍，如清喉利咽颗粒。

3. 肺痈吐脓　本品性散上行，能通利肺气以排壅肺之脓痰。治肺痈胸痛，咳吐脓血腥臭痰者，每配甘草同用，如桔梗汤。

此外，本品可开宣肺气之壅滞，以达通利二便之效，用治癃闭、便秘。桔梗又为"舟楫之剂"，能载诸药上行，故历来作为治疗胸膈以上病证的引经药。

【用法用量】煎服，3～10g。

【使用注意】本品性升散，凡气机上逆，呕吐、呛咳、眩晕，阴虚火旺咳血等不宜用。用量过大易致恶心呕吐。

【药用举隅】

1. 桔梗冬花片。由桔梗、款冬花、制远志、甘草4味药经提取而成，具有止咳祛痰之功效，临床多用于痰浊阻肺所致的咳嗽痰多、支气

管炎 [现代中药研究与实践，2003(5):39-41]。

2. 甘桔冰梅片。由桔梗、薄荷、射干、蝉蜕、乌梅、冰片、甘草、青果 8 味中草药组成，功效清热开音，可消炎去肿，养肺祛痰，杀菌利咽。主治风热犯肺引起的失音声哑，急性咽炎出现咽痛、咽干灼热、咽黏膜充血等 [临床医药文献电子杂志，2020,7(45):164-165]。

【现代研究】含远志酸，桔梗皂苷元及葡萄糖，菠菜甾醇，α- 菠菜甾醇 -β-D- 葡萄糖苷，Δ_7- 豆甾烯醇，白桦脂醇，菊糖，桔梗聚糖，桔梗酸 A、B、C。有祛痰、降血糖、镇咳、平喘、抗炎、抑菌、降血脂、抗肿瘤、抗氧化和免疫调节作用。

【药性歌括】桔梗味苦，疗咽肿痛，载药上升，开胸利壅。
其他清化热痰药药性功用见表 12-3。

表 12-3 其他清化热痰药药性功用简表

药名	药性	功效	主治	用法用量	使用注意
浙贝母	苦,寒 归肺、心经	清热化痰止咳,解毒散结消痈	风热咳嗽,痰火咳嗽,肺痈,乳痈,瘰疬,瘿瘤,疮毒	5～10g	不宜与川乌、制川乌、草乌、制草乌、附子同用
竹沥	甘,寒 归心、肺、肝经	清热豁痰,定惊利窍	痰热咳喘,中风痰迷,惊痫癫狂	30～50ml,冲服	寒痰及便溏者忌用
天竺黄	甘,寒 归心、肝经	清热豁痰,凉心定惊	热病神昏,中风痰迷,小儿痰热惊痫、抽搐、夜啼	3～9g	–
前胡	苦、辛,微寒 归肺经	降气化痰,散风清热	痰热喘满,咳痰黄稠,风热咳嗽痰多	3～10g	
胖大海	甘,寒 归肺、大肠经	清热润肺,利咽开音,润肠通便	肺热声哑,干咳无痰,咽喉干痛,热结便秘,头痛目赤	2～3枚,沸水泡服或煎服	–

续表

药名	药性	功效	主治	用法用量	使用注意
海藻	苦、咸,寒 归肝、胃、肾经	消痰软坚散结,利水消肿	瘿瘤,瘰疬,睾丸肿痛,痰饮水肿	6～12g	不宜与甘草同用
昆布	咸,寒 归肝、胃、肾经	消痰软坚散结,利水消肿	瘿瘤,瘰疬,睾丸肿痛,痰饮水肿	6～12g	–

第三节　止咳平喘药

苦杏仁
Kǔxìngrén

【来源】首载于《神农本草经》,"主咳逆上气,雷鸣,喉痹,下气,产乳,金创,寒心,贲豚。"

为蔷薇科植物山杏 *Prunus armeniaca* L. var. *ansu* Maxim.、西伯利亚杏 *Prunus sibirica* L.、东北杏 *Prunus mandshurica*（Maxim.）Koehne 或杏 *Prunus armeniaca* L. 的干燥成熟种子。主产于东北、华北、西北等地。夏季采收成熟果实,除去果肉和核壳,取出种子,晒干。生用或炒用。

【药性】苦,微温;有小毒。归肺、大肠经。

【功效】降气止咳平喘,润肠通便。

【应用】

1. 咳嗽气喘　本品味苦降泄,主入肺经,且兼疏利开宣之性,降肺之中兼有宣肺之功,为止咳平喘之要药。凡咳嗽喘满,无论新久、寒热,皆可随证配伍。风寒咳喘,配麻黄、甘草,即三拗汤;风热咳嗽,配桑叶、菊花,如桑菊饮;肺热咳喘,配石膏等,如麻杏石甘汤。

2. 肠燥便秘　本品含油脂而质润,味苦而下气,故能润肠通便。常配柏子仁、郁李仁等同用,如五仁丸。

【用法用量】煎服,5～10g,生品入煎剂后下。

【使用注意】内服不宜过量,以免中毒。

【药用举隅】

1. 止嗽定喘口服液。本品是临床治疗慢性支气管炎的代表药，由麻黄、苦杏仁、甘草、石膏组成。具有辛凉宣泄、清肺平喘之效。用于支气管炎，症见表寒里热，身热口渴，咳嗽痰盛，喘促气逆，胸膈满闷 [中医研究，2007(2):41-43]。

2. 治慢性咳喘。痰稀色白，每于初冬发病，春暖之时痊愈。单用生苦杏仁 90g，研碎装胶囊，冰糖水送服，每日 3 次，均分 10 天服完为一疗程。每天用量为 9g，2 个疗程后基本痊愈 [承德医学院学报，2001,18(2):127-128]。

【现代研究】 含苦杏仁苷、脂肪油、苦杏仁苷酶、樱叶酶、雌酮、α-雌二醇、链甾醇等。有抑制呼吸中枢、镇咳、平喘、抗炎、增强免疫力、镇痛、抗肿瘤作用。

【药性歌括】 杏仁温苦，风寒喘嗽，大肠气闭，便难切要。

知识链接

行医济世杏成林

杏在中国有着深厚的文化基础。《山海经》记载"灵山之下，其木多杏"，而圣人孔丘也设教于杏坛，就连中医界也与杏有着不解之缘——常常被称为"杏林"。"杏林"是中医界的代称，医家每以"杏林中人"自居。"杏林"一词的由来，相传与汉末三国闽籍道医董奉有关。董奉，字君异，福建侯官人，与当时的张仲景、华佗齐名，号称"建安三神医"。在诸多有关董奉传奇般的事迹中，最有影响的乃是他在庐山行医济世的故事。据《神仙传》记载："君异居山间，为人治病，不取钱物，使人重病愈者，使栽杏五株，轻者一株，如此十年，计得十万余株，郁然成林……"董奉曾长期隐居在江西庐山南麓，热忱为山民诊病疗疾。他在行医时从不索取酬金，每当治好一个重病患者时，就让病家在山坡上栽五株杏树；看好一个轻病者，只需栽一株杏树。所以四乡闻讯前来求治的患者云集，而董奉均以栽杏作为医酬。几年之后，庐山一带的杏林多达十万株。杏子成熟后，董奉又将杏子变卖成粮食用来赈济庐山贫苦百姓和南来北往的饥民，一年之中救助的百姓多达二万余人。正是由于董奉行医济世的高尚品德，赢得了百姓的普遍敬仰。庐山一带的百姓在董奉羽化后，便在杏林中设坛祭祀这位仁慈的道医。如此一来，"杏林"一词便渐渐成为医家的专用名词，人们喜用"杏林春暖""誉满杏林"来赞美像董奉一样具有高尚医风的苍生大医。

百部
Bǎibù

【来源】首载于《名医别录》，"主咳嗽上气。"

为百部科植物直立百部 *Stemona sessilifolia*（Miq.）Miq.、蔓生百部 *Stemona japonica*（Bl.）Miq. 或对叶百部 *Stemona tuberosa* Lour. 的干燥块根。主产于安徽、山东、江苏等地。春、秋二季采挖，除去须根，洗净，置沸水中略烫或蒸至无白心，取出，晒干。生用或蜜炙用。

【药性】甘、苦，微温。归肺经。

【功效】润肺下气止咳，杀虫灭虱。

【应用】

1. **新久咳嗽，肺痨，顿咳** 本品甘润苦降，微温不燥，作用平和，功专润肺止咳，无论外感内伤、暴咳久嗽、属寒属热，皆可用之。治风寒咳嗽，配伍荆芥、桔梗、陈皮等，如止嗽散；治风热咳嗽，配葛根、石膏、浙贝母等，如百部散；治肺痨咳嗽，痰中带血，则配伍阿胶、川贝母、三七等，如月华丸；治顿咳，可单用或配伍川贝母、紫菀、白前等药同用。

2. 头虱体虱，蛲虫，阴痒 本品外用又能杀虫灭虱。治头虱、体虱及疥癣，可制成 20% 乙醇液，或 50% 水煎剂外搽。治蛲虫病，以本品浓煎，睡前保留灌肠。治阴道滴虫，可单用，或配蛇床子、苦参等煎汤坐浴外洗。

【用法用量】煎服，3~9g。外用适量，水煎或酒浸。蜜炙百部润肺止咳，用于阴虚劳嗽。

【使用注意】本品易伤胃滑肠，脾虚食少便溏者忌用。

【药用举隅】

1. 小儿百部止咳糖浆。由百部、苦杏仁、桔梗、桑白皮、麦冬、知母、黄芩、陈皮、甘草、天南星、枳壳组成，具有清肺、止咳、化痰之效，用于小儿痰热蕴肺所致咳嗽、顿咳，症见咳嗽、痰多、痰黄黏稠、咳吐不爽，或痰咳不已、痰稠难出；百日咳等 [黑龙江科技信息，2012(7):49]。

2. 百部洗方。具有疏风止痒、祛湿杀虫之效。百部 30g、苦参 30g、蛇床子 30g、雄黄 5g，纱布包煎，煮沸 30 分钟。用软毛巾溻洗，或溻洗后再加热水浸浴，每次洗 5~10 分钟，10 天为 1 个疗程。主治皮肤瘙痒、神经性皮炎、阴囊湿疹、荨麻疹等 [广东药学院学报，2000(3):238-239]。

【现代研究】含多种生物碱：百部定碱、异百部定碱、原百部碱、百部宁碱、华百部碱等；还含糖类、脂类、蛋白质、乙酸、甲酸、苹果酸、琥珀酸、草酸等。有抗菌、镇咳作用。

【药性歌括】百部味甘，骨蒸劳瘵，杀疳蛔虫，久嗽功大。

[**紫菀**
Zǐwǎn]

【来源】首载于《神农本草经》，"主咳逆上气，胸中寒热结气。"

为菊科植物紫菀 *Aster tataricus* L. f. 的干燥根和根茎。主产于河北、安徽、黑龙江等地。春、秋二季采挖，除去有节的根茎（习称"母根"）和泥沙，编成辫状晒干，或直接晒干。生用或蜜炙用。

【药性】辛、苦，温。归肺经。

【功效】润肺下气，消痰止咳。

【应用】**痰多喘咳，新久咳嗽，劳嗽咳血** 本品甘润苦泄，辛温而不燥，主入肺经，长于润肺下气，开肺郁，化痰浊，止咳逆。凡咳嗽，无论新久、寒热虚实、外感内伤，皆可用之，尤宜于肺虚久咳痰多者。治外感风邪，咳嗽咽痒，常配荆芥、桔梗、百部等，如止嗽散；治阴虚久咳，劳嗽咯血，可配伍阿胶、川贝母等，如王海藏紫菀汤。

【类药鉴别】**紫菀与款冬花** 款冬花为菊科植物款冬的花蕾。二者皆药性偏温，温润不燥，长于润肺下气，化痰止咳，均宜蜜炙以增强润肺止咳功效，对于咳嗽，无论新久、外感内伤、寒热虚实均可配用。不同之处在于：**紫菀**长于祛痰，**款冬花**则长于止咳，治咳喘方中常相须为用，则止咳化痰功效更著。

【用法用量】煎服，5～10g。外感暴咳宜生用，肺虚久咳宜蜜炙。

【药用举隅】

1. 紫菀汤。由紫菀、苦杏仁、桑白皮、地骨皮、黄芪、人参、白芍、甘草、生姜、大枣组成，治肺虚感热、咳嗽喘满、发热自汗、口中生疮 [中国医药导报，2020,17(7):127-130]。

2. 止嗽散。由桔梗、荆芥、紫菀、百部、白前、甘草、陈皮组成，药研细末，食后及临卧用开水调下；初感风寒，生姜汤调下。具有止咳化痰、宣肺疏表之效。主治风邪犯肺，临床主要用于治疗肺炎支原体感染后咳嗽、急性支气管炎、慢性喘息型支气管炎急性发作、咳嗽变异性哮喘等病症 [亚太传统医药，2020,16(1):104-105]。

【现代研究】根含无羁萜醇、无羁萜、紫菀酮、紫菀皂苷、槲皮素，挥发油中含毛叶醇、乙酸毛叶酯、茴香醚、烃、脂肪酸、芳香族酸等。有祛痰、镇咳、抗菌、抗癌作用。

【药性歌括】紫菀苦辛，痰喘咳逆，肺痈吐脓，寒热并济。

枇杷叶
Pípáyè

【来源】首载于《名医别录》，"主卒哕不止，下气。"

为蔷薇科植物枇杷 *Eriobotrya japonica*（Thunb.）Lindl. 的干燥叶。主产于广东、江苏、浙江等地。全年均可采收，晒至七八成干时，扎成小把，再晒干。生用或蜜炙用。

【药性】苦，微寒。归肺、胃经。

【功效】清肺止咳，降逆止呕。

【应用】

1. 肺热咳嗽，气逆喘急　本品味苦能降，性寒能清，主入肺经，既能清肺热，又能降肺气而止咳平喘。凡邪气壅肺，肺气不降之咳喘者，均可随证配伍用之。肺热或痰热咳嗽，咳痰黄稠者用之尤宜，可单用熬膏，或配桑叶、麦冬等，如清燥救肺汤。

2. 胃热呕逆，烦热口渴　本品入胃经，又能清胃热，降胃气而止呕逆，多用于胃热呕吐、呃哕，或伴烦热口渴者，可单用煮汁，或配橘皮、竹茹等同用。

【用法用量】煎服，6～10g。鲜品加倍。止咳宜炙用，止呕宜生用。

【使用注意】寒咳及胃寒呕逆者慎用。

【药用举隅】

1. 止咳川贝枇杷露。由枇杷叶、桔梗、水半夏、川贝母、薄荷脑组成，功能清热化痰止咳，用于感冒、支气管炎属痰热阻肺证，症见咳嗽、痰黏或黄 [中国药师，2014,17(11):1975-1976]。

2. 清燥救肺汤。由霜桑叶、生石膏、党参片、苦杏仁、枇杷叶、阿胶、麦冬、炙甘草组成，功能清燥润肺。主治温燥伤肺，临床主要用于治疗慢性支气管炎急性发作、放射性肺炎、肺癌、干燥综合征等 [中国实验方剂学杂志，2020,26(4):42-47]。

【现代研究】含挥发油，主要成分为橙花叔醇和金合欢醇；其他成分还包括 α- 和 β- 蒎烯、莰烯、月桂烯、对 - 聚伞花素、芳樟醇、α- 依兰烯、α- 和 β- 金合欢烯、樟脑、橙花醇、牻牛儿醇、α- 荜澄茄醇、榄香醇、顺 -β- 和 γ- 己烯醇、芳樟醇氧化物；还含苦杏仁苷、熊果酸、齐墩果酸、酒石酸、柠檬酸、苹果酸、鞣质、维生素 B 及维生素 C 等。有镇咳、平喘、祛痰作用。

【药性歌括】枇杷叶苦，偏理肺脏，吐哕不止，解酒清上。

桑白皮
Sāngbáipí

【来源】首载于《神农本草经》，"主伤中，五劳六极，羸瘦，崩中，脉绝，补虚益气。"

为桑科植物桑 *Morus alba* L. 的干燥根皮。全国大部分地区均产。秋末叶落时至次春发芽前采挖根部，刮去黄棕色粗皮，纵向剖开，剥取根皮，晒干。生用或蜜炙用。

【药性】甘，寒。归肺经。

【功效】泻肺平喘，利水消肿。

【应用】

1. **肺热咳喘**　本品甘寒清热，专入肺经，长于泻肺中火热，兼泻肺中水气而平喘。治肺有伏火郁热之咳喘，常配地骨皮同用，如泻白散；若水饮停肺，胀满喘急，可配麻黄、苦杏仁、葶苈子等。

2. **水肿胀满**　本品能清降肺气，通调水道而利水消肿。对全身水肿、面目肌肤浮肿、胀满喘急、小便不利者，常配茯苓皮、大腹皮等，如五皮饮。

【用法用量】煎服，6～12g。泻肺利水宜生用；肺虚咳嗽宜蜜炙用。

【类药鉴别】桑白皮与葶苈子　葶苈子为十字花科植物独行菜或播娘蒿的干燥成熟种子。二者皆性寒，为泻肺行水之品，均能泻肺平喘，利水消肿，用治咳喘实证及水肿、小便不利等。不同之处在于：**桑白皮**甘寒，药性较缓，重在泻肺火，兼泻肺中水气，主治肺热咳喘、痰黄黏稠及皮水、风水等。**葶苈子**辛苦大寒，药力峻猛，重在泻肺中痰水，主治痰涎壅盛，喘满不得平卧及臌胀、胸腹积水等。

【药用举隅】

1. 百生汤。由百合、生地黄、熟地黄、桑白皮、玄参、麦冬、柿霜、川贝粉（冲服）、甘草、芦根组成，具有滋阴润肺、清热养肾之效，主治肺肾阴虚，咽喉失于濡润之慢性咽炎[中医临床研究，2011,3(21):37]。

2. 五皮散。由生姜皮、桑白皮、陈皮、大腹皮、茯苓皮各等分组成，具有理气健脾、利水消肿之效，主治皮水，临床主要用于治疗特发性水肿、肝硬化难治性腹水、骨折术后肢体肿胀、肾病综合征、急性感染性腹泻等[中国处方药，2017,15(8):92-93]。

【现代研究】含伞形花内酯、东莨菪素和黄酮成分桑根皮素、桑素、桑色烯、环桑素、环桑色烯等。有利尿、降压、镇静、强心和抗菌作用。

【药性歌括】桑皮甘辛，止嗽定喘，泻肺火邪，其功不浅。

其他止咳平喘药药性功用见表12-4。

表12-4 其他止咳平喘药药性功用简表

药名	药性	功效	主治	用法用量	使用注意
紫苏子	辛,温 归肺经	降气化痰,止咳平喘,润肠通便	痰壅气逆,咳嗽气喘,肠燥便秘	3～10g	脾虚便溏者慎用
款冬花	辛、微苦,温 归肺经	润肺下气,止咳化痰	新久咳嗽,喘咳痰多,劳嗽咳血	5～10g	—
葶苈子	辛、苦,大寒 归肺、膀胱经	泻肺平喘,行水消肿	痰涎壅肺,喘咳痰多,胸胁胀满,不得平卧,水肿,胸腹积水,小便不利	3～10g 包煎	—
白果*	甘、苦、涩,平; 有毒 归肺、肾经	敛肺定喘,收涩止带,缩尿	喘咳气逆,痰多,带下,白浊,遗尿尿频	5～10g	生食有毒。不可多用,小儿尤当注意

第十三章　安神药

【含义】凡以安定神志为主要功效，常用于治疗心神不宁病证的药物，称安神药。

【性能特点】本类药物主入心、肝经，具有镇惊安神或养心安神的功效，部分安神药分别兼能平肝潜阳、纳气平喘、清热解毒、活血、敛汗、润肠通便、祛痰等。

【主治病证】安神药主要用治心神不宁之证，如心悸怔忡、失眠多梦、头晕健忘以及惊风、癫、痫、狂等。部分药物尚可用治肝阳上亢、肾虚气喘、疮疡肿毒、瘀血阻滞、自汗盗汗、肠燥便秘、痰多咳喘等病证。

【药物分类】根据安神药的药性、功效及主治不同，可分为重镇安神药及养心安神药两类（表13-1）。

表 13-1　安神药分类表

分类	药性	主要功效	主治病证
重镇安神药	多为矿石、化石、介类药物，质重沉降	重镇安神，平惊定志，平肝潜阳	心肝火旺，阳气躁扰所致的心悸、烦躁、失眠等心神不宁实证及癫狂惊风等
养心安神药	多为植物种子、种仁类药物，甘平质润	滋养心肝，益阴补血	阴血不足，心肝失养所致的虚烦不寐、心悸怔忡、健忘多梦等心神不宁虚证

【使用注意】使用矿石类安神药及有毒药物时，只宜暂用，不可久服，中病即止。矿石类安神药入煎剂宜打碎久煎，入丸、散剂不宜久服，须适当配伍养胃健脾之品，以免耗伤胃气。

第一节　重镇安神药

磁石
Císhí

【来源】首载于《神农本草经》，"主周痹，风湿，肢节中痛，不可持物，洗洗，酸消，除大热，烦满及耳聋。"

为氧化物类矿物尖晶石族磁铁矿，主要含四氧化三铁（Fe_3O_4）。主产于辽宁、河北、山东等地。采挖后，除去杂石和杂质。砸碎。生用或煅用。

【药性】咸，寒。归肝、心、肾经。

【功效】镇惊安神，平肝潜阳，聪耳明目，纳气平喘。

【应用】

1. 惊悸失眠　本品质重沉降，入心、肝、肾经，能镇心神、益肾阴、潜浮阳，宜于肾虚肝旺，肝火上炎，扰动心神或惊恐气乱，神不守舍所致的心神不宁、惊悸、失眠及癫痫等，常与朱砂、神曲同用，如磁朱丸。

2. 头目眩晕　本品既能平肝阳，又能益肾阴，可用治肝阳上亢之头晕目眩、急躁易怒等症，常配石决明、牡蛎等平肝潜阳药；若阴虚甚者可配伍熟地黄、白芍、龟甲等滋阴潜阳。

3. 视物昏花、耳鸣耳聋　肾开窍于耳，肝开窍于目。本品潜降肝阳，镇养真阴而能聪耳明目。宜于阴虚阳亢引起的头晕、头痛、耳鸣、耳聋，常与熟地黄、山萸肉、山药等滋补肾阴之品配伍，如耳聋左慈丸。

4. 肾虚气喘　本品入肾经，质重沉降，纳气归肾，有益肾纳气平喘之功，宜于肾虚气喘。常与五味子、胡桃肉、蛤蚧等纳气平喘药配伍。

【用法用量】煎服，9～30g，先煎。

【使用注意】本品为矿物类药物，服后不易消化，如入丸散，不可多服。脾胃虚弱者慎用。

【药用举隅】

1. 治疗糖尿病伴失眠。以煅磁石 30g，白菊、黄芩、首乌藤各 15g，甘草 2g 组成磁石安神方，每日 1 剂，煎汤足浴 20～30 分钟，每晚 1 次。配合耳穴压豆能显著改善患者睡眠质量 [浙江中医杂志，2016,51(2):120-121]。

2. 治疗痔切除术后肛门疼痛。磁石 100g，生大黄 30g，煎汤坐浴，每日 2～3 次。其止痛消炎作用颇著，一般用药 2 日可减轻疼痛、3 日可定痛 [江苏中医，1993(3):34-35]。

【现代研究】主要含四氧化三铁，还含有钙、镁、钾、钠、锰、铬、镉、铜、锌等。有镇静、催眠、抗惊厥、抗炎、镇痛、促凝血等作用。

【药性歌括】磁石味咸，专杀铁毒，若误吞针，系线即出。

知识链接

磁石煅用力更优

相关实验分析了磁石炮制前后（生磁石、煅磁石）的理化变化，显示：磁石炮制后磁性大大减弱，颜色、硬度等性状发生改变，认为磁石在炮制过程中部分四氧化三铁氧化成三氧化二铁，并且其晶体结构由于受高温破坏而发生改变。炮制前后主要元素铁的总量无明显变化，但水溶性铁溶出增加，重金属及有害元素无论是总量还是水溶出量则均降低。药理研究进一步发现：煅磁石中枢抑制作用、抗炎作用均优于生磁石，说明磁石经过炮制可以发生增效减毒的改变。

龙骨
Lónggǔ

【来源】首载于《神农本草经》，"主心腹鬼疰，精物，老魅，咳逆，泄痢脓血，女子漏下，癥瘕坚结，小儿热气，惊痫。"

为古代哺乳动物如三趾马类、犀类、鹿类、牛类、象类等骨骼的化石或象类门齿的化石。主产于山西、内蒙古、陕西。全年均可采挖，挖出后，除去泥土及杂质，贮于干燥处。生用或煅用。

【药性】甘、涩，平。归心、肝、肾经。

【功效】镇惊安神，平肝潜阳，收敛固涩，收湿敛疮。

【应用】

1. 心神不宁，心悸失眠，惊痫癫狂 本品入心、肝经，重可镇怯，为重镇安神的常用药，宜于心神不宁、心悸失眠、健忘多梦等证，常与龟甲、石菖蒲、远志等安神之品同用，如孔圣枕中丹。

2. 肝阳上亢，头晕目眩 本品入肝经，质重沉降，有较强的平肝潜阳作用，宜于肝阴不足，肝阳上亢之头晕目眩、烦躁易怒等，常与赭石、牡蛎、白芍等同用，如镇肝熄风汤。

3. 正虚滑脱诸证 本品味涩可收敛固脱，常用治遗精、滑精、遗尿、尿频、崩漏、带下、自汗、盗汗等多种正虚滑脱之证。治疗肾虚遗精、滑精，常与芡实、沙苑子、牡蛎等配伍，如金锁固精丸；治疗气虚不摄，冲任不固之崩漏，常与黄芪、海螵蛸、五倍子等配伍，如固冲汤等。

4. 湿疮痒疹，疮疡久溃不敛 本品性收涩，煅后外用有收湿、敛疮、生肌之效，与枯矾研末外用可治疮溃久不愈合，湿疮湿疹流水不止及外伤出血等。

【用法用量】煎服，15～30g，先煎。外用适量。镇惊安神、平肝潜阳生用，收敛固涩宜煅用。

【使用注意】湿热积滞者慎用。

【药用举隅】

1. 治疗失眠。二加龙骨汤由龙骨、牡蛎、白薇、制附片、白芍等组成，治疗虚阳浮越型，能够显著改善患者证候，降低匹兹堡睡眠质量指数（PSQI）及减少艾司唑仑用量，安全有效 [陕西中医，2014,35(9):1158-1160]。

2. 治疗外伤创口不愈。以冰片30g，煅龙骨50g，赤石脂40g，白砂糖60g，共研细末制成"四宝散"，可用治经多种方法治疗效果不佳者，每日换药 1 次，7 天为 1 个疗程 [中医外治杂志，1995(3):12-13]。

【现代研究】主要成分有碳酸钙、磷酸钙、五氧化二磷、氧化镁、氧化铁和少量的铝、镁、氯，以及苯丙氨酸、异亮氨酸、蛋氨酸、胱氨酸、甘氨酸等。有镇静、催眠、抗惊厥、松弛骨骼肌、调节免疫等作用。

【药性歌括】龙骨味甘，梦遗精泄，崩带肠痈，惊痫风热。

其他重镇安神药药性功用见表 13-2。

表 13-2　其他重镇安神药药性功用简表

药名	药性	功效	主治	用法用量	使用注意
朱砂 *	甘，微寒；有毒归心经	清心镇惊，安神，明目，解毒	心神不宁，心悸易惊，失眠多梦，癫痫发狂，小儿惊风，视物昏花，口疮，喉痹，疮疡肿毒	0.1 ～ 0.5g，多入丸散；不宜入煎剂	有毒，不宜大量服用，也不宜久服；孕妇及肝肾功能不全者禁用。忌火煅
琥珀	甘，平归心、肝、膀胱经	镇惊安神，活血散瘀，利尿通淋	心神不宁，心悸失眠，惊风，癫痫，血滞经闭痛经，心腹刺痛，癥瘕积聚，淋证，癃闭	1.5 ～ 3g，研末冲服，或入丸散；不入煎剂	－

第二节　养心安神药

[酸枣仁]
Suānzǎorén

【来源】首载于《神农本草经》，"主心腹寒热，邪结气聚，四肢酸疼湿痹。久服安五藏，轻身延年。"

为鼠李科植物酸枣 *Ziziphus jujuba* Mill. var *spinosa* (Bunge) Hu ex H. F. Chou 的干燥成熟种子。主产于辽宁、河北、山西等地。秋末冬初采收成熟果实，除去果肉和核壳，收集种子，晒干。生用或炒用，用时捣碎。

【**药性**】甘、酸，平。归肝、胆、心经。

【**功效**】养心补肝，宁心安神，敛汗，生津。

【**应用**】

1. 虚烦不眠，惊悸多梦 本品味甘，入心、肝经，能养心阴、益肝血而宁心安神，为养心安神之要药，尤宜于心肝阴血亏虚，心失所养之虚烦不眠、惊悸多梦，常与知母、茯苓、川芎等同用，如酸枣仁汤。

2. 体虚多汗 本品味酸能敛，有敛营止汗之效。用治体虚自汗、盗汗者，常与黄芪、五味子、山茱萸等同用。

3. 津伤口渴 本品甘酸化阴，有生津止渴之功。用治津伤口渴者，常与生地黄、麦冬、天花粉等养阴生津药同用。

【**用法用量**】煎服，10～15g。

【**类药鉴别**】**酸枣仁与柏子仁** 柏子仁为柏科植物侧柏的成熟种仁。酸枣仁和柏子仁两药皆味甘性平，入心经，具有养心安神、止汗之功，用治阴血不足，心神失养所致的心悸怔忡、多梦健忘、阴虚盗汗等症，临床常相须为用。**然酸枣仁安神作用更强**，为治一切虚烦不眠的要药，且味酸，敛汗力优，生津止渴，适用于体虚自汗及津伤口渴。**柏子仁质润多脂**，功能润肠通便，用于阴虚血亏之肠燥便秘，尤宜于血虚不寐兼便秘者。

【**药用举隅**】

1. 治疗各型失眠。重用酸枣仁30～60g（打碎先煎），配伍柏子仁、茯苓、茯神、合欢皮、首乌藤、菊花、甘草，随证加减，无论轻重，在规定疗程内皆取得可靠疗效 [吉林中医药，1998(5):3-5]。

2. 治疗老年糖尿病便秘。以酸枣仁、桃仁、苦杏仁、郁李仁、火麻仁为主要药物的加味五仁汤，具有滋阴润肠、活血泻热、运脾通便功效，起效迅速，疗效巩固 [光明中医，2015,30(9):1852-1853]。

【**现代研究**】主要化学成分有黄酮类、皂苷类、生物碱类、萜类化合物、脂肪油等。酸枣仁皂苷A，斯皮诺素是指标性成分。有镇静、催眠、抗惊厥、改善记忆、抗心律失常、抗心肌缺血、降压、降血脂、增强免疫力等作用。

【**药性歌括**】酸枣味酸，敛汗驱烦，多眠用生，不眠用炒。

知识链接

"生熟异治"酸枣仁

酸枣仁炮制品主要为生枣仁、炒枣仁，古时有"生熟异治"的说法。此说最早源于《证类本草》引《五代史》"酸枣仁睡多生使，不得睡炒熟"。后代持相同观点者甚众，李时珍关于酸枣仁"熟用疗胆虚不得眠""生用疗胆热好眠"的论述更是广为流传。当然亦不乏质疑之声，《本草从新》认为："生用疗胆热好眠之说，未可信也，盖胆热必有心烦口苦之症，何以反能好眠乎？"《本草便读》则指出："炒熟治胆虚不眠，生用治胆热好眠之说，亦习俗相沿，究竟不眠好眠，皆有成疾之由，非一物枣仁可以统治也。"现代药理研究发现，生、炒枣仁水煎剂在镇静、催眠、抗惊厥方面作用均相近，临床观察炒枣仁、半生半炒、生枣仁（三组均与甘草合用）水煎剂、炒枣仁粉剂治疗失眠的效果，结果煎剂和粉剂对多数患者均有一定的安眠镇静作用，生枣仁组并无兴奋作用。故现在认为生、熟枣仁均可治不眠。

远志
Yuǎnzhì

【**来源**】首载于《神农本草经》，"主咳逆伤中，补不足，除邪气，利九窍，益智慧，耳目聪明，不忘，强志，倍力。"

为远志科植物远志 *Polygala tenuifolia* Willd. 或卵叶远志 *Polygala sibirica* L. 的干燥根。主产于山西、陕西、河北等地。春、秋二季采挖，除去须根和泥沙，晒干或抽取木心晒干。生用或炙用。

【药性】苦、辛，温。归心、肾、肺经。

【功效】安神益智，交通心肾，祛痰，消肿。

【应用】

1. 心肾不交引起的失眠多梦、健忘惊悸、神志恍惚 本品苦泄、辛散、温通，入心、肾经，能开心气而宁心安神，通肾气而强志不忘，为交通心肾、安定神志、益智强识之佳品。善治心肾不交之心神不宁、失眠多梦、健忘惊悸、神志恍惚，常与茯神、龙齿、五味子等配伍，如远志丸。

2. 咳痰不爽，癫痫发狂 本品入肺经而祛痰止咳，入心经而化痰开窍，有形无形之痰皆可治之。故可用治痰多黏稠、咳吐不爽，常与苦杏仁、川贝母、桔梗等药同用；治痰阻心窍之精神错乱、惊痫发狂等，多与菖蒲、郁金、白矾等同用。

3. 疮疡肿痛，乳房肿痛 本品辛行苦泄温通，可疏通气血之壅滞而消散痈肿。用于疮疡肿毒、乳房肿痛，内服、外用均可。

【用法用量】煎服，3～10g。外用适量，化痰止咳宜炙用。

【使用注意】实热及痰火内盛者，胃溃疡及胃炎患者慎用。

【药用举隅】

1. 治疗儿童多动症。小儿智力糖浆由远志、石菖蒲、龟甲、龙骨、雄鸡汁组成，临床用治肾阴不足、肝阳偏旺，能明显改善患儿五心烦热、咽干口燥等症状，总有效率达 86.0%[湖南中医杂志，2008(5):33-34]。

2. 治疗带状疱疹。远志 30g，加白酒 100ml 浸泡 30 分钟，用药液涂抹患处。10 分钟可以止痛，每日数次，4～5 天即有效果 [中国民间疗法，2017,25(7):32]。

【现代研究】主要化学成分为三萜皂苷类、糖和糖酯苷类、黄酮类、生物碱类，如远志皂苷、苯骈色原酮、寡聚糖等，还含有 3,4- 二甲氧基肉桂酸、远志醇、远志酸等。有镇咳祛痰、镇静、催眠、抗惊厥、抗氧化、抗衰老、抗痴呆、脑保护、益智、抗抑郁、保护心肌、降压、调节血糖与血脂、抗炎、抑菌等作用。

【**药性歌括**】远志气温，能驱惊悸，安神镇心，令人多记。

其他养心安神药药性功用见表 13-3。

表 13-3　其他养心安神药药性功用简表

药名	药性	功效	主治	用法用量	使用注意
柏子仁	甘,平 归 心、肾、大肠经	养心安神,润肠通便,止汗	阴血不足,虚烦失眠,心悸怔忡,肠燥便秘,阴虚盗汗	3 ~ 10g	便溏及痰多者慎用
合欢皮	甘,平 归 心、肝、肺经	解郁安神,活血消肿	心神不安,忿怒忧郁,失眠多梦,肺痈,疮肿,跌仆伤痛	6 ~ 12g	孕妇慎用
首乌藤	甘,平 归心、肝经	养血安神,祛风通络	失眠多梦,血虚身痛,风湿痹痛,皮肤瘙痒	9 ~ 15g	-
灵芝	甘,平 归 心、肺、肝、肾经	补气安神,止咳平喘	心神不宁,失眠心悸,肺虚咳喘,虚劳短气,不思饮食	6 ~ 12g	-

第十四章　平肝息风药

【含义】凡以平肝潜阳、息风止痉为主要功效，治疗肝阳上亢或肝风内动证的药物，称为平肝息风药。

【性能特点】本类药物皆入肝经，性多寒凉，多为介类、虫类等动物药及矿物药。主要功效为平肝潜阳、息风止痉。其中，介类药长于潜降上亢之肝阳，虫类药善于平息肝风而止痉，故有"介类潜阳，虫类息风"之说。部分药物兼有清肝明目、镇惊安神、祛风通络、止血等作用。

【主治病证】平肝息风药主要用于肝阳上亢及肝风内动证。肝阳上亢属于肝肾阴亏，不能制约肝阳而亢扰于上，症见眩晕耳鸣，头目胀痛，急躁易怒，腰膝酸软，头重脚轻等。肝风内动则指肝阳化风、热极生风、血虚生风或阴虚动风，出现眩晕欲仆、痉挛抽搐、震颤等表现。部分药物兼可用治肝热目赤、心神不宁、风中经络、风湿痹痛、出血等证。

【药物分类】根据平肝息风药的功效及临床应用不同，一般将其分为平抑肝阳药和息风止痉药两类（表14-1）。

表 14-1　平肝息风药分类表

分类	药性	主要功效	主治病证
平抑肝阳药	多为介类或矿石类性寒质重潜降	平肝潜阳兼清肝	肝阳上亢，肝火上攻
息风止痉药	多为虫类药性偏寒或平	息风止痉兼通络	肝风内动，风中经络

【使用注意】平肝息风药有性偏寒凉或性偏温燥之不同，故应区别使用。如脾虚慢惊者，不宜使用寒凉之品；阴虚血亏者，当忌温燥之品。贝壳、矿石类入煎剂时应打碎先煎、久煎。具有毒性者用量不宜过大，

孕妇应慎用。

第一节 平抑肝阳药

石决明
Shíjuémíng

【来源】首载于《名医别录》，"主目障翳痛，青盲，久服益精。"

为鲍科动物杂色鲍 *Haliotis diversicolor* Reeve、皱纹盘鲍 *Haliotis discus* hannai Ino、羊鲍 *Haliotis ovina* Gmelin、澳洲鲍 *Haliotis ruber* (Leach)、耳鲍 *Haliotis asinina* Linnaeus 或白鲍 *Haliotis laevigata* (Donovan) 的贝壳。分布于广东、福建、辽宁等沿海地区。夏秋捕捉，剥除肉后，洗净贝壳，去除附着的杂质，晒干。生用或煅用，用时打碎。

【药性】咸，寒。归肝经。

【功效】平肝潜阳，清肝明目。

【应用】

1. **肝阳上亢，头痛眩晕** 本品咸寒沉降，专入肝经，长于潜降肝阳，清泻肝热，兼益肝阴。善治肝肾阴虚，肝阳偏亢，肝风上扰之头痛眩晕，常与天麻、钩藤、杜仲等配伍，补肾平肝息风，如天麻钩藤饮；若兼肝火亢盛，头痛目赤、烦躁易怒，可与羚羊角、夏枯草、钩藤等同用，清热平肝，如羚羊角汤。

2. **目赤翳障，视物昏花** 本品清肝火之功又能明目退翳，且兼能益肝阴，为治目疾之要药，不论虚实均可应用。治肝火上炎目赤肿痛，可与夏枯草、决明子、菊花等药配伍，清肝明目；治肝肾阴虚之目暗昏花，可配熟地黄、枸杞子、菟丝子等药，滋肾明目。

此外，石决明煅用有收敛、制酸、止血等作用，可用于疮疡久不收口、胃痛泛酸及外伤出血等。

【用法用量】煎服，6～20g，应打碎先煎。平肝、清肝宜生用，外用点眼宜煅用、水飞。

【使用注意】本品咸寒易伤脾胃，故脾胃虚寒、食少便溏者慎用。

【药用举隅】

1. 治疗术后眩晕症。天麻、钩藤、石决明、杜仲四味中药各 15g，熬制成颗粒，加少量温水调成黏稠糊状，将调好的药糊均匀涂抹于穴位贴的内圈中，选取患者双侧肩井穴及双侧涌泉穴给予贴敷，4 小时后揭除 [实用临床护理学电子杂志，2017,2(37):141,143]。

2. 治疗皮肤破损。将石决明贝壳洗净晒干，放在火炉中烘烤，研粉。直接将其涂于患处，纱布覆盖包扎固定，2～3 天换药 1 次，10 天为 1 个疗程。治疗各种外伤手术及压疮引起的局部皮肤破损，对促进破损区肉芽及皮肤生长疗效满意 [中国民间疗法，2006,14(1):4]。

【现代研究】主要含碳酸钙，尚含有少量镁、钠、锶、铁、硅、铝，微量钛、锰、钡、铜、铬、磷、钒、锌等多种元素。水解液含天冬氨酸、苏氨酸、丝氨酸、谷氨酸等氨基酸。有清热、镇静、降压、拟交感神经、抗感染和抗凝血作用。

【药性歌括】石决明咸，眩晕目昏，惊风抽搐，劳热骨蒸。

知识链接

海洋"软黄金"之鲍鱼

石决明为鲍科动物鲍鱼的贝壳，因其附石而生，又善明目故名。因七孔、九孔者佳，故其佳品又称"九孔石决明"。鲍鱼是名贵的"海珍品"之一，其肉质细嫩，味道鲜美，营养丰富，被誉为海洋"软黄金"，在食疗上有滋阴清热、益精明目、养血柔肝等作用，可治劳热骨蒸、咳嗽、崩漏、带下、淋病、青盲内障等。鲍鱼肉中含有蛋白质 24%、脂肪 0.44% 以及色素、鲍灵等活性物质，具有抗病毒、抗菌、抗凝、抑制免疫等作用。

牡蛎
Mǔlì

【来源】首载于《神农本草经》，"主伤寒寒热，温疟洒洒，惊恚怒气，除拘缓，鼠瘘，女子带下赤白。久服强骨节，杀邪气，延年。一名蛎蛤。"

为牡蛎科动物长牡蛎 *Ostrea gigas* Thunberg、大连湾牡蛎 *Ostrea talienwhanensis* Crosse 或近江牡蛎 *Ostrea rivularis* Gould 的贝壳。主产中国沿海一带。全年均可捕捞，去肉，洗净，晒干。生用或煅用，用时打碎。

【药性】咸、微寒。归肝、胆、肾经。

【功效】重镇安神，潜阳补阴，软坚散结。煅用收敛固涩，制酸止痛。

【应用】

1. 肝阳上亢，眩晕耳鸣　本品咸寒沉降，功似石决明，平肝潜阳，兼益阴清热。多用治水不涵木，阴虚阳亢引起的头晕目眩、烦躁耳鸣等症，常与龟甲、龙骨、牛膝等药同用，滋阴潜阳，如镇肝熄风汤。

2. 心神不安，惊悸失眠　本品质重能镇，入肝肾，敛魂魄，有镇惊安神之效，用治心神不安，惊悸怔忡，失眠多梦等症，常与龙骨相须为用，如桂枝甘草龙骨牡蛎汤。

3. 痰核瘰疬，癥瘕痞块　本品味咸性寒，咸能软坚，寒能泻火。善治痰湿留滞，痰火郁结，痰凝气壅所致痰核、瘰疬、瘿瘤等，常与浙贝母、玄参等配伍，如消瘰丸；亦可用治各种癥瘕痞块，常与鳖甲、丹参、莪术等配伍，以消癥散结。

4. 滑脱诸症　本品煅用有与煅龙骨相似的收敛固涩作用，二者常相须为用，治疗自汗盗汗、遗精滑精、遗尿尿频、崩漏带下等多种正虚滑脱不固之症，如金锁固精丸。

5. 胃痛泛酸　煅牡蛎也有收敛制酸功效，可用治胃痛泛酸。常与海螵蛸、瓦楞子等共为细末，内服取效。

【用法用量】煎服，9～30g，宜打碎先煎。收敛固涩、制酸止痛宜煅用，余皆生用。

【使用注意】脾胃虚寒者慎用。

【药用举隅】

1. 治疗水痘。用青黛牡滑散（生牡蛎粉、滑石粉、青黛粉等量混匀），以麻油调糊状，涂搽患处，每天1～2次[湖南中医杂志，1990(5):45]。

2. 治疗胃及十二指肠溃疡。用龙牡汤（煅牡蛎、生龙骨或煅龙骨各30～50g）为基本方，痛甚加延胡索10g，失眠、多梦者加首乌藤15g，水煎，分2次服，10～20剂为1个疗程[中医杂志，1983(3):36]。

【现代研究】含碳酸钙64.61%～96.75%，以及18种氨基酸、肝糖原、B族维生素、牛磺酸和钙、磷、铁、锌、镁、铝、硅等营养成分。有收敛、镇静、催眠、安神作用。还具有抗病毒、抗氧化、抗肿瘤、调节血脂、抑制血小板聚集、保肝、解毒、提高人体免疫力、促进新陈代谢、延缓衰老等作用。牡蛎的酸性提取物在活体中对脊髓灰质炎病毒有抑制作用。

【药性歌括】牡蛎微寒，涩精止汗，崩带胁痛，老痰祛散。

知识链接

牡蛎肉的食疗价值

"牡蛎"之名源于古人对其生物学特性的朴素认识，《本草纲目》曰："蛤蚌之属，皆有胎生、卵生。独此化生，纯雄无雌，故得牡名。曰蛎曰蚝，言其粗大也。"牡蛎肉，又名蛎黄，习称海蛎子。全年均可采，去壳，取肉，鲜用或晒干。味道鲜美，营养丰富。甘、咸，平。归心、肝经。具有养血安神，软坚消肿之功效，可治烦热失眠、心神不安、瘰疬等。研究发现牡蛎肉中含有糖原，牛磺酸，18种氨基酸，无机盐，谷胱甘肽，维生素 A、B_1、B_2、D 及亚麻酸和亚油酸等。具有保肝作用，常食能提高机体免疫力，其所含牛磺酸有一定的降血脂、降压作用。

赭石
Zhěshí

【来源】首载于《神农本草经》，"主鬼疰，贼风蛊毒，杀精物恶鬼，腹中毒邪气，女子赤沃漏下。"

为氧化物类矿物刚玉族赤铁矿，主要含三氧化二铁（Fe_2O_3）。产于山西、河北、河南等地。采挖后，除去杂石，打碎生用或醋淬研粉用。

【药性】苦，寒。归肝、心、肺、胃经。

【功效】平肝潜阳，重镇降逆，凉血止血。

【应用】

1. **肝阳上亢，头晕目眩**　本品质重沉降，味苦性寒，主归肝、心经，既善潜降肝阳，又善清泻火热，为治肝阳上亢或伴肝火亢盛头晕目眩之佳品。治肝肾阴虚，肝阳上亢所致头晕目眩、耳鸣目胀，每与龟甲、牡蛎等药同用，如镇肝熄风汤；治肝阳上亢，肝火偏盛之头晕头痛、心烦难寐，可配珍珠母、冰片等，如脑立清胶囊。

2. **胃气上逆，呕呃噫气**　本品为重坠沉降之品，入胃经，尤善降上逆之胃气而止呕噫，为重镇降逆要药。用治胃气上逆之呕吐、呃逆、噫气不止等，常与旋覆花、半夏等药同用，如旋覆代赭汤。

3. **肺气上逆，气短喘息**　本品入肺经，又可降上逆之肺气而平喘息。治肺气上逆，喘息气短、痰鸣、睡卧不得者，可单用研末，米醋调服，或与紫苏子、桑白皮等同用；治肺肾不足，阴阳两虚之虚喘不已、气短神疲者，则与党参、山茱萸等配伍，如参赭镇气汤。

4. **血热吐衄，崩漏下血** 本品入心肝血分，有凉血止血之效；又因其降气、降火，故尤宜于气火上逆，迫血妄行之出血证。治血热妄行之吐血、衄血，可与白芍、竹茹等同用，如寒降汤；治崩漏下血日久，可与禹余粮、赤石脂等配伍，如震灵丹。

【用法用量】煎服，9～30g，宜打碎先煎。降逆、平肝宜生用，止血宜煅用。

【使用注意】本品苦寒，易伤脾胃，故脾胃虚寒，食少便溏者慎用。孕妇慎用。因含微量砷，故不宜长期服用。

【药用举隅】

1. 寒降汤。方用生赭石、清半夏、瓜蒌仁、生杭芍、竹茹、牛蒡子、粉甘草。主治胃热而气不降，吐血、衄血，脉洪滑而长或上入鱼际。有和胃降逆、凉血止血之效[四川中医，2020,38(1):20-22]。

2. 治疗梅尼埃病。泽泻赭石汤加味，重用泽泻、赭石，每方用泽泻30g，赭石50g，白术、沙参各20g，当归、熟地黄、炒川楝子、枸杞子、钩藤、白芍、麦冬各15g，为基本方，获得较好疗效。重用赭石取其重镇降逆、平肝潜阳、安神、调节自主神经的功能[中医药学报，2000(6):26]。

【现代研究】主要含三氧化二铁（Fe_2O_3），以及微量元素 Fe、Zn、Cu、Mn、Co、Ni 及宏量元素 Ca 等。煅淬后 Mn、Fe、Al、Ca、Mg、Si 等的溶出量皆增加，尤其是 Ca 的溶出量增加了 30 倍。有镇静、抗惊厥、抗炎、止血、促进血细胞新生等作用。

【药性歌括】赭石性寒，下胎崩带，儿疳泻痢，惊痫呕噫。

知识链接

药用颜料两相宜——赭石

2018 年，在《国家宝藏》节目中，一幅《千里江山图》以其恢宏的气势和靓丽的色彩惊艳四座。这幅画所用颜料极其珍贵，红色原料是赭石，绿色原料是孔雀石，青色原料是蓝铜矿等，这些颜料基本都是从宝石及矿石和中药材中提取的上品。赭石，因其为赭色矿石，故名。又以山西为主产地，属古代之代郡，又名代赭石。因赭石稳定性好，在中国画中亦成为常用的一种颜料。矿物颜料具有色质稳定不易变色、覆盖力强、色相美丽且有光泽等优点。我国古代遗留下的经典壁画名作，就因运用矿物质颜料作画，至今仍然色彩鲜艳明快、厚重富丽。

其他平抑肝阳药药性功用见表14-2。

表14-2　其他平抑肝阳药药性功用简表

药名	药性	功效	主治	用法用量	使用注意
珍珠母	咸,寒 归肝、心经	平肝潜阳，安神定惊，明目退翳	肝阳上亢,头痛眩晕,心神不宁,惊悸失眠,目赤翳障,视物昏花	10～25g,先煎	孕妇及脾胃虚寒者慎用
蒺藜*	辛、苦,平；**有小毒** 归肝经	平肝疏肝，活血祛风，明目,止痒	肝阳上亢,头痛眩晕,肝郁气滞,胸胁胀痛,乳闭胀痛,风热上攻,目赤翳障,风疹瘙痒,白癜风	6～10g	孕妇慎用
罗布麻叶	甘、苦,凉 归肝经	平肝安神，清热利水	肝阳眩晕,心悸失眠,浮肿尿少	6～12g	—

第二节　息风止痉药

羚羊角
Língyángjiǎo

【来源】首载于《神农本草经》，"主明目，益气，起阴，去恶血注下，辟蛊毒，恶鬼不祥，安心气，常不魇寐。"

为牛科动物赛加羚羊 *Saiga tatarica* Linnaeus 的角。主产于俄罗斯。全年均可捕捉，以8—9月捕捉，锯下其角，色泽最好。捕后锯取其角，晒干。用时镑片，或砸碎，或粉碎成细粉。

【药性】咸，寒。归肝、心经。

【功效】平肝息风，清肝明目，散血解毒。

【应用】

1. 肝风内动，惊痫抽搐　本品咸寒，入心、肝二经，有良好的息风止痉功效，为治肝风内动，惊痫抽搐之要药。对于多种原因导致的项背强直、四肢抽搐、甚至角弓反张者，如肝阳化风、妊娠子痫、癫痫等均可选用。因其兼有清热凉肝之功，故尤宜于肝经热盛，热极生风之高热惊痫抽搐者，常与钩藤、菊花、白芍等药配伍，如羚角钩藤汤。

2. 肝阳上亢，头痛眩晕　本品质重沉降，既善息肝风，又有显著的平肝阳作用。对肝阳亢极，欲动肝风之眩晕者尤为适宜。治疗肝阳上亢所致头晕头痛、烦躁失眠，可与石决明、牡蛎、天麻等药同用。

3. 肝火上炎，目赤翳障　本品性寒入肝，善清泻肝火而明目，故宜治肝火上炎之目赤肿痛、翳膜遮睛、畏光流泪等，常与决明子、黄芩等药配伍，如羚羊角散。

4. 壮热神昏，温毒发斑　本品咸寒，入心肝血分，有清心凉肝、散血解毒之良效，又因功善息风止痉，故常用于温热病壮热神昏、谵语狂躁，兼见痉厥抽搐者，常与石膏、寒水石等配伍，如紫雪丹。治热毒发斑，每与生地黄、赤芍等药同用，如清营解毒汤。

此外，本品还能清肺止咳，治肺热咳喘，如羚羊清肺散。清热解毒之功，也可用于疮痈肿毒之热毒炽盛者。

【**用法用量**】煎服，1～3g。宜另煎2小时以上，取汁服。磨汁或研粉服，每次0.3～0.6g。

【**使用注意**】本品性寒，脾虚慢惊忌用。

【**药用举隅**】

1. 治高血压头晕目眩。口服羚羊角散，每次0.6g，每天2次[辽宁中医杂志，2004(11):911]。

2. 治热病口舌生疮、鼻衄。羚羊角粉每次0.5g，口服，一般用药不过4次即能治愈[河南中医，1989(3):34]。

【**现代研究**】主要含氨基酸、蛋白质、磷酸钙及不溶性无机盐等，其中角蛋白含量最多。有镇静、抗惊厥、解热、镇痛、抗癫痫、抗炎、抗病原微生物、抗血栓、改变血管通透性、抗高血压、镇咳、祛痰、增强免疫等作用，还有解痉、修复受伤听神经细胞等作用。

【**药性歌括**】羚羊角寒，明目清肝，祛惊解毒，神志能安。

知识链接

羚羊角及替代品

羚羊角为牛科动物赛加羚羊的角，我国仅分布于新疆北部的边境地区，国内产量不大，大部分从俄罗斯进口，且赛加羚羊现在为国家一级保护野生动物，由于其使用量较大，羚羊角资源又严重匮乏，因此寻找能替代羚羊角的药材显得尤为重要。国家行业部门比较研究了羚羊角与其他角类在解热、抗惊厥、镇痛、镇静等方面的功效特点，于1987年6月发布《卫生部关于推广应用鹅喉羚羊角、黄羊角、山羊角的通知》指出："鹅喉羚羊角、黄羊角、山羊角同羚羊角具有相似功效，可以作为药材供药用。"（鹅喉羚羊与黄羊为国家二级野生保护动物，禁止捕杀，目前主要使用山羊角）。《医林纂要》记载山羊角"功用近羚羊角"。**山羊角**为牛科动物山羊的角，味咸，性寒，具清热、镇惊、散瘀止痛之功。研究表明山羊角与羚羊角有较多的相同成分，主要有角蛋白、甾族物质及氨基酸等，两者均有解热、镇静、催眠的作用。部分地区的中医临床调剂、中药制药行业等均以山羊角替代羚羊角使用，现代药理药效评价、中医临床及中药制药行业的应用均表明，山羊角功效确切。

牛黄
Niúhuáng

【来源】首载于《神农本草经》，"主惊痫，寒热，热盛狂痉。"

为牛科动物牛 *Bos taurus domesticus* Gmelin 的干燥胆结石。主产于中国华北、东北和西北地区。宰牛时，如发现有牛黄，即滤去胆汁，将牛黄取出，除去外部薄膜，阴干。

【药性】甘，凉。归心、肝经。

【功效】清心，豁痰，开窍，凉肝，息风，解毒。

【应用】

1. 热病神昏，中风痰迷 本品气味芳香，可借其幽香气清之性直入心包，使包络之热透达于外。既清热化痰，开窍醒神，又息风定惊。故用于温热病热陷心包及中风、惊风、癫痫等痰热蒙蔽心窍所致高热烦躁、神昏谵语、口噤等尤为适宜。常与麝香、栀子、黄连等配伍，如安宫牛黄丸。

2. 惊痫抽搐，癫痫发狂 本品主入心、肝经，既善清心肝之热，又有息风止痉之效。多用治温热病热邪亢盛，引动肝风之壮热神昏、惊厥抽搐及小儿急惊风、癫痫发狂等。可单用本品为末，竹沥和姜汁化服治小儿热惊；或与朱砂、全蝎等配伍，如牛黄散。

3. 咽痛口疮，痈肿疔疮 本品甘凉，又为清热解毒之良药，对于热毒郁结诸证用之适宜，内服外用均可。治热毒壅滞郁结所致痈肿疮疡、咽喉肿痛、口舌生疮者，常与黄芩、雄黄、大黄等同用，如牛黄解毒丸；治咽喉肿痛、溃烂，可与珍珠为末吹喉，如珠黄散；治痈疽、疔毒、乳岩、瘰疬等，可与麝香、乳香、没药等合用，如犀黄丸。

【用法用量】入丸散，每次 0.15～0.35g。外用适量，研末敷患处。

【使用注意】脾胃虚寒者慎用。孕妇慎用。

【药用举隅】

1. 治疗热毒郁结，疮疖肿毒等皮肤疾病。取牛黄解毒片 5～20 片，研成细末（用量可视患部面积大小而定），滴加蒸馏水调和，用消毒棉球或棉签蘸涂患处，由中心向外边缘涂抹，每日早晚各 1 次。重症者，将浸有牛黄溶液的棉球或棉纱敷于患部。临睡使用，疗效更佳 [福建中医药，2000(4):53]。

2. 治疗原发性高血压（肝火亢盛证）。牛黄降压片，2 片 / 次，每日 2 次，口服，4 周为 1 个疗程，对轻、中度患者安全有效，作用平稳 [中国循证医学杂志，2004(4):249-254]。

【现代研究】主要含有胆红素、胆汁酸、脱氧胆酸、胆固醇、蛋白质、脂肪酸及无机元素等。天然牛黄中还含有 3 种类胡萝卜素物质、粒状无色结晶（$C_{24}H_{41}NO_3$）、性状不明的荧光物质、油状强心成分、卵磷脂、维生素 D、麦角固醇及无机元素钙、钠、铁、钾、铜、镁、磷等；还含多种氨基酸及 2 种酸性肽类成分，即平滑肌收缩物质 SMC-S$_2$ 和 SMC-F 等。具有解热、镇静、镇痛、中枢抑制、抗惊厥、抗氧化、强心、扩张微血管、抑制平滑肌痉挛、利胆、抗炎、抗感染、清除自由基、增强免疫等作用。

【药性歌括】牛黄味苦，大治风痰，定魂安魄，惊痫灵丹。

知识链接

天然牛黄及替代品

　　天然牛黄为牛的病理产物，《本草纲目》曰："所谓黄者，牛之病也。牛病凝于肝胆而成黄，故名牛黄。"异名有犀黄、丑宝等。其中，胆囊结石呈卵形、类球形，习称"蛋黄""胆黄"。胆管、肝管结石多呈管状或破碎小片状，习称"管黄"，以"胆黄"质优。除黄牛、水牛外，牛科动物牦牛及野牛的胆结石亦可入药。然而牛黄稀少难得，资源匮乏，不仅价格昂贵，且难以满足临床用药的需求。1972年，国家药品监督管理部门陆续批准了3种牛黄代用品，即人工牛黄、培植牛黄和体外培育牛黄。**人工牛黄**由牛胆粉、胆酸、猪去氧胆酸、牛磺酸、胆红素、胆固醇和微量元素等加工制成。**体外培育牛黄**以牛科动物牛的新鲜胆汁为母液，加入去氧胆酸、胆酸、复合胆红素钙等制成。**培植牛黄**是利用活牛体，以外科手术的方法在牛的胆囊内插入致黄因子，使之生成牛黄。在牛黄及其代用品的临床应用方面，对于一般治疗性药物，用人工牛黄替代牛黄即可取得较好疗效；而对于临床急救性药物，还是应以牛黄、培植牛黄和体外培育牛黄为佳。

钩藤
Gōuténg

【**来源**】首载于《名医别录》，"主小儿寒热，十二惊痫。"

　　为茜草科植物钩藤 *Uncaria rhynchophylla* (Miq.) Miq. ex Havil.、大叶钩藤 *Uncaria macrophylla* Wall.、毛钩藤 *Uncaria hirsuta* Havil.、华钩藤

Uncaria sinensis (Oliv.) Havil. 或无柄果钩藤 *Uncaria sessilifructus* Roxb. 的干燥带钩茎枝。主产于广西、广东、湖南、江西、四川。秋、冬二季采收，去叶，切段，晒干。生用。

【药性】甘，凉。归肝、心包经。

【功效】息风定惊，清热平肝。

【应用】

1. 肝风内动，惊痫抽搐　本品味甘，性凉，作用平和，善泻心包之热，为治肝风内动，惊痫抽搐之常用药。因其既能息肝风，又兼清肝热，故对肝经有热及小儿惊风壮热惊厥尤为相宜。治小儿急惊风，高热神昏、手足抽搐，常与天麻、全蝎等息风止痉药同用，如钩藤饮子；治温热病热极生风，痉挛抽搐，多与羚羊角、白芍、菊花等配伍，如羚角钩藤汤。

2. 肝阳上亢，头痛眩晕　本品性凉入肝，既清肝热，又平肝阳。常用于肝阳上亢或肝火上炎之头胀头痛、眩晕诸症。常与天麻、石决明、牛膝等平抑肝阳药同用，如天麻钩藤饮；或与夏枯草、栀子等清热泻火药配伍。

3. 感冒夹惊，小儿惊啼　本品甘凉质轻，可宣散风热，透邪定惊，用治小儿感冒夹惊，惊啼不安等，常与蝉蜕、薄荷等药同用。

【用法用量】煎服，3～12g。后下。

【药用举隅】

1. 治疗偏头痛。钩藤、炙全蝎、紫河车等量，研末装胶囊，每粒0.3g，每服0.9g，每天3次。痛定后量酌减，可间日服药巩固疗效[江苏中医，1988(4):10]。

2. 治疗小儿夜啼。蝉蜕钩藤散加减（钩藤6～9g，蝉蜕3～6g，白芍3～6g，木香1.5～3g，川芎3～6g，延胡索6～9g），水煎服[福建中医药，2002,33(1):18]。

【现代研究】带钩茎枝叶主要含有吲哚类生物碱，如钩藤碱、异钩藤碱、去氢钩藤碱、异去氢钩藤碱、柯诺辛因碱、异柯诺辛因碱、柯楠因碱、二氢柯楠因碱、硬毛帽柱木碱、硬毛帽柱木因碱等，此外尚含有三萜类成分、黄酮类成分以及东莨菪素、β-谷甾醇、熊果酸等其他类化学成分。其中生物碱类是钩藤中含量较多的成分，也是重要的活性成分。有镇静、扩张血管、降压、提高心肌兴奋性、抗癫痫和神经保护、抗血小板聚集、抗血栓、抗癌等作用。此外钩藤碱能抑制离体肠管，兴奋大鼠离体子宫。

【药性歌括】钩藤微寒，疗儿惊痫，手足瘛疭，抽搐口眼。

知识链接

双钩效比单钩强

钩藤，因其药用部分为带钩的短茎，故名。药材又有单钩、双钩之别，习惯认为双钩者品质较好，效力比单钩强，钩藤钩则效力更强，故又称双钩藤、钩藤钩。钩藤的药用部位有一个发展变化的过程，《本草纲目》云："古方多用皮，后世多用钩，取其力锐尔。"现代药理实验研究表明：钩藤茎枝具有钩藤钩相似的降压作用，过去除去茎枝单用钩入药可能是一种误解。又有研究发现钩藤根中亦含有钩藤碱等有效成分，临床亦表现出与钩藤相似的治疗作用。对于钩藤的皮、钩、茎枝、根所含成分及药理作用的差异，尚待进一步研究证实。

天麻
Tiānmá

【来源】首载于《神农本草经》，"主杀鬼精物，蛊毒，恶气。久服益气力，长阴，肥健，轻身，增年。"

为兰科植物天麻 *Gastrodia elata* Bl. 的干燥块茎。主产于湖北、四川、云南、贵州、陕西。立冬后至次年清明前采挖，冬季茎枯时采挖者名"冬麻"，质量较优；春季发芽时采挖者名"春麻"，质量较差。采挖后，立即洗净，蒸透，敞开低温干燥。用时润透，切片。生用。

【药性】甘，平。归肝经。

【功效】息风止痉，平抑肝阳，祛风通络。

【应用】

1. 肝风内动，惊痫抽搐 本品甘润不烈，作用平和，功善息风止痉，可用治各种原因之肝风内动，惊痫抽搐，不论寒热虚实，皆可配用。治小儿急惊风，常配羚羊角、钩藤、全蝎等，如钩藤饮；治小儿脾虚慢惊，则与人参、白术、白僵蚕等药配伍，如醒脾丸；治破伤风痉挛抽搐、角弓反张，常与天南星、白附子、防风等药同用，如玉真散。

2. 肝阳上亢，眩晕头痛 本品既息肝风，又平肝阳，为止眩晕、定头痛之要药。因其甘平柔润，阳亢风动、湿痰、血虚之眩晕头痛均可配用。治肝阳上亢之眩晕、头痛，常与钩藤、石决明、牛膝等药同用，如天麻钩藤汤；治风痰上扰之眩晕、恶心呕吐，常与半夏、白术、茯苓等药配伍，如半夏白术天麻汤。

3. 中风偏瘫，风湿痹痛 本品既能息内风，又能祛外风，通经络而止痛。治风中经络手足不遂、肢体麻木、痉挛抽搐等症，常与川芎、全蝎等同用，即天麻丸；治风湿痹痛，关节屈伸不利者，多与秦艽、羌活、桑枝等药同用，如秦艽天麻汤。

【用法用量】煎服，3～10g。

【药用举隅】

1. 治疗心律失常。天麻12g，全蝎15g，蝉蜕9g，地龙15g，僵蚕9g，水煎服，每日1剂 [河北中医，2017,39(8):1125-1128]。

2. 治疗癫痫。天麻10g，全蝎5g，麸炒白僵蚕10g，蝉蜕10g，水煎服，每日1剂 [天津中医药，2019,36(1):50-52]。

【现代研究】主要含有酚类及其苷、有机酸类、甾醇类、含氮类以及多糖类化合物，还含有多种氨基酸以及人体所需要的微量元素；主要成分是天麻苷、天麻醚苷、对羟基苯甲基醇、对羟基苯甲醛、4-羟苄基甲醚、4-(4'-羟苄氧基）苄基甲醚、双（4-羟苄基）醚、三柠檬酸酯等。有镇静、催眠、抗惊厥、抗缺氧、抗焦虑、降压、降血脂、抗凝血、抗血栓、增强免疫、抗肿瘤、抗眩晕、抑菌、改善学习记忆、抗衰老、抗炎、镇痛等作用。

【药性歌括】天麻味甘，能驱头眩，小儿惊痫，拘挛瘫痪。

知识链接

共生密友——天麻与密环菌

天麻，始载于《神农本草经》，名赤箭，列为上品。《新修本草》载"茎似箭杆，赤色，端有花，叶赤色，远看如箭有羽"。宋代《开宝本草》始有"天麻"之名。天麻无根，叶呈鳞片状，已退化，在其生长过程中需与密环菌共生，与密环菌形成极为密切的营养关系。现代研究揭示了天麻与密环菌共生才能生长发育的规律，使得仅西南地区特产的天麻在各地人工栽培获得成功。近年来，对密环菌进行了药理及临床应用研究，发现密环菌也有类似天麻的功效，用其制剂治疗梅尼埃病、高血压、神经衰弱、神经官能症、血管神经性头痛等，疗效确切。

地龙
Dìlóng

【来源】首载于《神农本草经》，"主蛇瘕，去三虫，伏尸，鬼疰，蛊毒，杀长虫。"

为钜蚓科动物参环毛蚓 *Pheretima aspergillum* (E. Perrier)、通俗环毛

蚓 *Pheretima vulgaris* Chen、威廉环毛蚓 *Pheretima guillelmi* (Michaelsen) 或栉盲环毛蚓 *Pheretima pectinifera* Michaelsen 的干燥体。前一种习称"广地龙"，后三种习称"沪地龙"，主产于广东、广西、浙江等地。广地龙春季至秋季捕捉，沪地龙夏季捕捉，及时剖开腹部，除去内脏及泥沙，洗净，晒干或低温干燥。生用。

【药性】咸，寒。归肝、脾、膀胱经。

【功效】清热定惊，通络，平喘，利尿。

【应用】

1. 高热神昏，惊痫抽搐　本品性寒，归肝经，有良好的清热息风定惊之效，适用于温病热极生风神昏谵语、痉挛抽搐之证，历代多以单用为主，或与钩藤、牛黄、僵蚕等药同用。

2. 中风不遂，风湿痹证　本品性走窜，长于通经活络，适用于经络痹阻，血脉不通之中风半身不遂、痹证肢麻拘挛等。因其性寒清热，尤其适用于热痹证，常与秦艽、防己等药同用；治中风后气虚血滞，半身不遂，常与黄芪、当归等药配伍，如补阳还五汤。

3. 肺热哮喘　本品性寒，其性降泄，能清肺热以平哮喘，治邪热壅肺，喘息不止、喉中哮鸣有声者，可与麻黄、石膏、苦杏仁等药同用以增效。

4. 小便不利，尿闭不通　本品咸寒，归膀胱经，尚有清热结而利水道之效。治热结膀胱之小便不利或尿闭不通，可与车前子、木通等药同用。

【用法用量】煎服，5～10g。

【药用举隅】

1. 治小儿高热惊厥。干地龙配川黄连、北沙参等分研末，温开水冲服 [陕西中医，1989(8):367]。

2. 治疗消化性溃疡。地龙粉（烘干，研末，过 120 目筛）每次 2g，每天 3～4 次，饭后 1 小时内服，每晚睡前加服第 4 次 [中医杂志，1988(7):21]。

【现代研究】虫体内含有多种化学成分，如蛋白质及多肽（如脂类蛋白、钙调素结合蛋白等）、氨基酸（含有 8 种人体必需氨基酸，如谷氨酸、丙氨酸、赖氨酸等)、核苷酸(次黄嘌呤、腺嘌呤等)、脂类、酶类、微量元素等。其中蚯蚓素为溶血成分,蚯蚓解热碱为解热成分,蚯蚓毒素为有毒成分。次黄嘌呤是地龙发挥降压、平喘功效的主要化学成分。地龙有抗凝血和溶血栓的双重作用,还有镇静、抗惊厥、止咳平喘、解热、抗菌、抗癌、抗氧化、清除自由基等作用。

【药性歌括】蚯蚓气寒,伤寒温病,大热狂言,投之立应。

其他息风止痉药药性功用见表 14-3。

表 14-3　其他息风止痉药药性功用简表

药名	药性	功效	主治	用法用量	使用注意
全蝎*	辛,平;有毒 归肝经	息风镇痉, 通络止痛, 攻毒散结	肝风内动,痉挛抽搐,小儿惊风,中风口㖞,半身不遂,破伤风,风湿顽痹,偏正头痛,疮疡,瘰疬	3～6g	本品有毒,用量不宜过大。孕妇禁用
蜈蚣*	辛,温;有毒 归肝经	息风镇痉, 通络止痛, 攻毒散结	肝风内动,痉挛抽搐,小儿惊风,中风口㖞,半身不遂,破伤风,风湿顽痹,顽固性偏正头痛,疮疡,瘰疬,蛇虫咬伤	3～5g	本品有毒,用量不宜过大。孕妇禁用
僵蚕	咸、辛,平 归肝、肺、胃经	息风止痉, 祛风止痛, 化痰散结	肝风夹痰,惊痫抽搐,小儿急惊风,破伤风,中风口眼㖞斜,风热头痛,目赤咽痛,风疹瘙痒,瘰疬痰核,发颐痄腮	5～10g。散风热宜生用,其余多制用	—

第十五章　开窍药

【含义】凡具辛香走窜之性，以开窍醒神为主要作用，常用于治疗闭证神昏的药物，称为开窍药。

【性能特点】本类药多味辛香而善走窜，药性或温或凉，皆入心经，具有开窍醒神作用。部分开窍药以其味辛能散能行，尚兼活血、行气、止痛等功效。

【主治病证】开窍药主要用于闭证神昏。多由热邪内陷心包，或痰饮、湿浊、瘀血等蒙蔽心窍所致，见神志昏迷、牙关紧闭、两手握拳等实证特征，或伴见谵语、惊风、癫痫、中风等猝然昏厥、痉挛抽搐等症。

【使用注意】开窍药多为救急、治标之品，且易耗气伤阴，故只宜暂服，不可久用；因本类药物气多辛香，其有效成分易于挥发，内服宜入丸散，不宜入煎剂。

冰片
Bīngpiàn

【来源】首载于《新修本草》，"香似龙脑，味辛，尤下恶气，消食散胀满，香人口。"

为樟科植物樟 *Cinnamomum camphora* (L.) Presl 的新鲜枝、叶经提取加工制成，称"天然冰片（右旋龙脑）"；由龙脑香科植物龙脑香 *Dryobalanops aromatica* Gaertn.f. 树脂加工品，或龙脑香树的树干、树枝切碎，经蒸馏冷却而得的结晶，称"龙脑冰片"，亦称"梅片"；由菊科植物艾纳香（大艾）*Blumea balsamifera*（L.）DC. 的新鲜叶经提取加工制成的结晶，称"艾片"；现多用松节油、樟脑等经化学方法合成，称

"机制冰片"或"合成龙脑"。天然冰片主产于江西、湖南、云南等地；龙脑香主产于东南亚地区，中国台湾地区有引种；艾纳香主产于广东、广西、云南等地。研粉用。

【**药性**】辛、苦，微寒。归心、脾、肺经。

【**功效**】开窍醒神，清热止痛。

【**应用**】

1. 闭证神昏　本品味辛气香，性偏微寒，为凉开之品，善治热病神昏。对热毒内陷心包、痰热内蒙心窍等热闭证，常与牛黄、栀子等配伍，如安宫牛黄丸。

2. 目赤肿痛，咽痛口疮　本品苦而微寒，有清热解毒、消肿止痛之功，为五官科常用药。治目赤肿痛，单用点眼即效，或与炉甘石、硼砂等配伍，如八宝眼药水；治咽喉肿痛、口舌生疮，常与硼砂、朱砂等配伍，如冰硼散。

3. 疮疡肿毒，水火烫伤　本品外用能清热解毒，防腐生肌。治疮疡溃后不敛，可配伍牛黄、炉甘石等，如八宝丹；治水火烫伤，可与紫草、黄连等制成药膏外用。

【**用法用量**】入丸散，每次 0.15 ～ 0.3g（天然冰片 0.3 ～ 0.9g）。外用适量，研粉点敷患处。

【**使用注意**】孕妇慎用。

【**类药鉴别**】**麝香、冰片与苏合香**　三者皆为开窍醒神之品，均可用治闭证神昏，其中麝香与冰片对寒闭、热闭均可使用。然**麝香**辛温，开窍力强，为温开之品，又有活血散结止痛之功，善治血瘀经闭、癥瘕及心腹暴痛、跌仆伤痛、难产死胎、痈肿瘰疬、咽喉肿痛等；**冰片**性偏寒凉，开窍力逊，为凉开之品，以清热止痛见长，善治五官科口齿、咽喉、耳目之疾及疮疡、烫伤等；**苏合香**辛温，药力较弱，主要用于寒闭神昏，又长于辟秽化浊止痛，为治疗胸痹心痛、胸腹冷痛所常用。

【**药用举隅**】

1. 治疗小儿扁桃体炎。冰片 5g，全蝎 10g，菜油 2ml。先将全蝎、冰片捣碎，再调入菜油拌匀，做成 2cm 直径大小药饼，用胶布贴于外廉泉穴，24 小时换 1 次 [浙江中医杂志，1991,26(7):297]。

2. 治疗带状疱疹。将冰片 15g 溶于 75% 乙醇 100ml 中，即成冰片酊。用生理盐水洗净患处后，涂以冰片酊，1 天 4 ~ 6 次 [实用中西医结合杂志，1994,7(9):562]。

【现代研究】龙脑冰片含近乎纯粹的右旋龙脑，尚含葎草烯、β- 榄香烯、石竹烯等倍半萜，齐墩果酸、麦珠子酸、积雪草酸、龙脑香醇酮、龙脑香二醇酮、古柯二醇等三萜类化合物。合成冰片主要含有龙脑、异龙脑、樟脑等。冰片对中枢神经系统有双向调节作用，还有抗炎、镇痛、抗菌、抗病毒等作用。

【药性歌括】龙脑味辛，目痛窍闭，狂躁妄语，真为良剂。

知识链接

白莹如冰龙脑香

冰片在古本草中多以"龙脑香"（《新修本草》）为正名，或称"龙脑"（《证类本草》）。李时珍言"龙脑者，因其状加贵重之称也"，且"以白莹如冰，及作梅花片者为良"。即因状如冰片，贵重味香，故名，亦称"梅片""冰片脑""梅花脑"。龙脑冰片原为冰片正品，质量高，疗效好。但其原植物龙脑香较为稀少，只分布于南洋群岛一带，我国无龙脑香树资源，历来依靠进口来满足需求。所以龙脑冰片的产量小，价格高，远远满足不了临床药用的需要。而来源丰富、价格低廉的人工合成机制冰片，又质量低，疗效差。因此，保护、增加或开发新的天然龙脑的植物资源越来越受到重视，成为当务之急。2020年版《中国药典》中收录的天然冰片为樟科植物樟的新鲜枝、叶经提取加工制成，又称"右旋龙脑"。

石菖蒲
Shíchāngpú

【来源】首载于《神农本草经》，"主风寒湿痹，咳逆上气，开心孔，补五脏，通九窍，明耳目，出音声。"

为天南星科植物石菖蒲 *Acorus tatarinowii* Schott. 的干燥根茎。主产于四川、浙江、江苏等地。秋、冬二季采挖，除去须根及泥沙，晒干。鲜用或生用。

【药性】辛、苦，温。归心、胃经。

【功效】开窍豁痰，醒神益智，化湿开胃。

【应用】

1. 痰蒙清窍，神昏癫痫　本品辛香走窜，苦燥温通，开窍之力虽缓，但长于化湿豁痰，尤善治痰湿秽浊之邪蒙蔽清窍所致神志昏乱。治中风痰迷，神志昏乱、舌强不语等，常与半夏、天南星等药合用，如涤痰汤；治癫痫抽搐，则与竹茹、枳实等药配伍，如清心温胆汤。

2. 健忘失眠，耳鸣耳聋　本品入心经，能开心窍安神，益心智聪耳。治健忘，常与人参、茯苓、远志同用，如不忘散、开心散；治劳心过度，心神失养之心悸失眠，常与远志、朱砂等配伍，如安神定志丸；治心肾两虚，痰浊上扰之耳鸣耳聋、鼻塞喑哑等，常与菟丝子、女贞子等配伍，如安神补心丸。

3. 脘痞不饥，噤口下利　本品辛温芳香，又有化湿醒脾开胃之功。治湿阻中焦导致升降失常引发的霍乱腹痛、脘痞不饥、带下等，常与黄连、厚朴、半夏等同用，如连朴饮；治湿浊、热毒蕴结肠中所致之水谷不纳、痢疾后重等，可与黄连、茯苓等配伍，如开噤散。

【用法用量】煎服，3～10g，鲜品加倍。

【药用举隅】

1. 治疗小儿脑神经疾患。石菖蒲、炙远志各50g，龙骨150g，龟甲120g，莲子100g，共研末以蜜糊丸，每次2g，日3次[湖北中医杂志，1988(5):19-20]。

2. 治疗耳鸣。石菖蒲 60g，生甘草 10g，每日 1 剂，水煎分 2 次服 [陕西中医，1992(6):266]。

【现代研究】主要含有挥发性成分，其主要成分是 β- 细辛醚、细辛醚、石竹烯、α- 葎草烯、石菖醚、细辛醛、肉豆蔻酸、百里香酚等。此外，尚含有氨基酸、有机酸和糖类。有镇静、抗惊厥、抗抑郁、改善学习记忆、改善记忆障碍、降温、抗心脑缺血损伤、调节胃肠运动、促进消化液分泌、抑制胃肠异常发酵、解痉、镇咳、祛痰、平喘、抗肿瘤等作用。

【药性歌括】菖蒲性温，开心利窍，去痹除风，出声至妙。

其他开窍药药性功用见表 15-1。

表 15-1　其他开窍药药性功用简表

药名	药性	功效	主治	用法用量	使用注意
麝香	辛，温 归心、脾经	开窍醒神，活血通经，消肿止痛	热病神昏,中风痰厥,气郁暴厥,中恶昏迷,血瘀经闭,癥瘕,胸痹心痛,心腹暴痛,跌仆伤痛,痹痛麻木,难产死胎,痈肿,瘰疬,咽喉肿痛	0.03 ~ 0.1g,多入丸散	孕妇禁用
苏合香	辛，温 归心、脾经	开窍醒神，辟秽，止痛	中风痰厥,猝然昏倒,胸痹心痛,胸腹冷痛,惊痫	0.3 ~ 1g,宜入丸散	—

第十六章 补虚药

【含义】凡以补虚扶弱，纠正人体气血阴阳虚衰为主要功效，治疗各种虚证的药物，称为补虚药，亦称补养药或补益药。

【性能特点】本类药多具甘味，药性分温、寒。补气药大多归脾、肺经，补阳药多归肾经，补血药多归心、肝经，补阴药多归肺、胃、肝、肾经。主要作用是补虚扶弱，能补益虚损，扶助正气，增强机体抗病能力，消除各种虚弱证候，即所谓"虚则补之"。具体又有补气、补阳、补血、补阴之别。

【主治病证】补虚药主要用于虚证。虚证的临床表现比较复杂，但就其证型而言，不外气虚、阳虚、血虚、阴虚四类。气虚或阳虚表示机体活动能力减弱或衰退，多表现为"形不足"；血虚与阴虚表示机体精血津液的损耗或枯竭，则表现为"精不足"。治疗这些虚证的基本原则，正如《素问·阴阳应象大论》所言："形不足者，温之以气；精不足者，补之以味。"

【药物分类】根据补虚药的药性、功效及临床应用的不同，一般将其分为补气药、补阳药、补血药、补阴药四类（表16-1）。

表 16-1　补虚药分类表

分类	药性	主要功效	主治病证
补气药	多甘温或甘平 主入脾、肺经	补脾、肺之气 兼能补心、肾之气	脾、肺气虚证及其他各脏气虚证
补阳药	多甘温 主入肾经	温助一身元阳 兼能补肝、脾、肺	肾阳虚衰诸证及其他各脏阳虚证
补血药	多甘温或甘平 主入心、肝经	补血	血虚证

分类	药性	主要功效	主治病证
补阴药	多甘寒或甘凉 主入肺、胃、肝、肾经	补阴滋液，生津润燥 多兼能清热	各脏腑之阴虚证

【使用注意】补虚药原为虚证而设，凡身体健康并无虚弱表现者，不宜滥用，以免导致阴阳平衡失调，气血不和，"误补益疾"。实邪方盛，正气未虚者，以祛邪为要，亦不宜用本类药，以免"闭门留寇"。对虚极患者宜渐补而不宜骤补。应注意"补而兼行"，使补而不滞。使用补虚药时，应注意顾护脾胃，适当配伍健脾消食药，以促进运化，使补虚药能充分发挥作用。虚证一般病程较长，故补虚药宜作蜜丸、煎膏（膏滋）、片剂、口服液、颗粒剂等，以便保存和服用；如作汤剂，应适当久煎，使药味尽出。

第一节　补气药

人参
Rénshēn

【来源】首载于《神农本草经》，"主补五脏，安精神，定魂魄，止惊悸，除邪气，明目，开心益智。"

为五加科植物人参 *Panax ginseng* C. A. Mey. 的干燥根和根茎。主产于吉林、辽宁、黑龙江。传统以吉林抚松县产量最大，质量最好，称吉林参。野生者名"山参"；栽培的俗称"园参"；播种在山林野生状态下自然生长的称"林下山参"，习称"籽海"。多于秋季采挖，鲜参洗净后干燥者称"生晒参"，蒸制后干燥者称"红参"。生用。

【药性】甘、微苦，微温。归脾、肺、心、肾经。

【功效】大补元气，复脉固脱，补脾益肺，生津止渴，安神益智。

【应用】

1. 元气虚脱证　本品味甘补虚，能大补元气，复脉固脱，因其功无药可代，故为拯危救脱之要药。用治大病、久病及大吐泻、大失血等各种原因所致人体元气耗散、体虚欲脱、脉微欲绝之危重证候最宜，可单用本品大量浓煎服，如独参汤；若元气虚脱兼亡阳者，可与附子配伍，即参附汤；治气阴两虚或气虚兼亡阴者，则与麦冬、五味子配伍，即生脉散。

2. **脏腑气虚证** 本品入脾、肺、心、肾经，补气范围甚广，除大补元气外，又补脾肺心肾之气，尤为补脾肺气之要药，且通过其补气之功而达生血、摄血、助阳之效。治脾虚不运，倦怠乏力、食少便溏，与白术、茯苓、甘草配伍，即四君子汤；治脾虚不能生血以致气血两虚者，与当归、白术配伍，如八珍汤；治脾虚不能统血，导致长期失血者，宜与黄芪、当归等配伍，如归脾汤；治肺气虚，咳喘痰多者，常与五味子、紫苏子等配伍，如补肺汤；治肾阳虚衰之阳痿宫冷，常与鹿茸等药配伍。

3. **津伤口渴，内热消渴** 本品既能补气，又能生津，且气足则津液充盈而口不渴。治热病气津两伤，口渴多汗者，与石膏、知母等药配伍，如白虎加人参汤；治消渴兼气虚者，常与麦冬、生地黄等配伍，如玉泉丸。

4. **心悸、失眠、健忘** 本品入心经，能补心气，安神益智，使心神得宁，心智得聪。治心气虚之心悸失眠、健忘多梦，可单用，或与茯苓、远志、石菖蒲配伍，如定志丸；治心脾两虚，心悸健忘、纳呆便溏，与白术、黄芪、酸枣仁等配伍，如归脾汤。

此外，本品还常与解表药、攻下药配伍，如柴胡、大黄等，用治正虚邪盛之证，如小柴胡汤、黄龙汤等。

【用法用量】3～9g，挽救虚脱可用至 15～30g，文火另煎兑服；也可研粉吞服，1 次 2g，1 日 2 次。一般认为生晒参药性平和，多用于气阴不足者；红参药性偏温，多用于阳气虚弱者。

【使用注意】本品不宜与藜芦、五灵脂同用。实证、热证而正气不虚者忌服。

【类药鉴别】**人参、西洋参、党参与太子参** 西洋参为五加科植物西洋参的根，甘、微苦，凉，归心、肺、肾经；**党参**为桔梗科植物党参、素花党参或川党参的根，甘、平，归脾、肺经；**太子参**为石竹科植物孩儿参的块根，甘、微苦，平，归脾、肺经。四者均味甘，归脾、肺经，有补气生津之功，主治脾肺气虚，气津两伤及消渴等证。然**人参**微温，补气之力较强，补气范围较广，能大补元气，复脉固脱，尤宜于气虚欲脱，脉微欲绝的危重证候；此外，还能补心肾之气，安神益智，且兼补气生血、摄血，扶正祛邪等，又可用于失眠健忘，气血双亏，气不摄血及肾虚阳痿等。**西洋参**性凉，补而兼清，有养阴清火之效，多用治热病气阴两伤之热象明显者。**党参**作用温和，兼有养血之功，宜于病势较缓，虚损较轻者及气血两虚证。**太子参**性平，补益之力更弱，多用于气阴不足之轻证，小儿尤宜。

【药用举隅】

1. 治疗慢性结肠炎。人参 15g，干姜、黄芩各 9g，黄连 6g。每日 1 剂，水煎 2 次，混匀，分多次少量频服。治疗 15 天为 1 个疗程 [新中医，2010,42(10):38-39]。

2. 治疗透析性低血压。将独参汤 50g 煎煮成 100ml 汤剂（50ml 一袋），加入红糖 12g，透析前 1 小时及透析过程中分别给予独参汤各一袋，口服 [中西医结合心血管病电子杂志，2017,5(2):81,84]。

【现代研究】含多种三萜皂苷、少量挥发油（人参烯）、氨基酸、微量元素、有机酸、糖类、维生素、胆碱、酶（麦芽糖酶、转化酶、酯酶）、精胺及胆胺等成分。三萜皂苷类成分有人参二醇类、人参三醇类和人参皂苷 A～F。人参有兴奋中枢神经系统、增强免疫、增强非特异性抵抗力、影响心血管、促进食欲和蛋白合成、性激素样作用及促进造血、降血糖、提高记忆、延缓衰老、抗骨质疏松、改善贫血、抗肿瘤等作用。

【药性歌括】人参味甘，大补元气，止渴生津，调营养卫。

知识链接

人参滥用综合征

应用人参必须合理，否则"误补反受其害"。近年来很多人把人参当作一种强壮剂和兴奋剂及营养补剂来服用，多因用量与用法不当而引起许多不良反应，综合起来称为"人参滥用综合征"。据报道，长期服用（每日 3g，连续用 1 个月）者，大多出现类似皮质类固醇中毒的中枢神经兴奋和刺激症状，常见有心理变化，即心情兴奋、欣快感、烦躁、焦急、不眠、神经质、高血压、水肿、食欲减退、性欲增强、早晨腹泻、皮疹、精神错乱等。必须指出，人参有一定的适应证与禁忌证，且人参在中医学中属于性味甘温的补气药，主治气虚证，凡阴虚火旺、实热证和湿热证者，均不宜用。

黄芪
Huángqí

【来源】首载于《神农本草经》，"主痈疽，久败疮，排脓止痛，大风癞疾，五痔，鼠瘘，补虚，小儿百病。"

为豆科植物蒙古黄芪 *Astragalus membranaceus* (Fisch.) Bge. var. *mongholicus* (Bge.) Hsiao 或膜荚黄芪 *Astragalus membranaceus* (Fisch.) Bge. 的干燥根。主产于内蒙古、山西、黑龙江等地。春、秋二季采挖，除去须根和根头，晒干。切片，生用或蜜炙用。

【药性】甘，微温。归脾、肺经。

【功效】补气升阳，固表止汗，利水消肿，生津养血，行滞通痹，托毒排脓，敛疮生肌。

【应用】

1. **脾胃气虚，中气下陷** 本品味甘微温，主入脾经，善于补益脾气，升举中阳，为补中益气之要药。治脾气虚弱，倦怠乏力、食少便溏者，可单用熬膏服，或与人参配伍，即参芪膏；治中气下陷所致久泻脱肛、内脏下垂者，每与升麻、柴胡等配伍，如补中益气汤。

2. **肺气虚弱，表虚自汗** 本品入肺经，又能补肺益卫，固表止汗。治肺气虚弱，咳喘无力，与紫菀、五味子等配伍，如补肺汤；治表虚自汗而易感风邪者，常与白术、防风配伍，如玉屏风散。

3. **气虚水肿，小便不利** 本品既能补气，又能利水消肿，主治脾肺气虚，水湿失运而停聚之浮肿尿少者，与白术、防己等配伍，如防己黄芪汤。

4. **血虚萎黄，内热消渴** 本品又可通过补气间接达到生血、摄血、生津作用。治血虚及气血两虚所致的面色萎黄，与当归配伍，即当归补血汤；治脾虚不能统血之失血证，常与人参等配伍，如归脾汤；治气虚津亏的消渴证，则多与生地黄、麦冬、天花粉等养阴生津药同用。

5. **半身不遂，痹痛麻木** 因气为血之帅，气旺则血行，本品通过补气又能间接达到通畅血行作用，可治气虚血滞不行的关节痹痛、肢体麻木或半身不遂，与当归、地龙等药配伍，如补阳还五汤。

6. **痈疽难溃，久溃不敛** 本品甘温补气，能升托疮毒，敛疮生肌，亦为"疮家圣药"。治疮疡中期，正虚毒盛不能托毒外达，疮疡难溃者，与人参、当归、白芷等配伍，如托里透脓散；治溃疡后期，疮口难敛者，与人参、当归、肉桂等配伍，如十全大补汤。

【用法用量】煎服，9～30g。益气补中宜蜜炙，其余多生用。

【药用举隅】

1. 治疗气虚型产后汗症。黄芪30g，白术、浮小麦各20g，牡蛎15g，防风、麻黄根各10g，当归6g。水煎200ml，分2袋密装，100ml/袋，每次1袋，早晚各1次，5天为1个疗程[山西中医，2015,31(12)：36]。

2. 治疗冠心病心绞痛。黄芪30～50g，葛根20～30g，制何首乌20～30g，川芎15～20g，丹参20～30g，水煎服，每日1剂[四川中医，

2020,38(4):22-24]。

【现代研究】主要含苷类、多糖、黄酮、氨基酸、胡萝卜素、胆碱、甜菜碱、烟酰胺、β-谷甾醇、叶酸、亚油酸、多种微量元素等。有提高免疫和非特异性抵抗力、促进胃肠运动、利尿与抗肾损伤、促进造血、延缓衰老、抗肝损伤、增加耗氧量、加强心脏收缩、扩张血管、降血糖、降血脂、降压、镇静、收缩子宫和抑菌等作用。

【药性歌括】黄芪性温，收汗固表，托疮生肌，气虚莫少。

白术
Báizhú

【来源】首载于《神农本草经》，"主风寒湿痹，死肌，痉，疸，止汗，除热，消食。"

为菊科植物白术 Atractylodes macrocephala Koidz. 的干燥根茎。主产于浙江、安徽。传统以浙江於潜产者最佳，称为"於术"。冬季下部叶枯黄、上部叶变脆时采挖。除去泥沙，烘干或晒干，再除去须根，切厚片。生用或麸炒用。

【药性】甘、苦，温。归脾、胃经。

【功效】健脾益气，燥湿利水，止汗，安胎。

【应用】

1. **脾虚湿盛**　本品甘温苦燥，主入脾经，善于补气健脾，燥化水湿，为治疗脾虚湿盛证要药，被誉为"脾脏补气第一要药"。临床广泛用于脾虚失运，水湿内停之泄泻、痰饮、眩晕、心悸、水肿、带下等症，有标本兼顾之效。治脾气虚弱，食少神疲，与人参、茯苓配伍，如四君子汤；治脾虚湿盛，便溏泄泻，常与茯苓、山药等配伍，如参苓白术散；治脾虚中阳不振，痰饮内停，与桂枝、茯苓等配伍，如苓桂术甘汤；治脾虚湿浊下注，带下清稀，则与苍术、车前子等同用，如完带汤。

2. **气虚自汗**　本品健脾益气，有固表止汗之功。治脾虚气弱，肌表不固而自汗，可单用为散服，或与黄芪、防风等配伍，如玉屏风散。

3. 胎动不安 本品健脾益气，使脾气健旺，则胎儿得养而自安，有安胎要药之称。可用治多种原因之胎动不安，尤善治脾虚之妊娠恶阻，胎动不安，常与人参、丁香等配伍，如白术散。

【**用法用量**】煎服，6～12g。燥湿利水宜生用，补气健脾宜炒用，健脾止泻宜炒焦用。

【**使用注意**】本品温燥，阴虚内热及燥热伤津者慎用。

【**药用举隅**】

1. 治疗胃下垂。重用生白术 30g，枳实 40g，柴胡 10g，升麻 6g 为基本方，每日 1 剂，早晚服，饭后平躺休息，疗效明显 [中国中医药信息杂志，2007(5):81]。

2. 治疗习惯性便秘。小建中汤加白术：桂枝、生姜、炙甘草各 10g，大枣 15g，白术 60g，饴糖、白芍各 30g。水煎服，2 天 1 剂 [新中医，2004(2):61]。

【**现代研究**】主要含挥发油，油中主要有苍术酮、苍术醇、苍术醚、杜松脑、苍术内酯等，并含有果糖、菊糖、白术多糖、多种氨基酸及维生素 A 类成分等。有促进胃肠运动、提高免疫、抑制子宫平滑肌收缩、利尿、降血糖、增强体质、抗凝血、扩张血管、抗肿瘤、促进蛋白质合成、镇静和抗菌等作用。

【**药性歌括**】白术甘温，健脾强胃，止泻除湿，兼祛痰痞。

知识链接

苍术白术有区分

苍术和白术始载于《神农本草经》，列为上品，但统称为"术"，无苍、白之分。梁代陶弘景按其形态、药材形状及使用方法分为白、赤两种，谓"术乃有两种：白术叶大有毛而作桠，根甜而少膏，可作丸散用；赤术叶细无桠，根小苦而多膏，可作煎用”。《清异录》载“潜山产善术，以其盘结丑怪，有兽之形，因号为狮子术”。宋代《本草衍义》明确将白术、苍术分开，金代张元素对白术、苍术的功能主治加以论述，才使二术分用，并沿袭至今。

山药
Shānyào

【来源】首载于《神农本草经》，“主伤中，补虚羸，除寒热邪气，补中，益气力，长肌肉。”

为薯蓣科植物薯蓣 *Dioscorea opposita* Thunb. 的干燥根茎。主产于河南、河北、江苏等地。传统认为河南古怀庆府（今河南焦作所辖之温县、武陟、博爱、沁阳等县）所产者品质最佳，故有“怀山药”之称。冬季茎叶枯萎后采挖，切去根头，洗净，除去外皮和须根，干燥，习称“毛山药”；或除去外皮，趁鲜切厚片，干燥，称为“山药片”；也有选择肥大顺直的干燥山药，置清水中，浸至无干心，闷透，切齐两端，用木板搓成圆柱状，晒干，打光，习称“光山药”。生用或麸炒用。

【药性】甘，平。归脾、肺、肾经。

【功效】补脾养胃，生津益肺，补肾涩精。

【应用】

1. **脾虚证** 本品味甘性平，气阴双补，补而不滞，滋而不腻，略兼涩性。入脾经，能补脾气益脾阴，兼收涩止泻。治脾虚湿滞之便溏泄泻，与人参、白术等配伍，如参苓白术散。

2. **肺虚证** 本品入肺经，能补肺气益肺阴，兼能收敛止咳。治肺虚或肺肾气阴两虚之久咳虚喘，可与熟地黄、山茱萸等配伍，如薯蓣纳气汤。

3. 肾虚证　本品入肾经，补肾气益肾阴，兼固精止带。治肾虚不固遗精尿频，与益智、乌药等配伍，如缩泉丸；治肾虚不固，带下清稀者，可与熟地黄、山茱萸、五味子等同用。

4. 消渴证　本品平补气阴，不热不燥，有生津止渴之效。治阴虚内热，口渴多饮之消渴证，常与黄芪、知母、五味子等配伍，如玉液汤。

【用法用量】煎服，15～30g。麸炒可增强补脾止泻作用。

【药用举隅】

1. 治疗小儿腹泻。将山药用土炒至黄色，用水、牛奶、果汁等调成稀糊状，按患儿年龄适量酌减，5～10g/ 次，每日 3 次 [时珍国医国药，2003,14(9):523]。

2. 治疗蛋白尿。生山药 30g，生黄芪 30g，苍术 10g，陈皮 10g，茯苓 10g，水煎服，每日 1 剂 [湖北中医杂志，2015,37(3):51-52]。

【现代研究】主要含薯蓣皂苷元、黏液质、胆碱、淀粉、糖蛋白、游离氨基酸、维生素 C、淀粉酶及微量元素等。有调节胃肠运动、助消化、止泻、刺激小肠运动、促进肠道内容物排空、降血糖、调节机体对非特异刺激反应性、增强免疫、延缓衰老、保肝、祛痰等作用。

【药性歌括】薯蓣甘温，理脾止泻，益肾补中，诸虚可治。

知识链接

"怀药"之首属山药

山药原名薯蓣，早在《山海经》中就有"景山，北望少泽，其草多薯蓣"的记载。在本草著作中，山药始载于《神农本草经》，列上品。"薯蓣"之名，由于唐代宗名李预，为避讳而改为薯药；后又因宋英宗名赵曙，避讳而改为山药。怀山药为河南省焦作市特产，中国国家地理标志产品。据史书记载，周平王三十七年（前734年），卫桓公举怀山药、怀地黄、怀牛膝、怀菊花向周王室朝贡，周王室用后大悦，赞其为"神物"，从此"四大怀药"成为历朝贡品。而"四大怀药"中，又以怀山药居首。"铁棍山药"则为怀山药中的珍品，因其色褐间红、质坚粉足、身细体长，外形酷似铁棍而得名。

甘草
Gāncǎo

【来源】首载于《神农本草经》，"主五脏六腑寒热邪气，坚筋骨，长肌肉，倍力，金疮肿，解毒。"

为豆科植物甘草 *Glycyrrhiza uralensis* Fisch.、胀果甘草 *Glycyrrhiza inflata* Bat. 或光果甘草 *Glycyrrhiza glabra* L. 的干燥根和根茎。主产于内蒙古、新疆、甘肃等地。春、秋二季采挖，除去须根，晒干。生用或蜜炙用。

【药性】甘，平。归心、肺、脾、胃经。

【功效】补脾益气，清热解毒，祛痰止咳，缓急止痛，调和诸药。

【应用】

1. 脾气虚证　本品味甘入脾，能益气健脾，因其作用缓和，常作辅助药用，"助参芪成气虚之功"（《本草正》）。治脾气虚弱，倦怠乏力、食少便溏等，常与人参、白术、茯苓配伍，即四君子汤。

2. 心气虚证　本品味甘入心，有益气复脉之效，治心气不足，无力鼓动血脉之心动悸、脉结代，常重用炙甘草，并与人参、阿胶、桂枝等配伍，如炙甘草汤。

3. 咳嗽痰多　本品性平入肺，有止咳祛痰之功，对各种咳嗽，不论寒热虚实、有痰无痰均可使用。治风寒咳嗽，与麻黄、苦杏仁配伍，如三拗汤；治肺热咳喘，常与石膏、麻黄、苦杏仁配伍，如麻杏甘石汤；治湿痰咳嗽，常与陈皮、半夏、茯苓配伍，如二陈汤。

4. 脘腹、四肢挛急疼痛 本品味甘能缓，功善缓解肌肉拘急而止痛。常与白芍配伍，如芍药甘草汤。以此方为基础，随证配伍可用于血虚、血瘀、寒凝等多种原因所致脘腹四肢挛急作痛者。

5. 痈肿疮毒，药食中毒 本品生用微寒，既长于清解热毒，用于多种热毒证；又能解药食之毒，应用颇为广泛。治热毒疮疡，常与金银花、连翘等药配伍；治咽喉肿痛，可单用煎服，或与桔梗配伍，如甘草汤、桔梗汤。对于多种药物或食物中毒，可用甘草辅助治之，亦可与绿豆煎汤服。

此外，本品甘平和缓，一能缓和药物毒烈之性或减轻副作用；二可以其味甘矫正方中药物滋味；三则与寒热补泻类药物同用以调和百药，故有"国老"之名。如调胃承气汤用其缓和大黄、芒硝之性，使泻下不致太猛，并避免刺激大肠而产生腹痛；又如半夏泻心汤，与半夏、干姜、黄芩、黄连同用，调和寒热，平调升降，起调和作用。

【**用法用量**】煎服，2～10g。清热解毒宜生用，补气缓急宜蜜炙用。

【**使用注意**】不宜与海藻、京大戟、红大戟、甘遂、芫花同用。本品有助湿壅气之弊，湿盛胀满、水肿者不宜用。大剂量久服可导致水钠潴留，引起浮肿。

【**药用举隅**】

1. 治疗丛集性头痛。白芍60g，炙甘草60g。肝火盛加龙胆、栀子、黄芩；痰多者加陈皮、半夏、胆南星；久痛痰阻经络加天麻、钩藤、全蝎等。7天为1个疗程，治疗2～3个疗程，效果理想，且无明显副作用[中国实用医药，2012,7(32):158]。

2. 治疗老年伤寒咳嗽，喘气急，咳唾涎沫，胸闷不适。炙甘草15g、炮姜12g，共用3剂，服药后症状均消失[实用中医内科杂志，2012,26(11):24-25]。

【**现代研究**】主要含三萜皂苷类如甘草皂苷等，黄酮类如甘草苷、异甘草苷、新甘草苷、异甘草素，生物碱，多糖等成分。有抗消化道溃痣、调整胃肠活动、抗肝损伤、增强免疫、延缓衰老、抗病毒、抗肿瘤、抗菌、解毒、抗肺损伤、抑制子宫平滑肌收缩作用及皮质激素样作用。

【药性歌括】甘草甘温，调和诸药，炙则温中，生则泻火。

其他补气药药性功用见表 16-2。

表 16-2　其他补气药药性功用简表

药名	药性	功效	主治	用法用量	使用注意
西洋参	甘、微苦，凉 归心、肺、肾经	补气养阴，清热生津	气阴两脱，气虚阴亏，虚热烦倦，咳喘痰血，气虚津伤，口燥咽干，内热消渴	3～6g，另煎兑服；入丸散剂，每次0.5～1g	中阳衰微、胃有寒湿者不宜服；不宜与藜芦同用
党参	甘，平 归脾、肺经	补脾益肺，养血生津	脾肺气虚，食少倦怠，咳嗽虚喘，气血不足，面色萎黄，头晕乏力，心悸气短，气津两伤，津伤口渴，内热消渴	9～30g	不宜与藜芦同用
太子参	甘、微苦，平 归脾、肺经	益气健脾，生津润肺	脾虚体倦，食欲缺乏，病后虚弱，气阴不足，自汗口渴，肺燥干咳	9～30g	－
白扁豆	甘，微温 归脾、胃经	健脾化湿，和中消暑	脾胃虚弱，食欲缺乏，大便溏泄，白带过多，暑湿吐泻，胸闷腹胀	9～15g	－
大枣	甘，温 归脾、胃、心经	补中益气，养血安神	脾虚食少，乏力便溏，妇人脏躁，失眠	6～15g	湿盛中满或有积滞、痰热者不宜服用
蜂蜜	甘，平 归肺、脾、大肠经	补中、润燥、止痛，解毒；外用生肌敛疮	脾胃虚弱，脘腹挛急疼痛，肺燥干咳，肠燥便秘，解乌头类药毒；外治疮疡不敛，水火烫伤	15～30g，冲服	湿阻中满，湿热痰滞，便溏泄泻者慎用

第二节　补阳药

鹿茸
Lùróng

【来源】首载于《神农本草经》，"主漏下恶血，寒热，惊痫，益气，强志，生齿。"

为鹿科动物梅花鹿 *Cervus nippon* Temminck 或马鹿 *Cervus elaphus* Linnaeus 的雄鹿头上未骨化密生茸毛的幼角。前者习称"花鹿茸"，后者习称"马鹿茸"。主产于吉林、辽宁、黑龙江等地。夏、秋二季锯取鹿茸，经加工后，阴干或烘干。切片，或研细粉用。

【药性】甘、咸，温。归肾、肝经。

【功效】壮肾阳，益精血，强筋骨，调冲任，托疮毒。

【应用】

1. 肾阳不足，精血亏虚　本品甘咸性温，入肾经，禀纯阳之质，含生发之气，为峻补元阳之佳品，兼能益精血，宜于肾阳不足、精血亏虚诸证，见阳痿滑精，宫冷不孕，羸瘦神疲，畏寒肢冷，眩晕耳鸣等，可本品单用或配入复方。治阳痿不举，小便频数，可与山药浸酒服，如鹿茸酒；治诸虚百损，五劳七伤，羸瘦神疲，畏寒肢冷，阳痿滑精，宫冷不孕，常与人参、黄芪、当归同用，如参茸固本丸。

2. 腰脊冷痛，筋骨痿软　本品又为血肉有情之品，既大补肝肾，又强筋健骨，常用于肾虚骨弱诸证。治肾虚腰脊冷痛、筋骨痿软，或小儿发育迟缓，骨软行迟、囟门不合等，常与五加皮、熟地黄、山茱萸等配伍，如加味地黄丸。

3. 崩漏带下　本品入肝、肾经，兼能调冲任而固崩止带。治冲任虚寒，崩漏不止，常与乌贼骨、龙骨等同用，如鹿茸散；治白带量多质稀，配伍桑螵蛸、沙苑子等，如内补丸。

4. 阴疽不敛　本品长于温补内托，可托脓毒外出。治阴疽疮肿内陷不起、肤色暗淡，或疮疡久溃不敛、脓出清稀者，常与当归、肉桂等配伍。

【用法用量】研末冲服，1～2g。

【使用注意】服用本品宜从小量开始，缓缓增加，不可骤用大量，以免阳升风动，头晕目赤，或伤阴动血。凡热证、阴虚阳亢、外感热病均当忌服。

【类药鉴别】**鹿茸、鹿角、鹿角胶与鹿角霜**　鹿角为梅花鹿或马鹿已骨化的角或锯茸后翌年春季脱落的角基，**鹿角胶**为鹿角经水煎煮、浓缩制成的固体胶，**鹿角霜**为鹿角去胶质的角块。四者均源于梅花鹿或马鹿等雄鹿，四药皆味咸性温，归肝、肾经，功能补肾助阳，强筋健骨，善治肾阳不足、精血亏虚诸证。

由于炮制方法及药用部分的不同，作用亦各有偏重。**鹿茸**味甘、咸，温补力最强，多用于肾阳虚衰、筋骨痿软之重证；又能调冲任，托疮毒，可用于冲任虚寒、崩漏带下及疮疡久溃不敛，阴疽疮肿内陷。**鹿角**味咸，可作为鹿茸代用品，但药力薄弱；兼能活血散瘀消肿，常用于阴疽疮疡、乳痈初起、瘀血肿痛等。**鹿角胶**味甘黏腻，药力较鹿茸缓和，长于止血，可用于肾阳不足，精血亏虚，虚劳羸瘦、崩漏下血、便血尿血、阴疽肿痛。**鹿角霜**味咸、涩，温补力虽最小，但不滋腻，而兼具收敛之性，有涩精、止血之功，每用于脾肾阳虚，白带过多、遗尿尿频、崩漏下血、疮疡不敛。

【药用举隅】

1. 治虚劳羸瘦。鹿茸粉1g，田七粉0.5g，鸡内金0.5g，制成鹿茸田鸡散，1日2次，温开水送服，疗效满意[四川中医，1986(12):21]。

2. 治疗肾虚精衰不孕。鹿茸10g，乌鸡250g，加入适量开水，以小火隔水炖熟，加入食盐调味即可[健康报，2019-12-04(006)]。

【现代研究】主要含氨基酸、磷脂、脂肪酸、糖类、激素样物质、前列腺素、脂蛋白、维生素、酶及微量元素等。有性激素样作用，能增强机体细胞免疫和体液免疫，减轻肌肉疲劳，加快红细胞、血红蛋白和网质红细胞的新生；有升高白细胞、促进伤口和骨折愈合、抗衰老、抗溃疡、强心、抗诱变、抗炎、保肝、酶抑制、降低血压、加快心率、增加心输出量、提高机体的工作能力、改善睡眠和食欲等作用。

【**药性歌括**】鹿茸甘温，益气补阳，泄精尿血，崩带堪尝。

知识链接

血肉有情，莫求速效

历来人们均认为鹿茸为壮阳之极品，作用强，理应显效快。然而临床上治疗肾阳虚衰证，口服本品（如丸、散剂）发现起效缓慢，一般 6~7 天才出现显著效果 [大众医学，1958(1):35]。故治疗慢性病患者，如肾阳虚之阳痿、不育、不孕等症，必须较长时间耐心坚持用药，方能显效。究其原因，乃鹿茸甘温质柔，既补肾阳，又益精血，为血肉有情之品，其补阳作用有别于附子、肉桂；桂、附性热刚燥，温里祛寒之力较强，柔润之性不足；故凡肾阳不足兼精血亏虚者，宜用鹿茸；若阴寒较盛而无精血不足者，宜用附子、肉桂。

淫羊藿
Yínyánghuò

【**来源**】首载于《神农本草经》，"主阴痿绝伤，茎中痛，利小便，益气力，强志。"

为小檗科植物淫羊藿 *Epimedium brevicornu* Maxim.、箭叶淫羊藿 *Epimedium sagittatum*（Sieb. et Zucc.）Maxim.、柔毛淫羊藿 *Epimedium pubescens* Maxim. 或朝鲜淫羊藿 *Epimedium koreanum* Nakai 的干燥叶。主产于山西、四川、湖北等地。夏、秋季茎叶茂盛时采收，晒干或阴干。生用或以羊脂油炙用。

【**药性**】辛、甘，温。归肝、肾经。

【功效】补肾阳，强筋骨，祛风湿。

【应用】

1. 肾阳虚衰，阳痿遗精 本品味辛甘，性温燥烈，主入肾经，功善补肾壮阳起痿。治肾阳虚衰之阳痿不育、遗精、筋骨痿软，可单用本品浸酒服，如淫羊藿酒，或与巴戟天、杜仲等药配伍。

2. 风湿痹痛 本品辛温散寒，入肝、肾经，又能强筋骨，祛风湿，常用治风湿痹痛日久，肝肾不足，肢体麻木拘挛者。多与威灵仙、川芎、肉桂等配伍，如仙灵脾散。

【用法用量】煎服，6～10g。

【使用注意】阴虚火旺者忌用。

【类药鉴别】**淫羊藿、巴戟天与仙茅** **巴戟天**为茜草科植物巴戟天的根，**仙茅**为石蒜科植物仙茅的根茎。三者均味辛性温，归肝、肾经，皆能补肾阳，强筋骨，祛风湿，同治肾阳虚所致阳痿不育、宫冷不孕、风湿痹痛、拘挛麻木等。然**淫羊藿**辛温燥烈，长于温肾壮阳，强阳起痿之力更强，为治疗肾虚阳痿的良药；且祛风湿力胜，善治肢体麻木拘挛。**巴戟天**微温不燥，祛风除湿之力稍逊，主治肾阳虚弱，肝肾不足证。**仙茅**辛热，善补命门之火衰以温煦脾土，又有温阳止泻功效，可用治脾肾阳虚冷泻。

【药用举隅】

1. 治疗阳痿。淫羊藿、菟丝子各15g，共为末，每次5g，每日3次，煮酒服，20天为1个疗程，有良效 [云南中医杂志，1989(6):13]。

2. 治疗白细胞减少。单味箭叶淫羊藿制成颗粒（15g/包），第1周每日3包，第2周起每日2包，治疗期间停服其他药物及维生素制剂 [上海中医药杂志，1986(3):32]。

【现代研究】主要含淫羊藿苷、黄酮、木脂素、生物碱等；尚含挥发油、蜡醇、卅一烷、植物甾醇、鞣质、油脂。脂肪油中的脂肪酸有棕榈酸、硬脂酸、油酸、亚油酸。有雄激素样及植物雌激素样活性、促进精液分泌；亦有调节免疫，延缓衰老，影响心血管和造血系统，抗骨质疏松，改善学习记忆力，抗辐射，抗肿瘤，抑制病毒，镇咳、祛痰、平喘，降压等作用。

【**药性歌括**】淫羊藿辛，阴起阳兴，坚筋益骨，志强力增。

杜仲
Dùzhòng

【**来源**】首载于《神农本草经》，"主腰脊痛，补中，益精气，坚筋骨，强志，除阴下痒湿，小便余沥。"

为杜仲科植物杜仲 *Eucommia ulmoides* Oliv. 的干燥树皮。主产于陕西、四川、云南等地。4—6 月剥取，刮去粗皮，堆置"发汗"至内皮呈紫褐色，晒干。生用或盐水炒用。

【**药性**】甘、温。归肝、肾经。

【**功效**】补肝肾，强筋骨，安胎。

【**应用**】

1. 肝肾不足，腰膝酸痛 本品甘温，入肝、肾经，能补益肝肾，肝充则筋健，肾充则骨强，故能强筋健骨，以治腰痛不能屈伸者最为擅长。可用于肝肾不足导致的腰膝酸痛、筋骨无力、头晕目眩等，尤为治肾虚腰痛要药。治肝肾不足之腰膝酸痛、筋骨痿软，单用浸酒即效，或与补骨脂、核桃仁等配伍，如青娥丸；治风寒湿痹日久，腰膝冷痛，与独活、桑寄生等配伍，如独活寄生汤；治肝肾不足，头晕目眩，多与牛膝、菟丝子等同用。

2. 妊娠漏血，胎动不安 本品补肝肾，又能调冲任，固经安胎。治肝肾亏虚，妊娠漏血，常与菟丝子、续断等配伍，如补肾安胎饮；治肝肾亏虚之胎动不安、腰痛如坠，可与续断、桑寄生等同用。

【**用法用量**】煎服，6～10g。

【**使用注意**】本品温补，阴虚火旺者慎用。

【**类药鉴别**】**杜仲与续断** 续断为川续断科植物川续断的根。两者均性温，归肝、肾经，皆能补肝肾，强筋骨，安胎，用于肝肾亏虚之腰膝酸痛、筋骨软弱、胎漏、胎动不安等。然**续断**味苦、辛，性微温，补力较弱且补而不滞，又能行血脉而疗伤续折，尤宜于筋骨痿软兼血行不畅，或兼寒湿痹痛及跌打损伤、筋伤骨折；兼止血，又可用于崩漏下血。**杜仲**味甘性温，补益力胜，兼暖下元，善强筋骨，尤宜于肾虚腰痛。

【药用举隅】

1. 治疗高血压。用杜仲20g、益母草60g、桑寄生20g、甘草5g，每日1剂，水煎服，对产后血压高尤有良效[名医特色经验精华.上海中医学院出版社，1987:163]。

2. 治疗坐骨神经痛。杜仲50g，同猪腰一对加水煎沸，再煮半小时，然后去杜仲，吃猪腰并喝汤，1日1剂，一般服7~10剂，有良效[蚌埠医学院学报，1979(1):36]。

【现代研究】主要含杜仲胶、杜仲苷、松脂醇二葡萄糖苷、桃叶珊瑚苷、鞣质、黄酮、生物碱、果胶、脂肪、树脂、有机酸、酮糖、维生素、醛糖、绿原酸等。有促进骨折愈合、降压、保肝、利尿、延缓衰老、抗应激、抗病毒、抗肿瘤、抗紫外线损伤作用。并可对抗垂体后叶素兴奋子宫。

【药性歌括】杜仲甘温，腰痛脚弱，阳痿尿频，安胎良药。

知识链接

腰杆痛，吃杜仲

杜仲以树皮入药，然由于杜仲树生长缓慢，且需采收皮厚的药材，故药源非常紧缺。近年来有人以杜仲叶代替，临床反应较好，且有大量资料证实两者含有相似的化学成分，具有相似的药理效应。杜仲叶微辛，温，归肝、肾经。功能补肝肾，强筋骨。用于肝肾不足，头晕目眩、腰膝酸痛、筋骨痿软等。杜仲炮制要求用"缓火""慢火"炒断丝而不焦化为度，破坏其胶质有利于有效成分煎出，又不致破坏有效成分，比生用效果好。盐炙入肾，能增强补肝肾、强筋骨作用。

补骨脂
Bǔgǔzhī

【来源】首载于《药性论》，"主男子腰疼膝冷，囊湿，逐诸冷痹顽，止小便利，腹中冷。"

为豆科植物补骨脂 *Psoralea corylifolia* L. 的干燥成熟果实。主产于河南、四川、安徽等地。秋季果实成熟时采收果序，晒干，搓出果实，除去杂质。生用或盐水炙用。

【药性】辛、苦，温。归肾、脾经。

【功效】温肾助阳，纳气平喘，温脾止泻；外用消风祛斑。

【应用】

1. 肾阳不足，遗精尿频 本品性温助阳，主入肾经，长于温补固涩，既能温补命门而强腰，又能壮阳固精而止遗，善治肾阳虚损，下元不固诸证。治肾虚阳痿、遗精滑精、遗尿尿频，常与菟丝子、沉香等配伍，如补骨脂丸；治肾阳不足之腰膝冷痛，常与杜仲、核桃仁配伍，如青娥丸。

2. 肾虚作喘 本品温肾助阳，又能纳气平喘。治肾阳虚衰，肾不纳气之虚喘，与附子、肉桂等配伍，如黑锡丹。

3. 五更泄泻 本品补中兼涩，入脾经，又能补肾暖脾，涩肠止泻。治脾肾阳虚，五更泄泻，常与吴茱萸、肉豆蔻、五味子配伍，如四神丸。

4. 白癜风，斑秃 本品外用尚能消风祛斑，用于白癜风及斑秃等，可将本品研末，用酒浸制成酊剂，外涂患处。

【用法用量】煎服，6 ~ 10g。外用 20% ~ 30% 酊剂涂患处。

【使用注意】阴虚火旺及大便秘结者忌服。

【类药鉴别】**补骨脂与益智** 益智为姜科植物益智的干燥成熟果实。两者均辛温而入肾、脾经，皆有补肾助阳、固精缩尿、温脾止泻之功，同治肾阳虚衰，遗精滑精、遗尿尿频及脾肾阳虚泄泻。然**补骨脂**补肾助阳力强，作用偏于肾，多用于肾阳不足，命门火衰之腰膝冷痛、阳痿；

又有纳气平喘之功，可用于肾不纳气之虚喘。**益智暖脾**之力胜于温肾，作用偏于脾，长于温脾开胃摄唾，多用于中气虚寒，腹中冷痛、食少多唾者。

【药用举隅】

1. 治疗遗尿。补骨脂、益智仁（均盐炒）各60g（共研末分6包），每日早晨以米汤泡服1包（成人倍量），6天为1个疗程[湖南医药杂志，1984(1):34]。

2. 治疗扁平疣。取压碎之补骨脂15g，放入75%酒精100ml中浸泡，密封1周后外用。每日早、中、晚用棉签蘸药液涂患处，7天为1个疗程[湖北中医杂志，1987(3):25]。

【现代研究】主要含挥发油、香豆素类、黄酮类、有机酸、碱溶性树脂、不挥发性萜类油、皂苷、甾醇、生物碱及单萜酚等成分。黄酮类成分主要有补骨脂黄酮、甲基补骨脂黄酮、异补骨脂黄酮、补骨脂查耳酮、异补骨脂查耳酮、单萜烯酚衍生物补骨脂酚等。有雌激素样作用及扩张冠状动脉、兴奋心脏、收缩子宫、抗菌、治疗白癜风、银屑病和致光敏等作用。

【药性歌括】破故纸温，腰膝酸痛，兴阳固精，盐酒炒用。

菟丝子
Tùsīzǐ

【来源】首载于《神农本草经》，"主续绝伤，补不足，益气力，肥健，汁去面皯，久服明目，轻身延年。"

为旋花科植物南方菟丝子 *Cuscuta australis* R. Br. 或菟丝子 *Cuscuta chinensis* Lam. 的干燥成熟种子。我国大部分地区均产。秋季果实成熟时采收植株。晒干，打下种子，除去杂质，洗净，干燥。生用或盐水炙用。

【药性】辛、甘，平。归肝、肾、脾经。

【功效】补益肝肾，固精缩尿，安胎，明目，止泻；外用消风祛斑。

【应用】

1. 肝肾不足，遗精遗尿 本品辛甘性平，入肝、肾经，辛能润燥，甘能补虚，既补肾阳，又益阴精，兼固下元，不燥不滞，为平补阴阳之品，用于肝肾虚损，下元不固诸证。治肾虚精亏之阳痿遗精，与枸杞子、覆盆子等配伍，如五子衍宗丸；治下元虚冷之遗尿尿频，与桑螵蛸、五味子等配伍，如菟丝子丸；治肾虚不固之带下、尿浊、尿有余沥，与茯苓、石莲子同用，如茯菟丸。

2. 肾虚胎漏，胎动不安 本品补肝肾，又能固冲任而安胎。治肝肾不足，胎元不固之胎漏、胎动不安、滑胎，常与桑寄生、续断等配伍，如寿胎丸。

3. 肝肾不足，目暗耳鸣 本品能平补肝肾之阴阳精血，耳目得精血上注有所养，故有明目、聪耳之效。治肝肾不足，目失所养之目暗不明、耳鸣，常与熟地黄、枸杞子等配伍，如驻景丸。

4. 脾肾虚泻 本品又入脾经，能温补脾肾，使阳气振奋，健运复常，止虚寒泄泻，多与山药、茯苓等同用，如菟丝子丸。

5. 白癜风 本品外用能消风祛斑，用治白癜风，可单用酒浸外涂。

【用法用量】煎服，6～12g。外用适量。

【使用注意】本品虽为平补之品，但偏于补阳，故阴虚火旺、大便燥结、小便短赤者不宜服。

【类药鉴别】**菟丝子与沙苑子** 沙苑子为豆科植物扁茎黄芪的成熟种子。两者均味甘，归肝、肾经，皆能补肾助阳，养肝明目，固精缩尿，既用于肾虚腰痛，阳痿遗精，遗尿尿频及带下清稀，又可用于肝肾不足之目暗不明。然**菟丝子**辛甘而平，不燥不腻，兼补肾阴，为平补阴阳之品，并治肾虚消渴；又归脾经，善补脾止泻，治脾肾阳虚泄泻；尚能安胎，治肝肾亏虚之胎动不安。**沙苑子**味甘性温而不燥，固涩力较强，故善于温涩而固精助阳，多用于肾阳不足，下元不固之遗精尿频、带下清稀。

【药用举隅】

1. 治疗带状疱疹。将菟丝子粉用麻油调成糊状，外涂于患者疮面，每日 6 ~ 8 次，3 天为 1 个疗程，获效颇佳 [中国民间疗法，1998(5):31]。

2. 治疗痤疮。菟丝子 30g，加水 500ml，煎取 300ml，取汁外洗或外敷患处，每日 1 ~ 2 次，7 天为 1 个疗程，酌用 1 ~ 2 个疗程，效甚佳 [浙江中医杂志，1996(4):179]。

【现代研究】主要含胆甾醇、菜油甾醇、β- 谷甾醇、豆甾醇、三萜酸类、树脂、糖类、皂苷、淀粉、β- 胡萝卜素、γ- 胡萝卜素、5,6- 环氧 -α- 胡萝卜素、蒲公英黄质、叶黄素等。有雌激素样作用及抗衰老、降低胆固醇、软化血管、降低血压、促进造血、抑制肠运动、延缓白内障发展等作用。

【药性歌括】菟丝甘平，梦遗滑精，腰痛膝冷，添髓壮筋。

冬虫夏草
Dōngchóngxiàcǎo

【来源】首载于《本草从新》，"甘平保肺，益肾，补精髓，止血化痰，已劳咳，治膈症皆良。"

为麦角菌科真菌冬虫夏草菌 Cordyceps sinensis (Berk.) Sacc. 寄生在蝙蝠蛾科昆虫幼虫上的子座和幼虫尸体的干燥复合体。主产于四川、西藏、青海。夏初子座出土、孢子未发散时挖取。晒至六七成干，除去纤维状附着物及杂质，晒干或低温干燥。生用。

【药性】甘，平。归肺、肾经。

【功效】补肾益肺，止血化痰。

【应用】

1. **肾虚精亏，阳痿遗精** 本品味甘性平，能助肾阳，益精血，有补肾起痿、固精止遗之功，常用于肾阳不足，精血亏虚所致的阳痿遗精、腰膝酸痛等，可单用，或与人参、鹿角胶等同用。

2. **久咳虚喘，劳嗽咯血** 本品入肺、肾经，为平补肺肾之品，既助肾阳益精血，又补肺气益肺阴，兼能止血化痰。治肺肾两虚，久咳虚喘、劳嗽咯血，可与蛤蚧、白及、百部等同用。

此外，本品对于病后体虚不复，自汗畏寒，易感风寒者，又有补肺肾、益精血、实卫气、固腠理之效，可与鸡、鸭、猪肉等炖服。

【用法用量】煎服，3～9g。

【使用注意】有表邪者不宜使用。

【药用举隅】

1. 治疗感冒，平素体虚者。冬虫夏草 10g，开水泡饮，代茶常服，其渣焙干研末，每服 6g，1 日 2 次，效果满意 [浙江中医杂志，1982(9):428]。

2. 治疗阻塞性肺气肿之喘咳。冬虫夏草、人参各 10g，蛤蚧 1 对烘干，共研细末装胶囊，每日 0.5～1.5g，1 日 2～3 次，口服，不论急性发作期还是慢性迁延期，均有减轻或改善症状的作用 [安徽中医学院学报，1991(1):22]。

【现代研究】主要含虫草酸、冬虫夏草素、蛋白质、脂肪、糖类、粗纤维、维生素及钙等营养元素。有平喘、镇咳、祛痰、扩张支气管、保肝、改善心肌缺血、降血脂、增强免疫力、抗衰老、促进造血功能、抗血小板聚集、抗炎、抗菌、抗肿瘤、抗辐射等作用。

【药性歌括】冬虫夏草，味甘性温，虚劳咳血，阳痿遗精。

知识链接

虫草的真伪鉴别

因天然虫草严格的寄生性及特殊的生长环境，且产量有限，药源紧缺。近年国内外致力于人工培养虫草真菌的研究，通过发酵法培养出了虫草菌丝，并通过对比实验研究，发现二者具有诸多类似的化学成分和药理作用，值得推广应用。同样，因其价格昂贵，现有用亚香棒虫草、凉山虫草、新疆虫草等其他物种伪充者并不鲜见，且有用面粉、玉米粉、石膏等经加工压模而成伪充

虫草，应注意鉴别。此外，还有一种"虫草花"，又称"北虫
草"，其并非冬虫夏草，而是人工培养的虫草子实体，培养基是
仿造天然虫子所含的各种养分，包括谷物类、豆类、蛋奶类等，
属于真菌类。与常见的香菇、平菇等食用菌很相似，只是菌种、
生长环境和生长条件不同。虽叫作"虫草花"，却不具备冬虫夏
草的任何功效，只可作为食材使用，亦当知晓。

其他补阳药药性功用见表 16-3。

表 16-3　其他补阳药药性功用简表

药名	药性	功效	主治	用法用量	使用注意
巴戟天	甘、辛，微温 归肾、肝经	补肾阳，强筋骨，祛风湿	肾阳不足，阳痿遗精，宫冷不孕，月经不调，少腹冷痛，风湿痹痛，筋骨痿软	3～10g	阴虚火旺者不宜使用
仙茅*	辛，热；有毒 归肾、肝、脾经	补肾阳，强筋骨，祛寒湿	肾阳不足，命门火衰，阳痿精冷，小便频数，筋骨痿软，腰膝冷痛，阳虚冷泻	3～10g	本品燥热有毒，不宜过量、久服，阴虚火旺者忌服
续断	苦、辛，微温 归肝、肾经	补肝肾，强筋骨，续折伤，止崩漏	肝肾不足，腰膝酸软，风湿痹痛，跌仆损伤，筋伤骨折，肝肾不足，崩漏经多，胎漏下血，胎动不安	9～15g。止崩漏宜炒用	—
肉苁蓉	甘、咸，温 归肾、大肠经	补肾阳，益精血，润肠通便	肾阳不足，精血亏虚，阳痿不孕，腰膝酸软，筋骨无力，肠燥便秘	6～10g	阴虚火旺、热结便秘、大便溏泄者不宜服用

药名	药性	功效	主治	用法用量	使用注意
益智	辛,温 归脾、肾经	暖肾固精缩尿,温脾止泻摄唾	肾虚遗尿,小便频数,遗精白浊,脾寒泄泻,腹中冷痛,口多唾涎	3～10g	－
沙苑子	甘,温 归肝、肾经	补肾助阳,固精缩尿,养肝明目	肾虚腰痛,遗精早泄,遗尿尿频,白浊带下,肝肾不足,头晕目眩,目暗昏花	9～15g	阴虚火旺、小便不利者不宜服用
蛤蚧	咸,平 归肺、肾经	补肺益肾,纳气定喘,助阳益精	肺肾不足,虚喘气促,劳嗽咳血,肾虚阳痿遗精	3～6g 多入丸散或酒剂	风寒或实热咳喘忌服
核桃仁	甘,温 归肾、肺、大肠经	补肾,温肺,润肠	肾阳不足,腰膝酸软,阳痿遗精,小便频数,肺肾不足,虚寒喘嗽,肠燥便秘	6～9g	阴虚火旺、痰热咳嗽及便溏者不宜服用

第三节 补血药

当归
Dāngguī

【来源】首载于《神农本草经》,"主咳逆上气,温疟,寒热,洗洗在皮肤中,妇人漏下绝子,诸恶疮疡,金创,煮饮之。"

为伞形科植物当归 *Angelica sinensis* (Oliv.) Diels 的干燥根。主产于甘肃。秋末采挖,除去须根及泥沙,待水分稍蒸发后,捆成小把,上棚,用烟火缓缓熏干。切片,生用或酒炙用。

【药性】甘、辛,温。归肝、心、脾经。

【功效】补血活血,调经止痛,润肠通便。

【应用】

1. 血虚萎黄,眩晕心悸 本品甘温质润,养血补虚,为补血之圣药。治血虚面色萎黄、心悸怔忡,与熟地黄、白芍、川芎配伍,如四物汤；治气血两虚，与黄芪同用，如当归补血汤。

2. 月经不调，经闭痛经 本品甘润以补血，辛温以活血，补而兼行，为治妇科月经不调、经闭痛经之要药。因血虚者，与熟地黄、白芍等配伍，如四物汤；兼血瘀者，可与桃仁、红花同用，如桃红四物汤；对冲任虚寒、瘀血阻滞者，可配桂枝、吴茱萸等，如温经汤；肝郁气滞者，则与柴胡、白芍等同用，如逍遥散；肝郁化火者，可与牡丹皮、栀子等配伍，如丹栀逍遥散；气血两虚者，宜与人参、熟地黄等同用，如八珍汤。

3. 血虚血瘀诸痛 本品辛散温通，既为活血行瘀之要药，又能温散寒滞而止痛，可治血虚、血瘀兼寒凝所致诸痛证。治血虚寒凝之腹痛，可与生姜同用，如当归生姜羊肉汤；治风寒痹痛，常与羌活、防风等药同用，如蠲痹汤；治跌打损伤，瘀肿作痛，常与红花、大黄等同用，如复元活血汤；治疮疡初起，肿胀疼痛，可与金银花、赤芍等同用，如仙方活命饮；治脱疽溃烂，可与玄参、甘草等同用，如四妙勇安汤。

4. 血虚肠燥便秘 本品甘温质润，补血以润肠通便。治血虚肠燥便秘，常与肉苁蓉、牛膝等配伍，如济川煎。

【用法用量】煎服，6～12g。生用长于补血调经润肠，酒炒可增强活血通经之力。

【使用注意】湿盛中满，大便溏泄者慎用。

【药用举隅】

1. 治疗上消化道出血。当归、白及生药烘干、研粉，按1∶1比例混匀备用，每次5g，每日3次吞服。出血量较多，血压下降者，入院初适当补液，不加其他止血药，疗程1周[实用中医内科杂志，2011,25(8):82]。

2. 治疗冠心病。当归水煎剂（生药20g，煎至20ml）口服，每日2次，疗程60天。用药期停用降脂药及维生素C、维生素E[上海中医药大学学报，2001,15(4):25]。

【现代研究】主要含挥发油，如亚丁基苯酞、邻羧基苯正戊酮、蛇床酞内酯、异蛇床酞内酯。此外，还含倍半萜烯类、蒎烯、莰烯、对 - 聚伞花素、豆甾醇、蔗糖、氨基酸、维生素 B$_{12}$、烟酸、叶酸、β- 谷甾醇等成分。有改善冠状动脉循环、抗血栓、抑制血小板聚集、抗心肌缺血、刺激骨髓造血、增强免疫、抗炎、抗肿瘤、抗辐射、平喘、镇痛、降血脂等作用。

【药性歌括】当归甘温，生血补心，扶虚益损，逐瘀生新。

熟地黄
Shúdìhuáng

【来源】首载于《本草拾遗》，"干地黄，《本经》不言生干及蒸干，方家所用二物别。蒸干即温补，生干即平宣，当依此以用之。"

为玄参科植物地黄 *Rehmannia glutinosa* Libosch. 的块根，经炮制加工制成。取生地黄，照酒炖法炖至酒吸尽，取出，晾晒至外皮黏液稍干时，切厚片或块，干燥，即得；或照蒸法蒸至黑润，取出，晒至约八成干，切厚片或块，干燥，即得。

【药性】甘，微温。归肝、肾经。

【功效】补血滋阴，益精填髓。

【应用】

1. **血虚诸证**　本品甘温质润，具补血之效，为治血虚证之要药。治血虚面色萎黄、眩晕心悸，月经不调、崩漏下血等证，每与当归、白芍、川芎同用，如四物汤。

2. **肝肾阴虚证**　本品味厚滋腻，入肝、肾经，功善滋阴补血，填精益髓，为滋补肝肾阴血之要药。对肝肾阴虚之腰膝酸软、骨蒸潮热、盗汗遗精，内热消渴等，常与山药、山茱萸等同用，如六味地黄丸；治精血亏虚之须发早白，常与何首乌、牛膝等同用。

【用法用量】煎服，9 ~ 15g。

【使用注意】本品性质黏腻，有碍消化，凡气滞痰多、脘腹胀痛、食少便溏者忌服。重用久服宜与陈皮、砂仁等同用，防止黏腻碍胃。

【药用举隅】

1. 治疗十二指肠溃疡。熟地黄 30g、炒白芍 15g、炒白术 18g、炙甘草 9g、大枣 8 枚。5 剂，水煎服，早晚分两次空腹服下 [内蒙古中医药，2011,30(20):48]。

2. 治疗泌尿系结石。自拟"三金地黄汤"，金钱草 60g，海金沙 30g，鸡内金 30g，石韦 30g，熟地黄 20g，山药 10g，山茱萸 12g，泽泻 10g，茯苓 12g，牡丹皮 9g，滑石 15g，水煎 2 次相兑，分 2 次温服，每日 1 剂，5 剂为 1 个疗程。隔 2 日服下一疗程 [四川中医，2001(10):27]。

【现代研究】主要含益母草苷，桃叶珊瑚苷，梓醇，地黄苷 A、B、C、D，美利妥双苷，地黄素 A 和 D，焦地黄素，焦地黄内酯，地黄苦苷元，氨基酸及糖等成分。有促进骨髓造血、调节免疫、防治骨质疏松、抗衰老、改善学习记忆的作用。

【药性歌括】熟地微温，滋肾补血，益髓填精，乌须黑发。

白芍
Báisháo

【来源】首载于《神农本草经》，"主邪气腹痛，除血痹，破坚积，寒热，疝瘕，止痛，利小便，益气。"

为毛茛科植物芍药 *Paeonia lactiflora* Pall. 的干燥根。主产于浙江、安徽。夏、秋二季采挖，洗净，除去头尾和细根，置沸水中煮后除去外皮或去皮后再煮，晒干。切薄片，生用、酒炙用或清炒用。

【药性】苦、酸，微寒。归肝、脾经。

【功效】养血调经，敛阴止汗，柔肝止痛，平抑肝阳。

【应用】

1. **血虚萎黄，月经不调**　本品味酸入肝，偏益肝之阴血，长于养血调经。治血虚面色萎黄、眩晕心悸，或月经不调、崩中漏下等，常与熟地黄、当归等同用，如四物汤；治崩漏下血，可与阿胶、艾叶等药同用，如胶艾汤。

2. 自汗，盗汗　本品味酸收敛，有敛阴止汗之功，为止汗之佳品，可用治多种原因之出汗证。治营卫不和，表虚自汗，多与桂枝配伍以调和营卫，如桂枝汤；治阴虚盗汗，可与牡蛎、浮小麦等同用。

3. 胁痛腹痛，四肢挛痛　本品酸寒，入肝、脾经，有调和肝脾，敛阴柔肝，缓急止痛之功，可治肝郁乘脾所致诸痛证。治血虚肝郁，肝脾不和之胁肋脘腹疼痛，常配当归、柴胡等药，如逍遥散；治阴血亏虚，筋脉失养之四肢挛急作痛，常配甘草，如芍药甘草汤。

4. 肝阳上亢，头痛眩晕　本品既养血敛阴，又平抑肝阳，为治肝阳上亢，头痛眩晕之常用药，常配牛膝、赭石等，如镇肝熄风汤。

【用法用量】煎服，6~15g。敛阴平肝多生用；养血调经，柔肝止痛多炒用或酒炒。

【使用注意】不宜与藜芦同用。阳衰虚寒之证不宜用。

【药用举隅】

1. 治疗痛经。杭芍 60g，当归 9g，川芎 9g，白术 9g，茯苓 9g，泽泻 12g，川楝子 15g，延胡索 10g，柴胡 12g，甘草 15g。能够迅速缓解腹痛症状 [山西中医，2000(4):7]。

2. 治疗更年期精神抑郁。炒白芍 15~30g，合欢皮 9g，水煎服 [新中医，2001(5):71]。

【现代研究】主要含芍药苷、牡丹酚、芍药花苷、苯甲酸、挥发油、脂肪油、树脂、鞣质、糖、淀粉、黏液质、蛋白质、β-谷甾醇、三萜类等成分。有保肝、抗菌、抗炎、解痉、镇痛、抗肿瘤、抗溃疡、提高机体免疫、扩张冠状动脉、扩张血管、增加器官血流量、抑制血小板聚集等作用。

【药性歌括】白芍酸寒，能收能补，泻痢腹痛，虚寒勿与。

知识链接

赤白芍药各不同

　　白芍与赤芍在《神农本草经》中通称芍药，唐末宋初始将二者区分。古今在赤、白芍品种划分上认识不同，自有赤、白芍划分至宋代以前，以根的颜色划分赤芍和白芍，如《本草图经》曰："秋时采根，根亦有赤白二色。"元朝至清代以花的颜色为划分依据，如李时珍曰："根之赤白，随花之色也。"《本草崇原》曰："开赤花者，为赤芍，开白花者，为白芍。"而从植物学形态上看，上述认识均有失偏颇，如白芍的根和花，红、白色均有。白芍和赤芍均来源于毛茛科芍药属植物，白芍为芍药的根，赤芍为芍药或川赤芍的根。近代划分则以是否栽培以及加工方法等为依据，认为白芍主要为栽培品，赤芍多为野生品。白芍采收后要经过浸泡、刮皮、沸水中煮透心等炮制工序，而赤芍无须此炮制程序。两者性均微寒，但有"**白补赤泻，白收赤散**"之别。白芍长于养血调经，敛阴止汗，平抑肝阳；赤芍则长于清热凉血，活血散瘀，清泻肝火。

［ 阿胶 ］
Ējiāo

　　【来源】 首载于《神农本草经》，"主心腹内崩，劳极洒洒如疟状，腰腹痛，四肢酸疼，女子下血，安胎。"

　　为马科动物驴 *Equus asinus* L. 的干燥皮或鲜皮经煎煮、浓缩制成的固体胶。主产于山东。捣成碎块用，或照烫法用蛤粉或蒲黄烫制成阿胶珠用。

　　【药性】 甘，平。归肺、肝、肾经。

【功效】补血滋阴，润燥，止血。

【应用】

1. 血虚证　本品甘平质润，入肝补血，为血肉有情之品，补血要药，广泛用于血虚诸证，尤善治出血而致血虚者。治血虚萎黄、眩晕心悸、肌痿无力等，常配熟地黄、当归、芍药等补血药同用，如阿胶四物汤。

2. 阴虚证　本品质地滋润，入肺润燥，入肾滋阴。治热病伤阴，肾水亏虚而心火亢盛，心烦不得眠，常与黄连、白芍等同用，如黄连阿胶汤；治温热病后期，真阴欲竭，虚风内动，手足瘈疭，可与龟甲、鳖甲等同用，如大定风珠、小定风珠；治肺热阴虚，干咳痰少、咽喉干燥、痰中带血，常与马兜铃、牛蒡子、苦杏仁等同用，如补肺阿胶汤；治肺肾阴虚，劳嗽咳血，可与麦冬、百合等同用，如月华丸。

3. 出血证　本品味厚质黏，能凝血络而止血，为止血要药，可用于各种原因所致出血，对于出血而兼阴虚、血虚者尤为适宜。治阴虚血热，吐衄尿血，常配蒲黄、生地黄等药，如生地黄汤；治脾不统血之吐血、便血，可配白术、灶心土，如黄土汤；治血虚血寒之崩漏、胎漏，可与熟地黄、当归等同用，如胶艾汤。

【用法用量】3～9g，烊化兑服。滋阴润燥宜生用，润肺宜蛤粉炒，止血宜蒲黄炒。

【使用注意】本品性黏腻，有碍消化，脾胃虚弱、食少便溏者慎用。

【药用举隅】

1. 治疗口腔溃疡。阿胶12g，黄连、黄芩各10g，杭芍20g，鸡子黄1枚，将上药加水1 000ml，煎至400ml，趁热冲搅鸡子黄，日服2次[辽宁中医杂志，1991,18(6):37]。

2. 治疗各种鼻出血。用出血止血汤剂（阿胶、牡丹皮各6～9g，仙鹤草、香附子各6～12g，小儿酌减），水煎服，每日1剂，5天为1个疗程，鼻出血局部可以给予凡士林纱布条填塞压迫止血[河北中医，1989(4):22]。

【现代研究】主要含骨胶原。有补血、增强免疫、抗辐射、抗血栓、抗肿瘤、抗休克、抗疲劳、改善哮喘等作用。

【药性歌括】阿胶甘平，止咳脓血，吐血胎崩，虚羸可啜。

知识链接

"补血圣药"驴皮胶

阿胶又名驴皮胶，被誉为"补血圣药"。然而阿胶虽好，并非每个人都适合吃，如果药不对症，不但起不到治疗效果，还会出现不良反应。阿胶性滋腻，有碍消化，脾虚胃弱、胃功能较差、湿热体质要谨慎服用；患病时如感冒、咳嗽、腹泻应停服阿胶；服用阿胶期间还需忌口，如忌食生冷食物、浓茶、白萝卜等。此外，因阿胶价格高昂，市面上常有伪品混杂。阿胶性状为长方形或方形块，表面黑褐色，平滑有光泽，无油孔；质坚脆易碎，断面光亮，碎片对光呈棕色半透明状；气微，有阿胶特有的清香，味微甘；真皮不作臭，夏月不湿软。应注意与伪品鉴别。

何首乌
Héshǒuwū

【来源】首载于《日华子本草》，"久服令人有子，治腹藏宿疾，一切冷气及肠风。"

为蓼科植物何首乌 *Polygonum multiflorum* Thunb. 的干燥块根。主产于河南、湖北、广东等地。秋、冬二季叶枯萎时采挖，削去两端，洗净，个大的切成块或厚片，干燥，称生何首乌。取生何首乌片或块，照炖法用黑豆汁拌匀，置于非铁质的适宜容器内，炖至汁液吸尽；或照蒸法清蒸或用黑豆汁拌匀后蒸，蒸至内外均呈棕褐色，晒至半干，切片，干燥，称制首乌。

【药性】苦、甘、涩，微温。归肝、心、肾经。

【功效】**制何首乌：**补肝肾，益精血，乌须发，强筋骨，化浊降脂。

　　　　生何首乌：解毒，消痈，截疟，润肠通便。

【应用】

1. 肝肾不足，精血亏虚　制首乌苦、甘、涩，微温不燥，补而不腻，补中兼收，功善补肝肾，益精血，乌须发，强筋骨，为滋补良药，常用治肝肾不足、精血亏虚诸证。治血虚萎黄、失眠健忘，常与熟地黄、酸枣仁等同用；治肝肾不足，精血亏虚之眩晕耳鸣、须发早白、腰膝酸软、肢体麻木、崩漏带下及肾虚无子，常与当归、枸杞子、菟丝子等同用，如七宝美髯丹。

2. 疮痈瘰疬，风疹瘙痒　生何首乌味苦能泄，有解毒消痈散结之功。治瘰疬结核，可单用内服或外敷，或与夏枯草、土贝母等同用；治遍身疮肿痒痛，可与防风、苦参等药同用，煎汤外洗，如何首乌散；治湿热疮毒，黄水淋漓，可与金银花、连翘等药配伍，如何首乌汤。

3. 久疟体虚，肠燥便秘　生何首乌甘润，又有截疟、润肠通便之功。治久疟体虚，气血耗伤者，与人参、当归等配伍，如何人饮；治血虚津亏，肠燥便秘，单用或与当归、火麻仁等同用。

此外，制首乌还能化浊降脂，用治高脂血症。

【用法用量】煎服，制何首乌 6～12g；生何首乌 3～6g。

【使用注意】制首乌，湿痰壅盛者慎用；生首乌，大便溏泄者忌用。何首乌可能有引起肝损伤的风险，故不宜长期、大量使用。

【药用举隅】

1. 治疗外阴瘙痒。生何首乌 15g，当归 15g，火麻仁 10g，生甘草 15g。每日 1 剂，水煎温服 [中国民间疗法，2011,19(3):43]。

2. 人参首乌胶囊。由制何首乌、红参制成，有益气养血之效，用于气血两虚所致的须发早白、健忘失眠、食欲缺乏、体倦乏力；神经衰弱见上述证候者 [中成药，2018,40(4):970-973]。

【现代研究】主要含蒽醌类化合物，其中主要成分为大黄素、大黄酚，其次为大黄酸、大黄素甲醚和大黄酚蒽酮；还含有卵磷脂、二苯乙烯苷等成分。生何首乌有促进肠管运动、泻下、抗炎、抗菌、抗病毒、抗诱变等作用，制何首乌有促进骨髓造血、增强免疫、降血脂、促进神经兴奋的作用。

【药性歌括】何首乌甘，添精种子，黑发悦颜，强身延纪。

知识链接

何首乌的肝毒性

何首乌是临床常用补益药,在处方药、非处方药、保健食品以及普通食品中均应用颇广,但近年来有关何首乌不良反应(尤其是肝损伤)的报道不断增多,引起了人们的高度关注。何首乌致肝损伤的临床症状与急性黄疸型肝炎相似,表现为乏力、食欲缺乏、黄疸、肝功能异常等,且影响因素众多,大致可分为两大因素:①人源性因素,接受治疗的患者为特异质易感人群、患者未能按照医嘱严格执行而擅自超剂量长期服药等;②药源性因素,不合理的用药及配伍禁忌,何首乌产地的差异、炮制方法不规范、复方制备工艺的不同等,引起何首乌毒性化学成分含量增多,导致其诱发肝损伤。另外,何首乌的真伪也是重要的原因。临床应用何首乌及其复方制剂时,要根据实际情况酌情给药,避免误用、滥用,注意用药剂量和时间,同时向患者解释可能的不良反应,对需要长期服药者嘱其定期复查肝功能,发现异常后立即停药并及早治疗。

其他补血药药性功用见表 16-4。

表16-4 其他补血药药性功用简表

药名	药性	功效	主治	用法用量	使用注意
龙眼肉	甘,温 归心、脾经	补益心脾, 养血安神	气血不足,心悸怔忡, 健忘失眠,血虚萎黄	9 ~ 15g	湿盛中满及 有停饮、痰、 火者慎服

第四节　补阴药

北沙参
Běishāshēn

【来源】首载于《本草汇言》，"治一切阴虚火炎，似虚似实，逆气不降，清气不升，为烦、为渴、为胀、为满、不食。"

为伞形科植物珊瑚菜 *Glehnia littoralis* Fr. Schmidtex Miq. 的干燥根。主产于山东、河北、辽宁等地。夏、秋二季采挖，除去须根，洗净，稍晾，置沸水中烫后，除去外皮，干燥；或洗净直接干燥。切段，生用。

【药性】甘、微苦，微寒。归肺、胃经。

【功效】养阴清肺，益胃生津。

【应用】

1. 肺阴虚证　本品归肺经，甘润而微苦寒，甘寒养阴，苦寒清热，故善补肺阴，润肺燥，兼能清肺热。治肺燥阴虚有热之干咳少痰、劳嗽久咳、咽干音哑，常配麦冬、玉竹等，即沙参麦冬汤。

2. 胃阴虚证　本品归胃经，又善养胃阴，生津止渴，兼能清胃热。治胃阴虚有热之口干多饮、饥不欲食、大便干结、舌红少津，以及胃脘隐痛、干呕嘈杂，常与石斛、玉竹等配伍。

【用法用量】煎服，5～12g。

【使用注意】不宜与藜芦同用。

【类药鉴别】北沙参与南沙参　南沙参为桔梗科植物轮叶沙参或沙参的根。两者均甘而微寒，归肺、胃经。具养阴清肺、益胃生津之功。同治肺阴虚燥咳及胃阴虚，口干不饥证。然**北沙参**养阴清肺、益胃生津之力较强，故多用于燥咳无痰、阴虚劳嗽及胃阴伤甚者；而**南沙参**兼能化痰、益气，宜用于肺热燥咳、劳嗽有痰及气津两伤证。

【药用举隅】

1. 治疗白细胞减少。黄芪 30g，北沙参 30g，当归 10g，大枣 10g，鸡血藤 30g，黄精 30g，女贞子 15g，水煎服，每日 1 剂 [亚太传统医药，

2015,11(1):115-117]。

2. 治疗小儿低热。南、北沙参各 15g，麦冬 10g，玉竹 10g，天花粉 15g，太子参 10g，炙五味子 10g，赤芍 10g，牡丹皮 10g，地骨皮 10g，山楂 15g，甘草 3g。水煎服，每日 1 剂 [中国中医药信息杂志，2013,20(3):99]。

【现代研究】主要含法卡林二醇、东莨菪素、欧前胡素、异欧前胡素、花椒毒素、补骨脂素、佛手柑内酯、挥发油、生物碱、三萜酸、豆甾醇、沙参素、多糖、氨基酸和微量元素等。有镇咳、祛痰、解热、镇痛、抗氧化、抗肿瘤、抗突变、抗菌、镇静和免疫抑制等作用。

【药性歌括】沙参味甘，消肿排脓，补肝益肺，退热除风。

知识链接

南北沙参古考证

沙参，古无南北之分。据考证，明代以前所用沙参为桔梗科植物的根，即今之南沙参。北沙参始见于明《本草汇言》，首用"真北沙参"之名，虽已作药用，但未明确记载其功效主治。蒋仪《药镜》首以"北沙参"立条，但未涉及生态及药材性状描述。《药品化义》沙参条后注"北地沙土所产，故名沙参"。清初《本草备要》沙参条后亦注"北地真者难得"，提示沙参有南北之别。《本经逢原》言沙参"有南北二种"，"北者质坚性寒，南者体虚力微"。在生药质地方面予以区别，与今相近。

百合
Bǎihé

【来源】首载于《神农本草经》，"主邪气腹胀，心痛，利大、小便，补中益气。"

为百合科植物卷丹 *Lilium lancifolium* Thunb.、百合 *Lilium brownii* F. E. Brown var. *viridulum* Baker 或细叶百合 *Lilium pumilum* DC. 的干燥肉质鳞叶。全国大部分地区均产，以湖南、浙江产者为多。秋季采挖，洗净，剥取鳞叶，置沸水中略烫，干燥。生用或蜜炙用。

【药性】甘，寒。归心、肺经。

【功效】养阴润肺，清心安神。

【应用】

1. 肺阴虚证 本品甘寒质润，归肺经，能养阴润肺，兼清肺止咳。治阴虚肺燥之干咳少痰、痰中带血、久咳劳嗽，常与生地黄、玄参等配伍，如百合固金汤。

2. 心阴虚证 本品归心经，又能养阴清心而安神。治心阴虚，虚热上扰之失眠心悸，可与麦冬、酸枣仁、丹参等药配伍；治心肺阴虚内热之百合病，精神恍惚、情绪不能自主、口苦、脉微数，常与生地黄、知母等药同用，如百合地黄汤。

此外，本品还可以养胃阴、清胃热，治胃阴虚之胃脘疼痛。

【用法用量】煎服，6～12g。清心安神宜生用，润肺止咳宜蜜炙用。

【药用举隅】

1. 治疗神经衰弱。百合 30g，白芍、白薇、白芷各 12g，组成"一百三白汤"，疗效卓著 [河北中医，1984(4):31]。

2. 治疗流行性出血热多尿期。百合 60g，黄精 60g，人参 3g（另炖），炙甘草 6g，每日 1 剂，水煎服，3 天为 1 个疗程，同时，加服黑米稀粥 [陕西中医，1993(4):157]。

【现代研究】含有百合甾体皂苷、百合多糖、秋水仙碱等多种生物碱类活性成分，还含有百合多糖、淀粉、磷脂类、蛋白质、氨基酸、脂肪、维生素和大量微量元素等。具有止咳、抗氧化、降血糖、抗肿瘤、免疫调节、抗疲劳等作用。

【药性歌括】百合味甘，安心定胆，止嗽消浮，痈疽可啖。

知识链接

药食两用话百合

百合是原卫生部审批通过的首批药食两用之品，既是口感和营养价值较好的保健食材，也是药用价值极高的中草药。明代农书《花疏》中即有"百合宜兴最多，人取其根馈客"。百合鳞茎肉质肥厚，细腻软糯，具有很高的营养价值，既可生吃又可熟食，还可作为菜肴配料。因此，我国自古以来就有食用百合的习惯。百合制成的食品香糯可口，滋补健身，深受人们喜爱。其与粳米等一起煮粥，具有增强体质、抑制癌细胞生长、缓解放射治疗不良反应等效果。百合花及鳞茎可制作色味俱佳的精美菜肴，也可酿酒或提取天然色素。花蕾采集后，阴干剪碎，浸泡晾晒，可制成养颜美容的保健花茶，清香可口，味美绵长。

麦冬
Màidōng

【来源】首载于《神农本草经》，"主心腹结气，伤中，伤饱，胃络脉绝，羸瘦，短气。"

为百合科植物麦冬 *Ophiopogon japonicus*（L.f.）Ker-Gawl. 的干燥块根。主产于四川、浙江、江苏等地。夏季采挖，洗净，反复曝晒、堆置，至七八成干，除去须根，干燥。生用。

【药性】甘、微苦，微寒。归心、肺、胃经。

【功效】养阴生津，润肺清心。

【应用】

1. **肺阴虚证** 本品味甘质润，入肺经，既善养肺阴润肺燥，又兼清肺热。治阴虚肺燥有热之咽干鼻燥、燥咳痰黏，常与阿胶、苦杏仁等配伍，即清燥救肺汤；治肺肾阴虚之劳嗽咳血，常与天冬配伍，即二冬膏。

2. 胃阴虚证 本品甘寒入胃，长于养阴益胃，清热生津，且兼滋阴润肠通便之功，为治胃阴不足之佳品。治热伤胃阴，胃脘隐痛、口干舌燥，常与生地黄、玉竹等药配伍，如益胃汤；治热邪伤津之肠燥便秘，常与生地黄、玄参配伍，即增液汤。

3. 心阴虚证 本品入心经，能养心阴、清心火而除烦安神。治心阴虚有热之心烦失眠、多梦健忘、心悸怔忡，常与生地黄、酸枣仁、柏子仁等养阴安神药配伍，如天王补心丹；治温热病，邪入心营，身热烦躁，常与黄连、生地黄等配伍，如清营汤。

【用法用量】煎服，6 ~ 12g。

【类药鉴别】**麦冬与天冬** **天冬**为百合科植物天冬的块根。二者均甘苦而寒，归肺、胃经。皆能养阴清肺，益胃生津，同治肺阴虚有热之燥咳、劳嗽咯血及胃阴虚，内热消渴、津枯肠燥便秘等。但**麦冬**微苦微寒，又归心经，能清心除烦，善治心阴虚有热或温病热入营血之心烦不眠等。**天冬**苦寒，清热养阴作用较强；又归肾经，还能滋肾阴，善治肾阴亏虚之骨蒸潮热盗汗、腰酸、遗精等。

【药用举隅】

1. 治鼻衄，伴口苦，大便干。重用麦冬 60g，生地黄 30g，玄参 30g，水煎服，每日 1 剂 [河北中医，1988(5):44]。

2. 治妇人产后乳汁量少。麦冬、瞿麦、王不留行各 12g，穿山甲（现为国家一级保护野生动物）、甘草各 10g，每日 1 剂，连服 3 ~ 5 剂 [江苏中医，1983(4):63]。

【现代研究】主要含沿阶草苷、多种甾体皂苷（麦冬皂苷 A、B、C、D）、生物碱、谷甾醇、高异黄酮、挥发油、多糖、氨基酸、维生素等成分；还含有多种黄酮类化合物，如麦冬甲基黄烷酮 A、B，麦冬黄烷酮 A，麦冬黄酮，甲基麦冬黄酮等。有抗疲劳、清除自由基、耐缺氧、抗衰老、提高细胞免疫功能，以及降压、镇静、催眠、抗心肌缺血、抗心肌梗死、抗心律失常、抗肿瘤、促进胰岛细胞功能恢复、增加肝糖原、降低血糖等作用。

【药性歌括】麦门甘寒，解渴祛烦，补心清肺，虚热自安。

石斛
Shíhú

【来源】首载于《神农本草经》，"主伤中，除痹，下气，补五脏虚劳羸瘦，强阴，久服厚肠胃。"

为兰科植物金钗石斛 *Dendrobium nobile* Lindl.、霍山石斛 *Dendrobium huoshanense* C.Z.Tang et S.J.Cheng、鼓槌石斛 *Dendrobium chrysotoxum* Lindl. 或流苏石斛 *Dendrobium fimbriatum* Hook. 的栽培品及其同属植物近似种的新鲜或干燥茎。主产于四川、贵州、云南等地。全年均可采收，以秋季采收为佳。鲜用者除去根和泥沙；干用者采收后除去杂质，用开水略烫或烘软，再边搓边烘晒，至叶鞘搓净，干燥。切段，生用或鲜用。

【药性】甘，微寒。归胃、肾经。

【功效】益胃生津，滋阴清热。

【应用】

1. 胃阴虚证　本品甘寒，主入胃经，善养胃阴清热，生津止渴，鲜品作用强，为治胃阴不足之佳品。治热病伤津之低热烦渴，或阴虚津亏，虚热不退，或阴虚胃热，胃脘疼痛，可单用煎汤代茶饮，或与生地黄、麦冬、地骨皮等配伍。

2. 肾阴虚证　本品入肾经，既滋肾阴，退虚热，又略兼明目之效。治肾阴亏虚，筋骨痿软、骨蒸劳热，可与生地黄、枸杞子、黄柏等药配伍；治肝肾阴虚、目暗不明、视力减退，常与枸杞子、菟丝子等配伍，如石斛夜光丸。

【用法用量】煎服，6～12g，鲜品15～30g。

【使用注意】本品能敛邪，故温热病不宜早用；又能助湿，湿温病尚未化燥伤津者忌服。

【药用举隅】

1. 治疗高血压。铁皮石斛（新鲜）10g，水煎服，200ml 煎煮成 100ml，分 2 次口服，每次 50ml[中医药临床杂志，2018,30(2):297-300]。

2. 治疗萎缩性胃炎合并十二指肠球部溃疡。鲜铁皮石斛、炙甘草各 6g，炒白芍 30g，红枣 10 枚，黄芪、山药、炒麦芽各 20g，紫苏梗 10g，水煎服，每日 1 剂 [浙江中医杂志，2012,47(11):841-842]。

【现代研究】主要含石斛碱、石斛胺、N- 甲基石斛碱、石斛次碱、石斛星碱、石斛因碱、6- 羟石斛星碱，还有黏液质、淀粉等。主要有解热、抗白内障、兴奋肠管、调节免疫、抗肿瘤、抗氧化、降血糖、降压、减弱心脏收缩力、抑菌等作用。

【药性歌括】石斛味甘，却惊定志，壮骨补虚，善驱冷痹。

[　枸杞子　]
Gǒuqǐzǐ

【来源】首载于《神农本草经》，"主五内邪气，热中消渴，周痹，久服坚筋骨。"

为茄科植物宁夏枸杞 Lycium barbarum L. 的干燥成熟果实。主产于宁夏。夏、秋二季果实呈红色时采收，热风烘干，除去果梗，或晾至皮皱后，晒干，除去果梗。生用。

【药性】甘，平。归肝、肾经。

【功效】滋补肝肾，益精明目。

【应用】

肝肾阴虚，精血不足证　本品甘平质润，入肝、肾经，长于滋补肝肾之阴，益肾精，补肝血，善明目，为养血补精之要药。其力较缓，无滋腻碍胃之弊，体弱虚羸之人需缓补者，可久服常用。治肝肾不足，精血亏虚，腰膝酸软、眩晕耳鸣、须发早白、阳痿遗精，多与当归、菟丝子等配伍，如七宝美髯丹；治消渴，可单用嚼食或熬膏服，也可配伍麦冬、沙参等品；治肝肾亏虚，两目干涩、视物昏花，常与菊花、熟地黄等同用，如杞菊地黄丸；治血虚萎黄、失眠多梦、头晕耳鸣，常与龙眼肉配伍，如杞圆膏。

【用法用量】煎服，6～12g。

【类药鉴别】**枸杞子与女贞子** **女贞子**为木犀科植物女贞的成熟果实。两者均味甘，归肝、肾经，皆善滋补肝肾之阴而明目，同治肝肾阴虚之头晕目眩、视物昏花、须发早白、腰膝酸软及耳鸣等证。然**枸杞子性平**，还能益精血，善治肾精不足诸证及血虚萎黄。**女贞子**性凉味苦，长于退虚热，又能乌发，阴虚发热轻者宜用。

【药用举隅】

1. 辅助治疗慢性心力衰竭。枸杞子 10g、红参 10g、龙眼肉 10g、大枣 9 枚。先煎红参 20 分钟后再加入其他药物，再煮沸 10 分钟即可。每剂分 2 次服下，服药时连同药物（药渣）一同吃下，药渣也分 2 次用完 [济宁医学院学报，2002(3):38]。

2. 治疗老年夜间口干症。枸杞子 10g，置水杯内加开水 500ml 浸泡。待泡开后，先嚼服枸杞子，再将水喝净。每日饮用 3～4 次，每日总量为 30～40g，10 天为 1 个疗程 [中国民间疗法，2004(4):27]。

【现代研究】含有多糖、甜菜碱、玉蜀黍黄素及玉蜀黍黄素二棕榈酸、脑苷脂类，枸杞素 A 和 B，还含类胡萝卜素及类胡萝卜素酯、维生素 C、莨菪亭、多种氨基酸及微量元素等成分。具有促进免疫、保肝作用，能抑制血管紧张肽转化酶的活性；还有抑菌、抗诱变、抗衰老、抗肿瘤、抗疲劳、抗辐射、降压、降血脂、降血糖、拮抗铅免疫毒性、耐缺氧、调节内分泌激素、保护生殖系统、提高视力、提高呼吸道抗病能力等作用。此外，枸杞子还具有美容养颜、滋润肌肤的作用。

【药性歌括】枸杞甘平，添精补髓，明目祛风，阴兴阳起。

龟甲
Guījiǎ

【来源】首载于《神农本草经》，"主漏下赤白，破癥瘕，疟疟，五痔，阴蚀，湿痹，四肢重弱，小儿囟不合。"

为龟科动物乌龟 *Chinemys reevesii*（Gray）的背甲及腹甲。主产于浙江、湖北、湖南等地。全年均可捕捉，以秋、冬二季为多，捕捉后杀死，或用沸水烫死，剥取背甲和腹甲，除去残肉，晒干。生用或以砂炒后醋淬用，用时捣碎。

【**药性**】咸、甘，微寒。归肝、肾、心经。

【**功效**】滋阴潜阳，益肾强骨，养血补心，固经止崩。

【**应用**】

1. 肝肾阴虚　本品甘寒质重，既能滋补肝肾之阴，清虚热退骨蒸，更善潜降肝阳而息肝风，为滋阴退热，潜阳息风之佳品。治阴虚内热，骨蒸盗汗，常与熟地黄、知母等药配伍，如大补阴丸；治阴虚阳亢，头晕目眩，常与天冬、白芍等配伍，如镇肝熄风汤；治阴虚风动，手足瘛疭，宜与阿胶、鳖甲等配伍，如大定风珠。

2. 肾虚骨痿　本品入肝、肾经，为血肉有情之品，能益肾养肝而强筋健骨。善治肝肾阴虚，精血不足之筋骨不健、腰膝酸软、步履乏力及小儿鸡胸、龟背、囟门不合，常与知母、黄柏等配伍，如虎潜丸。

3. 惊悸失眠　本品又入心经，能养血补心而安神定志，治阴血不足，心神失养之惊悸、失眠、健忘，常与石菖蒲、远志等配伍，如枕中丹。

4. 崩漏经多　本品性寒清热，还能滋肾制火以固经止血。治阴虚血热，冲任不固之崩漏、月经过多，常与白芍、黄芩等药同用，如固经丸。

【**用法用量**】煎服，9～24g，宜打碎先煎。

【**使用注意**】孕妇慎用，脾胃虚寒者忌用。

【**类药鉴别**】**龟甲与鳖甲**　鳖甲为鳖科动物鳖的背甲。两者均为水中动物的甲壳，均味咸性寒，归肝、肾经。皆能滋阴潜阳清热，治阴虚发热，骨蒸潮热，阴虚阳亢之头晕目眩及虚风内动等证。然**龟甲**兼入心经，滋阴力强，又善益肾健骨，养血补心，固经止血，故阴虚阳亢多用，又治肾虚腰脚痿弱，筋骨不健，囟门不合，惊悸失眠健忘及阴虚血热，冲任不固之崩漏，月经过多。**鳖甲**清热力强，又善软坚散结，故阴虚发热多用，又治癥瘕积聚，久疟疟母，肝脾肿大及经闭。

【药用举隅】

1. 治疗老年骨质疏松症。海马 2.0g、炙龟甲 1.5g、桑螵蛸 1.5g，碾粉，用温开水 50ml 调匀冲服，每日晚饭后服 1 次，3 个月为 1 个疗程 [亚太传统医药，2014,10(24):107-108]。

2. 治疗肝肾阴虚型高血压。龟甲 20g，鳖甲 30g，枸杞子 20g，五味子 20g，何首乌 15g，黄芪 30g，党参 20g，茯苓 20g。水煎服，每日 3 次，4 周为 1 个疗程 [长春中医药大学学报，2008,24(6):691]。

【现代研究】含动物胶、角蛋白、多种氨基酸、大量钙及磷等矿物质元素、多酚类物质、甾体类（十六烷酸胆固醇酯、胆固醇）、羟脯氨酸、脂肪酸等。有兴奋子宫、抗凝血、增加冠脉血流量、抗氧化、抗脂质过氧化、促进骨髓间充质干细胞增殖、抗肿瘤、抑制细胞凋亡、提高耐缺氧能力、提高免疫力、抑菌、延缓衰老、促进发育等作用。

【药性歌括】龟甲味甘，滋阴补肾，止血续筋，更医颅囟。

知识链接

龟甲使用之演变

龟甲始载于《神农本草经》，列为中品。据文献考证，从汉代至唐代所用的龟甲为龟之全甲，时称龟甲、龟壳。至唐代《食疗本草》开始有用卜师钻灼占卜用过的腹甲的记载，亦称败龟甲。宋代，用全甲与单用腹甲并行，但主要用腹甲，形状如板，故称"龟版"或"龟板"。自元代朱丹溪《本草衍义补遗》对腹甲补阴之功大加阐发，此后遂以腹甲为用，而不用背甲。现代研究证明，龟之背、腹甲所含化学成分相同，且背甲的出胶量为腹甲的 2 倍。有鉴于此，为改善目前龟甲药材的紧缺状况，现在已将龟的背甲、腹甲同时作龟甲入药。而**龟甲胶**则为龟甲经水煎煮、浓缩制成的固体胶。性味咸、甘，凉；归肝、肾、心经。功能滋阴，养血，止血。用于阴虚潮热，骨蒸盗汗，腰膝酸软，血虚萎黄，崩漏带下。3～9g，烊化兑服。

其他补阴药药性功用见表 16-5。

表 16-5　其他补阴药药性功用简表

药名	药性	功效	主治	用法用量	使用注意
南沙参	甘,微寒 归肺、胃经	养阴清肺, 益胃生津, 化痰,益气	肺热燥咳,阴虚劳嗽, 干咳痰黏,胃阴不足, 食少呕吐,气阴不足, 烦热口干	9～15g	不宜与藜芦 同用
天冬	甘、苦,寒 归肺、肾经	养阴润燥, 清肺生津	肺燥干咳,顿咳痰黏, 劳嗽咳血,肾阴亏虚, 腰膝酸痛,骨蒸潮热, 内热消渴,热病津伤, 咽干口渴,肠燥便秘	6～12g	脾胃虚寒、 食少便溏, 以及外感风 寒、痰湿咳 嗽者忌服
玉竹	甘,微寒 归肺、胃经	养阴润燥, 生津止渴	肺胃阴伤,燥热咳嗽, 咽干口渴,内热消渴	6～12g	–
黄精	甘,平 归脾、肺、 肾经	补气养阴, 健脾,润肺, 益肾	脾胃气虚,体倦乏力, 胃阴不足,口干食少, 肺虚燥咳,劳嗽咳血, 精血不足,腰膝酸软, 须发早白,内热消渴	9～15g	脾虚湿阻、 痰湿壅滞、 气滞腹满者 不宜使用
墨旱莲	甘、酸,寒 归肾、肝经	滋补肝肾, 凉血止血	肝肾阴虚,牙齿松动, 须发早白,眩晕耳鸣, 腰膝酸软,阴虚血热吐 血、衄血、尿血、血痢、 崩漏下血,外伤出血	6～12g	–

续表

药名	药性	功效	主治	用法用量	使用注意
女贞子	甘、苦,凉 归肝、肾经	滋补肝肾,明目乌发	肝肾阴虚,眩晕耳鸣,腰膝酸软,须发早白,目暗不明,内热消渴,骨蒸潮热	6～12g。酒制后增强补肝肾作用	－
鳖甲	咸,微寒 归肝、肾经	滋阴潜阳,退热除蒸,软坚散结	阴虚发热,骨蒸劳热,阴虚阳亢,头晕目眩,虚风内动,手足瘛疭,经闭,癥瘕,久疟疟母	9～24g,先煎	脾胃虚寒者忌服;孕妇慎用

第十七章 收涩药

【含义】凡以收敛固涩为主要功效，常用于治疗各种滑脱病证的药物，称为收涩药，又称固涩药。

【性能特点】本类药物大多味酸涩，性温或平，主入肺、脾、肾、大肠经。具有固表止汗、敛肺止咳、涩肠止泻、固精缩尿、固崩止带、收敛止血等功效。

【主治病证】收涩药主要用治久病体虚、正气不固、脏腑功能衰退所致的自汗、盗汗、久咳虚喘、久泻久痢、遗精滑精、遗尿尿频、崩漏不止、带下不止等滑脱不禁的病证。

【药物分类】根据收涩药的药性、功效及临床应用不同，可分为固表止汗药、敛肺涩肠药和固精缩尿止带药三类（表17-1）。

表 17-1　收涩药分类表

分类	药性	主要功效	主治病证
固表止汗药	多甘平 主入肺、心经	固表止汗	气虚自汗,阴虚盗汗
敛肺涩肠药	味酸涩 主入肺、大肠经	敛肺止咳,涩肠止泻	肺虚久咳或肺肾两虚之虚喘;大肠虚寒或脾肾阳虚之久泻久痢
固精缩尿止带药	酸涩收敛 主入肾、膀胱经	固精,缩尿,止带,多兼补肾之功	肾虚不固之遗精滑精、遗尿尿频、崩漏带下等

【使用注意】收涩药性涩敛邪，故凡表邪未解，湿热所致泻痢、带下，血热出血，以及郁热未清者，均不宜用，误用有"闭门留寇"之弊。但某些收涩药，兼有清湿热、解毒等功效，又当区别对待。此外，虚极欲脱之证，亦非收涩药所能奏效，治当补虚固脱以求本。

第一节　固表止汗药

固表止汗药药性功用见表 17-2。

表 17-2　固表止汗药药性功用简表

药名	药性	功效	主治	用法用量	使用注意
麻黄根	甘、涩,平 归心、肺经	固表止汗	自汗,盗汗	3 ~ 9g。外 用适量,研 粉撒扑	有表邪者 忌用
浮小麦	甘,凉 归心经	固表止汗, 益气,除热	自汗,盗汗,阴虚发 热,骨蒸劳热	6 ~ 12g	表邪汗出 者忌用

第二节　敛肺涩肠药

五味子
Wǔwèizǐ

【来源】首载于《神农本草经》,"主益气,咳逆上气,劳伤羸瘦,补不足,强阴,益男子精。"

为木兰科植物五味子 *Schisandra chinensis* (Turcz.) Baill. 的干燥成熟果实。习称"北五味子"。主产于辽宁、吉林。秋季果实成熟时采摘,晒干或蒸后晒干,除去果梗和杂质。生用或经醋拌蒸晒干用。

【药性】酸、甘,温。归肺、心、肾经。

【功效】收敛固涩,益气生津,补肾宁心。

【应用】

1. 久嗽虚喘　本品味酸收敛,性温而不燥,上入肺经而敛肺气,下归肾经而滋肾阴,为治疗久咳虚喘之要药。治肺虚久咳,可与罂粟壳同用,如五味子丸;治肺肾两虚之喘咳,常与山茱萸、熟地黄、山药等同用,如都气丸。

2. 梦遗滑精，遗尿尿频 本品甘温而敛涩，入肾经能补肾涩精止遗。治肾虚不固所致遗精、遗尿多配伍桑螵蛸、龙骨等补肾收涩之品。

3. 久泻不止 本品又能涩肠止泻。治脾肾虚寒，久泻不止之五更泻，常与补骨脂、肉豆蔻、吴茱萸同用，如四神丸。

4. 自汗盗汗 本品入肺经，善收敛止汗。治自汗、盗汗者，可与麻黄根、牡蛎等同用。

5. 津伤口渴，内热消渴 本品甘温而润，具有益气敛阴之功，味酸兼能生津止渴。治热伤气阴，汗多口渴者，常与人参、麦冬同用，如生脉散；配伍养阴清热之品可用治阴虚消渴。

6. 心悸失眠 本品入心经，益心气，安心神。治阴血亏损，心神失养，或心肾不交之虚烦心悸、失眠多梦，常与麦冬、丹参、酸枣仁等同用，如天王补心丹。

【用法用量】煎服，2～6g。

【使用注意】凡表邪未解，内有实热，咳嗽初起，麻疹初期，均不宜用。

【药用举隅】

1. 人参五味子汤。人参、五味子、百部、橘红、茯苓、白术、生甘草加减，可促进肺炎支原体肺炎肺脾气虚证患儿的症状、免疫功能的改善，下调血清白介素 -6（IL-6）、肿瘤坏死因子（TNF-α）水平，减少肺组织的炎症损伤 [新中医，2019,51(12):67-69]。

2. 治疗肿瘤晚期汗证。五味子 6g 联合五倍子 6g 碾磨成粉，用食醋进行调和成丸，取神阙穴，用医用胶带固定，每日 1 次，5 天为 1 个疗程，具有明显疗效 [中医临床研究，2019,11(6):87-88]。

【现代研究】主要含有木脂素，包括五味子素甲、乙、丙，五味子醇甲、乙，五味子酯甲、乙、丙、丁，五味子酚等；挥发油包括 α- 蒎烯、β- 蒎烯、柠檬烯等；还含有多种有机酸、萜类、黄酮、多糖等成分。有保肝、抗炎、抗肿瘤、抗心肌损伤、镇咳、祛痰、降血脂、降血糖、镇静催眠、抗氧化等作用。

【药性歌括】五味酸温，生津止渴，久嗽虚劳，肺肾枯竭。

知识链接

五味打碎入煎宜

五味子的用法，古人提到"碎用"，也就是打碎入煎剂。早在南北朝《雷公炮炙论》中就载"凡用（五味子），以铜刀劈作两片"；汉代张仲景所著《金匮玉函经》曰"碎"；宋代《太平惠民和剂局方》中称"如入汤剂用，捣碎使之"；清代杨士泰指出五味子"入药，不去核，必打碎核，方五味备"；民国张锡纯认为"凡入煎剂宜捣碎，以其仁之味辛与皮之酸味相济，自不至酸敛过甚，服之作胀满也"。但今人几乎很少这么做。有人做过实验：未打碎的五味子煎出率为32.5%，打碎的五味子煎出率则有58%。口尝两份药渣，未打碎的其味酸而辛苦，打碎煎煮的味淡而微酸。五味子核中含有挥发油、脂肪油、木脂素等有效成分，种子的非皂化部分含有五味子素等3种结晶性物质。而药理研究表明五味子的种核所含有效成分与其临床药效密切相关。例如，五味子素对人的注意力、智力、协调动作及体力活动有明显的改善作用。口服五味子5～10g即可显效。这与五味子适应原样作用和滋补强壮作用密切相关，亦即《神农本草经》所言"（主）劳伤羸瘦，补不足"。故鉴于五味子核壳质地坚韧，为保证核中有效成分的煎出，打碎应用是必要的。

乌梅
Wūméi

【来源】首载于《神农本草经》，"主下气，除热烦满，安心，肢体痛，偏枯不仁，死肌，去青黑痣，恶疾。"

为蔷薇科植物梅 *Prunus mume* (Sieb.) Sieb. et Zucc. 的干燥近成熟果实。主产于四川、浙江、福建。夏季果实近成熟时采收，低温烘干后闷至色变黑。生用，去核用，或炒炭用。

【药性】酸、涩，平。归肝、脾、肺、大肠经。

【功效】敛肺，涩肠，生津，安蛔。

【应用】

1. 肺虚久咳　本品酸涩收敛，入肺经能敛肺气，止咳嗽。适用于肺虚久咳少痰或干咳无痰之证，可配伍半夏、苦杏仁、阿胶等，如一服散。

2. 久泻久痢　本品入大肠经，功能涩肠止泻、止痢。用治久泻、久痢可与肉豆蔻、诃子、罂粟壳等同用，如固肠丸。

3. 虚热消渴　本品味酸性平，善于生津液，止烦渴。治虚热消渴，可单用煎服，或与天花粉、麦冬、人参等同用，如玉泉散。

4. 蛔厥呕吐腹痛　"蛔得酸则静"，本品极酸，具有安蛔止痛、和胃止呕的功效。适用于蛔虫所致腹痛、呕吐、四肢厥冷的蛔厥证，常与细辛、川椒、黄连等同用，如乌梅丸。

【用法用量】煎服，6～12g，大剂量可用至 30g。外用适量，捣烂或炒炭研末外敷。止泻、止血宜炒炭用。

【使用注意】外有表邪或内有实热积滞者均不宜服。

【药用举隅】

1. 治疗 2 型糖尿病。在采用常规西医治疗的基础上，适当口服黄芪乌梅汤（由黄芪、乌梅组成，具有益气养阴、生津止渴之功效），有显著的辅助治疗效果，对患者血糖的控制更加有效，并能缓解患者焦虑不安的心理 [糖尿病新世界，2019(20):61-62]。

2. 治疗鸡眼。将乌梅浸入食盐水 24 小时，取乌梅肉加醋捣泥外用。温水浸泡患部，刮去角质层，用乌梅泥外敷，每日换药 1 次，连续 3～5天见效 [吉林中医药，2000,20(3):13]。

【现代研究】富含有机酸，主要是柠檬酸和苹果酸；挥发油，主要为戊酸、异戊酸、异丙基甲烷等；黄酮类，主要为柠檬素 -3-O- 鼠李糖苷、

山奈酚 -3-O- 鼠李糖苷、鼠李素 -3-O- 鼠李糖苷等；脂肪酸酯类，主要为硬脂酸酯、花生四烯酸酯等；尚含生物碱、微量元素、糖类等。有镇咳、抗菌、抗纤维化、抗结石、抗肿瘤、协同降脂、调节平滑肌功能、驱虫等作用。

【药性歌括】乌梅酸温，收敛肺气，止渴生津，能安泻痢。

其他敛肺涩肠药药性功用见表 17-3。

表 17-3　其他敛肺涩肠药药性功用简表

药名	药性	功效	主治	用法用量	使用注意
诃子	苦、酸、涩、平 归肺、大肠经	涩肠止泻，敛肺止咳，降火利咽	久泻久痢，便血脱肛，肺虚喘咳，久嗽不止，咽痛音哑	3～10g。涩肠止泻宜煨用，敛肺利咽宜生用	外有表邪、内有湿热积滞者忌用
石榴皮	酸、涩、温 归大肠经	涩肠止泻，止血，杀虫	久泻，久痢，脱肛，便血，崩漏，带下，虫积腹痛	3～9g。止血多炒炭用	泻痢初起者忌服
肉豆蔻	辛，温 归脾、胃、大肠经	温中行气，涩肠止泻	脾胃虚寒，久泻不止，胃寒气滞，脘腹胀痛，食少呕吐	3～10g。内服须煨制去油用	湿热泻痢者忌用

第三节　固精缩尿止带药

山茱萸
Shānzhūyú

【来源】首载于《神农本草经》，"主心下邪气，寒热，温中，逐寒湿痹，去三虫。"

为山茱萸科植物山茱萸 *Cornus officinalis* Sieb. et Zucc. 的干燥成熟果肉。主产于河南、浙江。秋末冬初果皮变红时采收果实，用文火烘或置沸水中略烫后，及时除去果核，干燥。生用，或取净山萸肉照酒炖法、酒蒸法制用。

【药性】酸、涩，微温。归肝、肾经。

【功效】补益肝肾，收涩固脱。

【应用】

1. 眩晕耳鸣，腰膝酸痛　本品味酸涩，性微温，具有温而不燥，补而不峻的特点，既能益阴，又可助阳，为平补阴阳之要药。治肝肾阴虚，头晕目眩、腰酸耳鸣者，常与熟地黄、山药等配伍，如六味地黄丸。治命门火衰，腰膝冷痛、小便不利者，常与肉桂、附子等同用，如肾气丸。

2. 阳痿遗精，遗尿尿频　本品既能补肾益精，又能固精缩尿。配伍补骨脂、当归、麝香等，如草还丹，用治肾阳不足之阳痿、滑精；配伍桑螵蛸、覆盆子、益智、沙苑子等，用治小便不禁。

3. 崩漏带下　本品入下焦，能补肝肾，固冲任，止崩带。治脾肾亏虚，冲脉不固所致妇女崩漏及月经过多，常配伍黄芪、海螵蛸、茜草等，如固冲汤。

4. 大汗虚脱　本品酸涩性温，能敛汗固脱，为防止元气虚脱之要药。治大汗不止，体虚欲脱或久病虚脱者，常与人参、附子、龙骨等同用，如来复汤。

5. 内热消渴　本品补益肝肾，治疗肝肾阴虚，内热消渴，常配伍黄精、枸杞子、天花粉等滋阴生津之品。

【用法用量】煎服，6～12g。急救固脱可用至20～30g。

【使用注意】素有湿热而致小便淋涩者不宜服用。

【药用举隅】

1. 治疗慢性心力衰竭。芪苈山萸心衰方（黄芪、葶苈子、山茱萸、北五加皮、大枣、桂枝、煅龙骨、煅牡蛎、丹参）具有温阳益气，强心利尿，活血定悸的功效 [中医杂志，2008(7):630]。

2. 治疗多汗症。山茱萸配伍生龙骨、生牡蛎、五味子组成萸味龙牡汤单独煎服，或与治疗原发性疾病的药物组成复方一并煎服，文火久煎，每日 1 剂，10 剂为 1 个疗程 [新中医，1994(11):25-26]。

【现代研究】主要含有环烯醚萜及其苷、三萜类、黄酮类、鞣质、有机酸、多糖等。其中环烯醚萜是山茱萸中的特征性成分，包括马钱苷、7-去氢马钱苷、β-二氢山茱萸苷、山茱萸新苷等。有抗肿瘤、保护心肌、降血糖、调节骨代谢、保护神经元、抗氧化、保护肝脏、调控视黄醇、抗衰老、抗炎等作用。

【药性歌括】山茱性温，涩精益髓，肾虚耳鸣，腰膝痛止。

知识链接

别名"枣皮"非枣皮

　　山茱萸的入药部位为去核的果肉，又名萸肉、枣皮。新鲜者表面呈紫红色，光泽油润，陈旧的转为紫褐色，微有光泽。顶端有的可见圆形的宿萼痕迹，基部有果柄痕。质柔软，气微，味酸涩、微苦。在药材市场上每见冒充山茱萸的伪品，现介绍两种伪品，以资鉴别。

	山茱萸	滇枣皮	葡萄果皮
来源	山茱萸科植物山茱萸的干燥成熟果肉	鼠李科植物滇刺枣的干燥果皮	葡萄科葡萄属植物的干燥果皮
形态	长、宽各 1~1.5cm	长、宽各 1.5~2.5cm	长、宽各 1.5~2.5cm
颜色	紫红色，油润有光泽，陈旧的紫褐色，微有光泽	暗紫褐色	暗红褐色
质地	质柔软	较厚，质稍硬	薄而轻，质硬不变软
气味	气微，味酸涩	气微，味微酸	气微，味微酸、微甜

海螵蛸
Hǎipiāoxiāo

【来源】首载于《神农本草经》，"主女子漏下赤白经汁，血闭，阴蚀，肿痛，寒热，癥瘕，无子。"

为乌贼科动物无针乌贼 *Sepiella maindroni* de Rochebrune 或金乌贼 *Sepia esculenta* Hoyle 的干燥内壳。主产于浙江、江苏、广东等地。收集乌贼鱼的骨状内壳，洗净，干燥。砸成小块，生用。

【药性】咸、涩，温。归脾、肾经。

【功效】收敛止血，涩精止带，制酸止痛，收湿敛疮。

【应用】

1. **吐血衄血，崩漏便血，损伤出血**　本品味咸性涩，入血分，有收敛止血之功，可用治内外多种出血，尤善"止妇人漏血"。常与茜草、棕榈炭、五倍子等同用，如固冲汤；对于肺胃出血、便血及外伤出血等，亦有疗效。

2. **遗精滑精，赤白带下**　本品入脾、肾经，又能固精止带。治肾失固藏之遗精、滑精，常与山茱萸、菟丝子、沙苑子等药同用；治脾肾两虚，带下清稀者，常与山药、芡实等药同用。

3. **胃痛吞酸**　本品有制酸止痛作用，为临床治疗胃痛吞酸常用药。多与瓦楞子、白及等药配伍。

4. **湿疹湿疮，溃疡不敛**　本品外用能收湿敛疮。治湿疮、湿疹，可与黄柏、青黛、煅石膏等药研末外敷；治溃疡多脓，久不愈合者，可单用研末外敷。

【用法用量】煎服，5～10g。外用适量，研末敷患处。

【类药鉴别】**海螵蛸与桑螵蛸**　桑螵蛸为螳螂科昆虫大刀螂、小刀螂或巨斧螳螂的干燥卵鞘。海螵蛸与桑螵蛸两药皆味咸，入肾经，功能固精止遗，用治肾虚精关不固之遗精、滑精等。**桑螵蛸**又善缩尿，为治遗尿尿频之要药，且能补肾助阳，可用治肾虚阳痿。**海螵蛸**固涩力较强，但无补益之功，能收敛止血，固崩止带，尤宜于妇科崩漏带下，兼能制酸止痛，收湿敛疮。

【药用举隅】

1. 治疗慢性糜烂性胃炎。单兆伟教授的经验方芪芩乌贝汤（黄芪、黄芩、煅乌贼骨、大贝母、炒白术、法半夏、麦冬、仙鹤草、薏苡仁、白及、木蝴蝶）功能益气清化、抑酸护膜，治疗脾虚湿热型，能显著改善患者胃脘胀满、隐痛，食少纳呆等临床症状，促进胃黏膜修复 [湖南中医杂志，2014,30(12):49-51]。

2. 治疗鼻衄。将大黄炭与海螵蛸按 2∶1 的比例混合碾成细末，装瓶密封保存。需要时将药粉适量（3～5g）撒涂于凡士林油纱条上，填塞出血鼻腔 [海南医学，2012,23(5):94]。

【现代研究】主要成分为碳酸钙，还含有 Zn、Fe、Mn、Cu 等多种微量元素，氨基酸，多糖，甲壳质等。有中和胃酸，保护黏膜、抗溃疡，修复骨缺损，止血，降低血磷含量，纠正低钙血症等作用。

【药性歌括】海螵蛸咸，漏下赤白，癥瘕疝气，阴肿可得。

莲子
Liánzǐ

【来源】首载于《神农本草经》，"主补中，养神，益气力，除百病。"为睡莲科植物莲 *Nelumbo nucifera* Gaertn. 的干燥成熟种子。主产于湖南、福建、江苏等地。秋季果实成熟时采割莲房，取出果实，除去果皮，干燥，或除去莲子心后干燥。去心，生用。

【药性】甘、涩，平。归脾、肾、心经。

【功效】补脾止泻，止带，益肾涩精，养心安神。

【应用】

1. **脾虚泄泻** 本品甘可补脾，涩能止泻，有"脾之果"之誉。用治脾虚久泻、食欲缺乏，常配伍人参、茯苓、白术等，如参苓白术散。

2. **带下** 本品入脾、肾经，既能补脾益肾，又能固涩止带，为补涩兼具之品。治脾虚或脾肾两虚带下者，常与茯苓、山药、山茱萸等药同用。

3. 遗精　本品味甘而涩，入肾经能益肾固精。治肾虚精关不固之遗精、滑精，常与芡实、龙骨等同用，如金锁固精丸。

4. 心悸失眠　本品味甘性平，入心、肾经。能养心益肾、交通心肾而奏宁心安神之功。与麦冬、茯神、柏子仁等清心安神之品同用，可治虚烦、惊悸、失眠。

【**用法用量**】煎服，6～15g。

【**类药鉴别**】**莲子与芡实**　芡实为睡莲科植物芡的干燥成熟种仁。莲子与芡实两药皆味甘、涩，性平，归脾、肾经，补中兼涩而有益肾固精、补脾止泻、止带的作用，可用治肾虚遗精、滑精，脾虚泄泻，脾虚或脾肾两虚的带下不止等。**莲子**又入心经，养心安神，治心肾不交之虚烦、心悸、失眠；**芡实**补脾作用不及莲子，但除湿止带之力强，补而不腻，涩而不滞，为治虚实带下之佳品。

【**药用举隅**】

1. 治疗脏躁。鲜百合40g或干百合20g、干莲子30g、大枣10枚、炙甘草5g，加粳米60g煮粥，每日1剂，早晚分服，温热食之。1个月为1个疗程［时珍国医国药，2006(12):2575］。

2. 治疗脾虚泄泻。莲子、小米、黑白糖各适量，红枣5～6枚，共同煮粥温啜，亦可加适量黄芪共煮［湖南中医杂志，2013,29(9):106］。

【**现代研究**】主要成分为生物碱和黄酮，前者如甲基巴婆碱、N-甲基巴婆碱、甲基莲心碱、水苏碱等，后者如异鼠李素-3-O-β-D-葡萄糖、鼠李素等；还含有甾醇类、萜类、脂类、糖类等。有抗氧化、抗抑郁、抗焦虑、抗癌、保护心血管等作用。

【**药性歌括**】莲子味甘，健脾理胃，止泻涩精，清心养气。
其他固精缩尿止带药药性功用见表17-4。

表 17-4　其他固精缩尿止带药药性功用简表

药名	药性	功效	主治	用法用量	使用注意
桑螵蛸	甘、咸,平 归肝、肾经	固精缩尿, 补肾助阳	肾虚不固,遗精滑精, 遗尿尿频,小便白浊, 肾虚阳痿	5~10g	阴虚火旺或 内有湿热之 遗精、膀胱蕴 热而小便短 数者忌用
金樱子	酸、甘、涩,平 归肾、膀胱、 大肠经	固精缩尿, 固崩止带, 涩肠止泻	遗精滑精,遗尿尿频, 崩漏带下,久泻久痢	6~12g	功专收涩,邪 气实者不宜 使用
芡实	甘、涩,平 归脾、肾经	益肾固精, 补脾止泻, 除湿止带	遗精滑精,遗尿尿频, 脾虚久泻,白浊,带下	9~15g	湿热所致遗 精白浊、尿频 带下、泻痢及 大小便不利 者不宜使用

中药名称索引

32栏